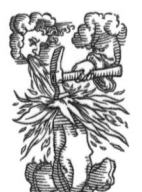

Susanne Michl, Thomas Beddies und
Christian Bonah (Hg.)

Zwangsversetzt

Vom Elsass an die Berliner Charité

Die Aufzeichnungen des
Chirurgen Adolphe Jung,
1940–1945

Unter Verwendung des von
Marie-Christine Jung
transkribierten Textes

Schwabe Verlag

Einige chirurgische Filme von Adolphe Jung werden auf der Begleitwebsite zu diesem Buch zugänglich gemacht:
https://medfilm.unistra.fr/wiki/Film_chirurgical_Adolphe_Jung

MIX
Papier aus verantwortungsvollen Quellen
FSC® C083411

Bibliografische Information der Deutschen Nationalbibliothek
Die Deutsche Nationalbibliothek verzeichnet diese Publikation in der Deutschen Nationalbibliografie; detaillierte bibliografische Daten sind im Internet über http://dnb.dnb.de abrufbar.

© 2019 Schwabe Verlag Berlin GmbH
Dieses Werk ist urheberrechtlich geschützt. Das Werk einschließlich seiner Teile darf ohne schriftliche Genehmigung des Verlages in keiner Form reproduziert oder elektronisch verarbeitet, vervielfältigt, zugänglich gemacht oder verbreitet werden.
Abbildung Umschlag: Passbild Adolphe Jungs auf einem Fragebogen des Kurators der Universität Straßburg zur Erfassung der Beschäftigten der Universität vom 27.11.1940 (ADBR, 131 AL 426, No 5) sowie ein Ausschnitt aus dem Manuskript der Aufzeichnungen Adolphe Jungs (Privatbesitz Familie Jung)
Übersetzung: Christine & Dr. Radouane Belakhdar
Korrektorat: Ruth Vachek, Delmenhorst
Umschlaggestaltung: icona basel gmbh, Basel
Layout: icona basel gmbh, Basel
Satz: Schwabe Verlag, Berlin
Druck: CPI books GmbH, Leck
Printed in Germany
ISBN Printausgabe 978-3-7574-0026-2
ISBN eBook (PDF) 978-3-7574-0027-9
Das eBook ist seitenidentisch mit der gedruckten Ausgabe und erlaubt Volltextsuche. Zudem sind Inhaltsverzeichnis und Überschriften verlinkt.

rights@schwabeverlag.de
www.schwabeverlag.de

Inhalt

Vorwort (Frank Jung) 7

Die Aufzeichnungen des Elsässer Chirurgen Adolphe Jung aus den Jahren
1940 bis 1945 (Susanne Michl, Thomas Beddies, Christian Bonah) 11

    Das Elsass nach der erzwungenen Eingliederung in das Deutsche
    Reich 1940 17

    Familiengeschichte 20

    Der Weg an die Charité 33

    Rückkehr und Zeit nach 1945 36

    Dank der Herausgeber 39

Die Aufzeichnungen von Adolphe Jung

Straßburg, Pfullendorf, Überlingen, Berlin 43

    Das Drama bahnt sich an 43

    Die Hoffnung ist für morgen 44

    Pfullendorf 50

    Berlin 1942 54

Die Sauerbruch-Klinik 57

    Der Bunker 64

    Das medizinische Personal 67

    Margot Sauerbruch 74

    Die Sauerbruchschule 80

Der Krieg in Berlin 95
    Erste Bekanntschaften 97
    Der Einberufung entkommen 103
    Stätten des Widerstands 110
    Unter dem Bombenhagel 112

Die Russen in Berlin 159

Rückkehr 177

Anhang 1: Zwischen den Fronten 189

Anhang 2: Verteidigungsschrift 201
    Clermont-Ferrand (Juni bis Oktober 1940) 201
    Straßburg (Oktober 1940 bis März 1942) 202
    Pfullendorf und Berlin (März 1942 bis Mai 1945) 205
    Schlussfolgerungen 207

Anmerkungen 209

Quellen und Literatur 219
    Archive 219
    Verwendete Literatur 219
    Weiterführende Literatur 221

Vorwort

Frank Jung (Bœrsch/Elsass)

Es war lange nach deinem Tod im Jahr 1992, beim Aufräumen deiner Papiere, als meine Geschwister und ich auf diese Aufzeichnungen stießen: von deiner Hand in engen Zeilen mit Bleistift niedergeschrieben, auf Französisch, in einem kleinen schwarzen Notizbuch und auf vielen losen Seiten. Du erzähltest von den 30 Monaten, die du allein, getrennt von deiner Familie, von Oktober 1942 bis zur Kapitulation im Mai 1945 in Berlin verbringen musstest, und von deiner ereignisreichen Rückkehr durch das zerstörte Deutschland nach Straßburg.

Bis dahin wussten wir fast nichts darüber, wie du den Krieg durchlebt hast, außer dass es schmerzhaft war, und dass du nicht viel darüber reden wolltest. Du hast uns gegenüber dieses Dokument nie erwähnt. Aber du hast es auch nicht vernichtet! Wir sind der Meinung, dass du diese posthume Botschaft bewusst hinterlassen hast. Marie-Christine, meine Frau, hat sie in Form gebracht und als Buch für den engen Familienkreis herausgegeben.

Jahre sind vergangen. Jetzt wird Europa aufgebaut. Deutschland ist kein Feind mehr. Anders als in den vergangenen 2000 Jahren ist das Elsass kein Streitpunkt mehr zwischen zwei Nachbarn; sie sind nun versöhnt. Die Wahnsinnigen, die Opfer und die Helden jener Epoche sind nicht mehr da. Die Extreme und Leidenschaften dieser Jahre sind vergangen. Vielleicht ist es also an der Zeit, dass wir deine Aufzeichnungen in beiden Sprachen der jüngeren Generation und vor allem den Historikern beider Kulturen weitergeben können und sollten. Damit dieses Zeugnis zeigen kann, dass der einzige Beweggrund, der damals die Menschen guten Willens antrieb, darin bestand, zu überleben und sich gegenseitig in ihren Schwierigkeiten zu helfen, und dass es uns nicht ansteht, die Entscheidungen und Zwänge, zu denen Menschen in dieser schrecklichen Zeit sich genötigt sahen, aus heutiger Sicht zu beurteilen oder gar darüber zu richten.

Du wurdest 1902 in einem deutschen Elsass geboren, deine Eltern waren zweisprachig. Du hast in Straßburg dein Abitur absolviert und einige Zeit später das Baccalauréat in Französisch. Du wurdest 1939 im französischen Strasbourg Professor für Chirurgie. Du hast im Zweiten Weltkrieg in französischer Uniform gekämpft, bist dann ins Elsass zurückgekehrt und wurdest dort von der deutschen Besatzungsmacht festgehalten. Aus Angst, dass du flüchten würdest, wurde deine Frau gezwungen, sich jede Woche bei der Gestapo zu melden. Du schreibst, dass eine Rückkehr nach «Innerfrankreich» nicht genehmigt wurde, weil die damalige deutsche Reichsuniversität Straßburg dich mit festem Willen in ihre Ränge berufen wollte.

Aber dies war vergeblich. Nach kurzer Zeit des Zweifels, weil dir höchste Stellungen versprochen wurden, hast du schließlich konsequent jegliche Stelle an der im Aufbau befindlichen deutschen Institution abgelehnt. Für diese Weigerung wurdest du mit Zwangsversetzung nach Deutschland und Exil bestraft, zuerst in Pfullendorf, dann in Überlingen. Auf Empfehlung deines Mentors René Leriche wurdest du im Oktober 1942 von Professor Ferdinand Sauerbruch an die «Charité» in Berlin gerufen. Du bist erst 1945 nach Frankreich und zu deiner Familie zurückgekommen.

Deine Aufzeichnungen, die du Tag für Tag verfasst hast, beschreiben genau, wie der Alltag in diesem großen Krankenhaus aussah, insbesondere in dem Bereich der Chirurgischen Abteilung von Professor Sauerbruch; dort gehörtest du zu seinen engen Mitarbeitern. Nur wenige so direkte Zeugnisse haben so präzise die ambivalente Persönlichkeit dieses hervorragenden Chirurgen, dieses erfinderischen Forschers und dieses autoritären Chefs beschrieben. Du hast ihm trotz allem und ohne Unterwürfigkeit hohen Respekt entgegengebracht, der übrigens auf Gegenseitigkeit beruhte.

Als wenig überzeugter Anhänger des Nationalsozialismus hat er wahrscheinlich die Augen vor einigen deiner konspirativen fotografischen Aktivitäten verschlossen, die du nachts in deinem Zimmer mit dem Spion Fritz Kolbe, einem Beamten im Außenministerium, und Maria Fritsch, der Sekretärin Sauerbruchs und späteren Ehefrau Kolbes, unter großer Gefahr durchführtest. Diese Aktivitäten im Zusammenhang mit dem französischen Widerstand, den Diensten Winston Churchills in London oder dem Amerikaner Allan Dulles in Bern zeigen deutlich deinen Mut, deine Uneigennützigkeit und deine Verbundenheit mit Frankreich.

Dennoch war nach deiner Rückkehr die Wiederaufnahme im Elsass nicht immer sehr herzlich und freundlich. Wie viele andere kamst du vor ein Comité d'épuration (Entnazifizierungskomitee). Obwohl einige eifrig abrechnen wollten, wurden keine Beschwerden gegen dich aufrechterhalten. Im Gegenteil, du wurdest sofort wieder in die Universität aufgenommen und auch mit dem Kriegsverdienst-Kreuz 1939–45 für deine Haltung während des Konflikts ausgezeichnet.

Bis hierhin hattest du auf dem Papier viermal deine Nationalität gewechselt. Die doppelte Kultur ist für dich eine Bereicherung geblieben, mit der sich auch viele Elsässer rühmen können. Sie hat dazu beigetragen, dass dich die französische Regierung zum Vizerektor der neuen internationalen Universität – einem europäischen Pionierprojekt – ernannt hat, die Frankreich in den 1950er Jahren im besetzten Saarland gegründet hat. Das Referendum im Jahr 1956 beendete dieses Abenteuer und wir kehrten dauerhaft ins Elsass zurück. Deine akademische Karriere war noch lange nicht vorbei, doch das ist eine andere Geschichte.

Du verdankst dein Überleben unter den Bomben dem Glück. Aber auch deiner Menschlichkeit und deiner Arbeit, die du immer über alle anderen Überlegungen gestellt hast.

Du lässt mich heute das Nachwort zu deinem Leben verfassen. Dazu möchte ich deine unerschütterliche Verbundenheit mit Frankreich bezeugen, aber du warst nicht minder stolz auf deine elsässische Kultur, die du nie geleugnet, sondern im Gegenteil, die du an uns weitergegeben hast.

In der Familie hast du uns vor allem den Respekt vor allen Menschen gelehrt, die tolerant und ohne Hass, gütig und ohne Rachegeist sowie entschieden in der Verachtung des Kriegs ihren Weg gehen.

In der Medizin hast du mir die Verdienste Louis Pasteurs, Marie Curies, Robert Kochs oder Max Plancks (den du kanntest) gleichermaßen vermittelt.

In der Intimität der Familie hast du mit gleicher Freude aus den Werken Chateaubriands und Rilkes zitiert, von denen sich mir zwei Verse eingeprägt haben, die du geliebt hast:

«Blieben Schönheit und Jugend bestehen und ermüdete niemals das Herz, so würdet ihr den Himmel noch einmal erleben.»
(François-René de Chateaubriand [1768–1848];
Erinnerungen von jenseits des Grabes [1848])

worauf Rilke antwortet:

> «Und es handelt sich darum, alles zu leben. Leben Sie jetzt die Fragen. Vielleicht leben Sie dann allmählich, ohne es zu merken, eines fernen Tages in die Antwort hinein.»
> (Rainer Maria Rilke [1875–1926] an Franz Xaver Kappus (1903])

Ruhe nun in Frieden. Wir sind stolz auf dich.

Frank Jung
Chirurg

Dieses Buch wäre nicht ohne Marie-Christine Jung möglich gewesen, die seit 15 Jahren unermüdlich an seiner Zusammenstellung gearbeitet und geforscht hat.

Aber auch nicht ohne
Pierre-Michel et Catherine, die uns unterstützt haben,
Jean-Jérôme, Barbara und Sophie, die uns beraten haben.

Und all diejenigen, die meinem Vater unendlich geholfen haben und sich hier selbst wiedererkennen werden.

Die Aufzeichnungen des Elsässer Chirurgen Adolphe Jung aus den Jahren 1940 bis 1945

Susanne Michl (Berlin); Thomas Beddies (Berlin);
Christian Bonah (Strasbourg)

Bei den schriftlichen Erinnerungen Adolphe Jungs (1902–1992) aus der Zeit des Zweiten Weltkriegs handelt es sich um das aufschlussreiche und bewegende Zeugnis eines elsässischen Chirurgen, der im Sommer 1940 als Militärarzt in der französischen Armee den Zusammenbruch seiner Heimat ebenso erlebte wie seit Herbst 1942 als Oberarzt an der Berliner Charité den «totalen Krieg» in Deutschland.

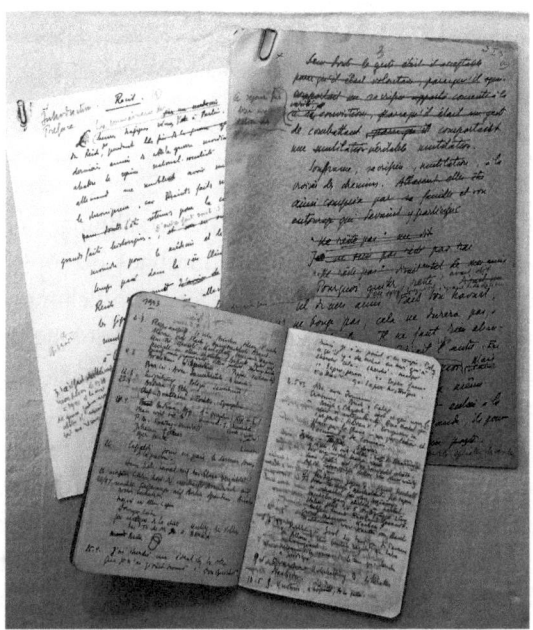

Abb. 1: Manuskript der Aufzeichnungen Adolphe Jungs, 1940–1945.
Quelle: Privatbesitz Familie Jung.

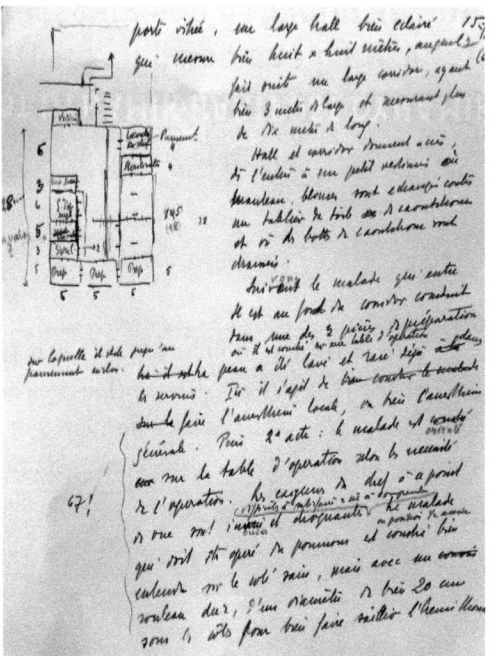

Abb. 2: Manuskript der Aufzeichnungen Adolphe Jungs, 1940–1945.
Quelle: Privatbesitz Familie Jung.

Drei Bezugspunkte gliedern den Raum der Erzählung: Der Text, offenbar verfasst für die Familie, ist zunächst eine durchaus persönliche Angelegenheit; es existiert kein Beweis dafür, dass eine Veröffentlichung vorgesehen war. Über den familiären Zusammenhang hinaus trägt Adolphe Jung als Elsässer aber auch die Geschichte seiner zwischen Frankreich und Deutschland vielfach umkämpften Heimat mit sich, einer traditionsreichen Grenzregion, von der der Straßburger Publizist Frédéric Hoffet (1906–1969) feststellte, dass alles, was darüber «auf beiden Seiten des Rheins gesagt wurde, wahr und falsch ist».[1] Schließlich und hauptsächlich beschreibt Jung aus eigener Anschauung das Leben und Wirken des berühmten und umstrittenen deutschen Chirurgen Ferdinand Sauerbruch (1875–1951) an der Charité während des Zweiten Weltkriegs. Seine Aufzeichnungen vermitteln damit die Beobachtungen und Einschätzungen eines aufmerksam-kritischen französischen Mediziners hinsichtlich seiner elsässischen Heimat unter deutscher Herrschaft sowie der

Hauptstadt des Deutschen Reichs im Bombenkrieg und während der finalen «Schlacht um Berlin». Eine bekannte Methode der Sozialwissenschaften variierend, könnte von einer «teilhabenden Beobachtung» der Ereignisse vor allem in Berlin während des Zweiten Weltkriegs aus Sicht dieses gebildeten und fähigen Arztes gesprochen werden.

Die Recherchen zur Vorbereitung der vorliegenden Edition führten zu einem weiteren Punkt, der für die Herausgeber zum vielleicht wichtigsten Aspekt der Erzählung geworden ist: Adolphe Jung musste in schwierigen und unsicheren Zeiten weitreichende persönliche, familiäre, berufliche und politische Entscheidungen treffen. Jenseits einfacher Schwarz-Weiß-Malerei verlief sein Weg dabei in einem durch Grautöne geprägten Raum des «Dazwischen». Getrieben von der Sorge um die Familie und dem Wunsch, weiterhin als Chirurg an einer Universitätsklinik tätig sein zu können, suchte er nach Möglichkeiten, sich mit den bestehenden Verhältnissen zu arrangieren, ohne seine Identität als Elsässer und Franzose aufgeben zu müssen. Die Widersprüchlichkeiten und Risiken, die er dafür in Kauf nahm, lassen sich an zwei weit auseinanderliegenden Markierungen verdeutlichen, zwischen denen Jungs Lebensweg in den 1940er-Jahren verlief: Am 27. November 1940 unterzeichnete er das Formular einer obligatorischen Loyalitätserklärung zur Unterstützung Hitlers und NS-Deutschlands.[2] Damit eröffnete sich die Möglichkeit zur Fortsetzung seiner chirurgischen Karriere an der in Gründung befindlichen «Reichsuniversität» Straßburg unter deutscher Vorherrschaft. Für den gestandenen Operateur und außerordentlichen Professor der französischen Medizinischen Fakultät bedeutete dies zunächst aber auch ein mageres Assistentengehalt für die kommissarische Leitung der chirurgischen Abteilung am Bürgerspital in Straßburg.

Acht Jahre später, am 12. Januar 1949, wurde ihm das französische Croix de Guerre 1939–45 mit Bronzestern mit der Begründung verliehen, er habe während seines Aufenthaltes in Berlin wertvolle Informationen gesammelt und an «zuständige Behörden des Pariser und alliierten Widerstands weitergeleitet».[3] Oberstleutnant Robert Masson (1914–2010), bis 1945 Leiter des Widerstand-Netzwerks SAMSON, bescheinigte Jung bei dieser Gelegenheit eine starke Verbundenheit mit dem freien und demokratischen Frankreich. Zwei bewusst getroffene, nachvollziehbare Entscheidungen – jene, bei Frau und Kindern im deutsch beherrschten Elsass sein zu wollen, und jene, der NSDAP nicht beizutreten und sich der Einnahme und Kollaboration jenseits seiner beruflichen Tätigkeit möglichst zu widersetzen – ließen Adolphe

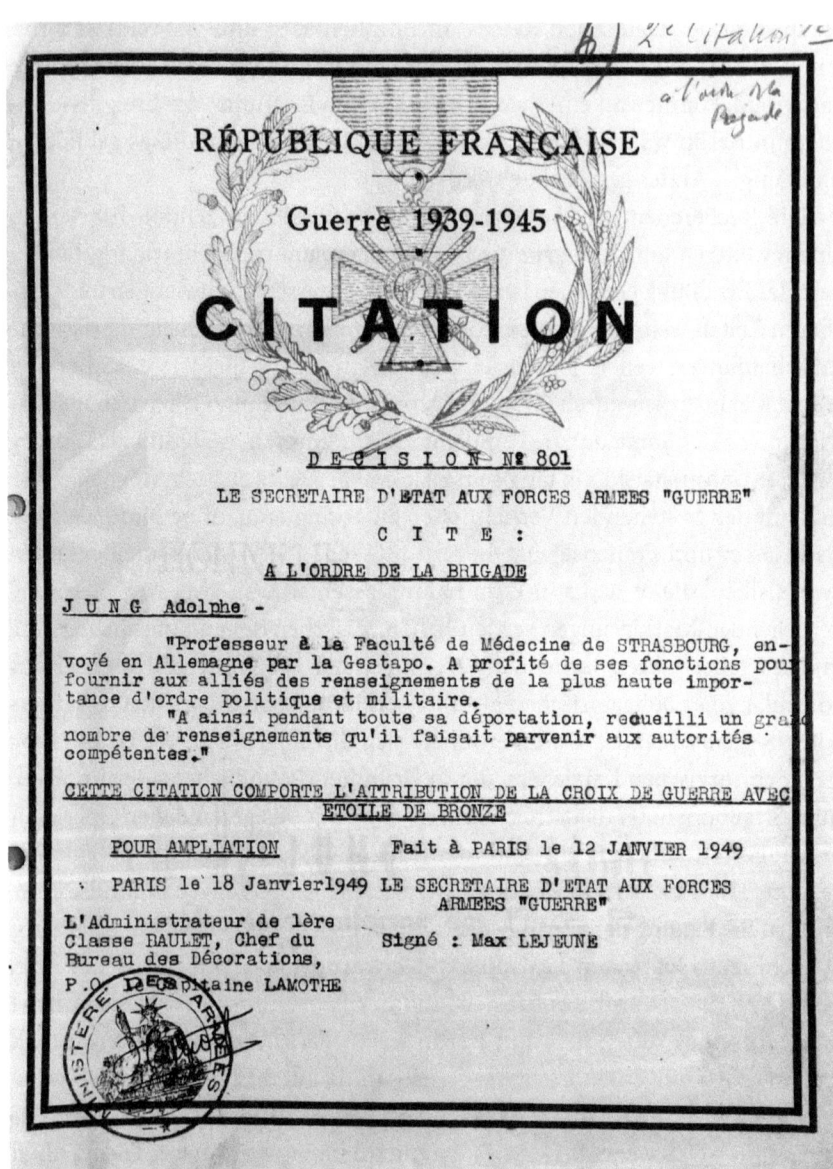

Abb. 3: Verleihung des Croix de Guerre mit Bronzestern, 27. Januar 1945.
Quelle: ADBR, 1558 W385, Nr. 125.

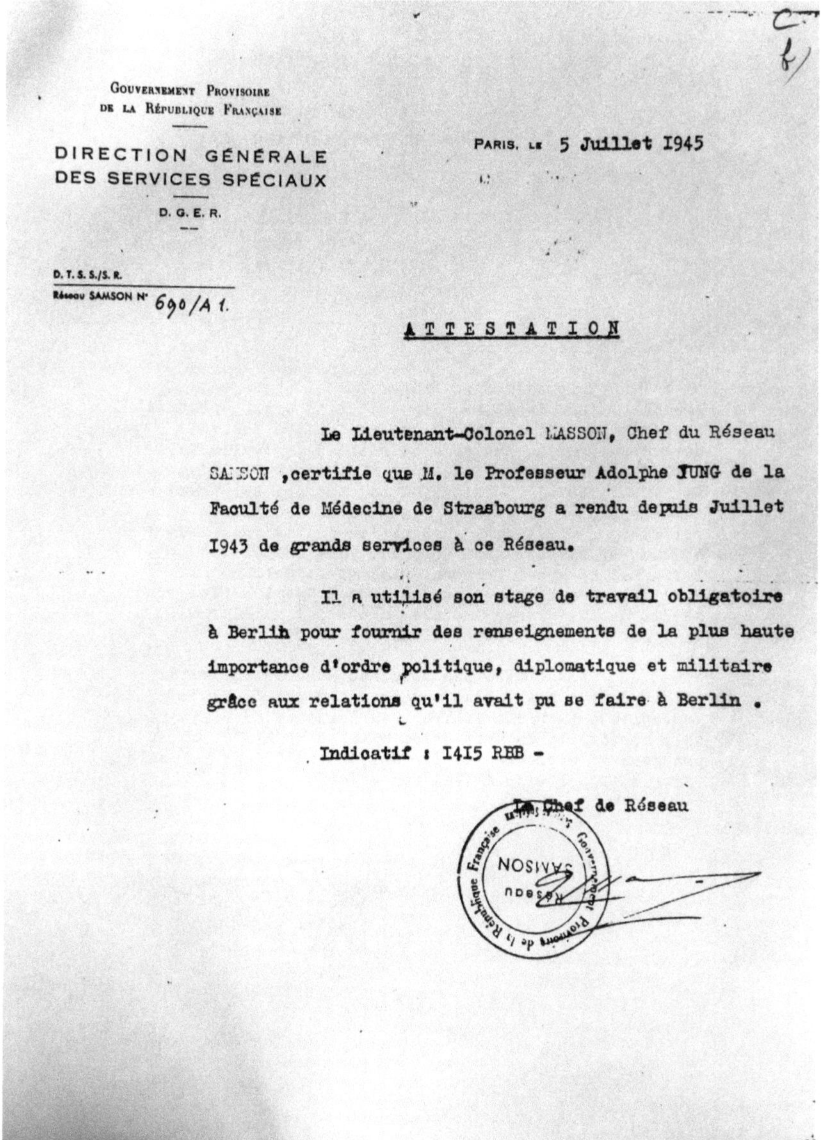

GOUVERNEMENT PROVISOIRE
DE LA RÉPUBLIQUE FRANÇAISE

DIRECTION GÉNÉRALE
DES SERVICES SPÉCIAUX

D. G. E. R.

D. T. S. S./S. R.
Réseau SAMSON N° 690/A 1.

PARIS, LE 5 Juillet 1945

ATTESTATION

Le Lieutenant-Colonel MASSON, Chef du Réseau SAMSON, certifie que M. le Professeur Adolphe JUNG de la Faculté de Médecine de Strasbourg a rendu depuis Juillet 1943 de grands services à ce Réseau.

Il a utilisé son stage de travail obligatoire à Berlin pour fournir des renseignements de la plus haute importance d'ordre politique, diplomatique et militaire grâce aux relations qu'il avait pu se faire à Berlin.

Indicatif : 1415 REB -

Le Chef de Réseau

Abb. 4: Erklärung Robert Massons, bis 1945 Leiter des Widerstandsnetzwerks SAMSON, 5. Juli 1945.
Quelle: ADBR, 1558 W385, Nr. 121.

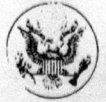

LEGATION OF THE
UNITED STATES OF AMERICA

Bern, Switzerland
May 23, 1946

To Whom It May Concern:

      This will certify that Dr. Adolph Jung, a French citizen from the city of Strasbourg, performed exceedingly useful services to the United States Government during the time he resided in Berlin from 1942 until the end of the war in Europe. Dr. Jung was instrumental in assisting to obtain intelligence information which was of great use to the Allied political and military authorities in the prosecution of the war against Nazi Germany. His activities were performed at great personal risk to himself and undoubtedly contributed greatly toward the liberation of his native France and the successful conclusion of military operations against the enemy.

      This office has obtained documentary evidence of Dr. Jung's activities and is recommending to the appropriate American military authorities in Washington that a suitable decoration be awarded to him as an expression of appreciation for his patriotic and valuable contribution to the Allied war effort.

Robert P. Joyce
Special Assistant
to the Minister

Abb. 5: Erklärung der amerikanischen Botschaft in Bern hinsichtlich der Aktivitäten Adolphe Jungs im Widerstandsnetzwerk SAMSON, Bern, 23. Mai 1946.
Quelle: ADBR, 1558 W 385, Nr. 9.

Jung im Verlauf des Zweiten Weltkriegs zu einer Persönlichkeit reifen, die dem Widerstand gegen das NS-Regime zugerechnet werden kann und über die der amerikanische Botschafter in der Schweiz schrieb: «Adolphe Jung performed exceedingly useful services to the United States Government during the time he resided in Berlin from 1942 to the end of war in Europe. [...] His activities were performed at great personal risk to himself and he undoubtedly contributed greatly toward the liberation of his native France and the successful conclusion of military operations against the enemy.»[4]

Am Anfang der hier veröffentlichten Aufzeichnungen liegt also eine Weggabelung, vielleicht auch ein Zögern, welcher Weg einzuschlagen sei, und schließlich die Entscheidung, sich nicht in nationalsozialistischen Strukturen zu engagieren. Es brauchte nicht viel mehr, um auf die Seite des Widerstands zu wechseln, aber das brauchte es. Widerstand stellt sich damit weniger als eine Idee oder ein Ideal dar als vielmehr als ein souveräner und couragierter Akt der Grenzziehung. Adolphe Jung legte sich zu einem bestimmten Zeitpunkt auf eine Haltung fest und beschloss, daran auch unter Inkaufnahme persönlicher Nachteile festzuhalten.

Das Elsass nach der erzwungenen Eingliederung in das Deutsche Reich 1940

Die Kriegserklärungen Großbritanniens und Frankreichs am 3. September 1939 markieren das Ende der Beschwichtigungspolitik der europäischen Großmächte als Reaktion auf die Provokationen Hitler-Deutschlands. In Frankreich wurden mit Kriegsbeginn große Teile der Bevölkerung grenznaher Gebiete, auch des Elsass, in das Landesinnere evakuiert. Das Straßburger Bürgerspital, zu diesem Zeitpunkt Arbeitsstätte Adolphe Jungs, wurde ab dem 9. September in ein Sanatorium in Clairvivre (heute ein Ortsteil von Salagnac in der Dordogne) verlagert. Die Medizinische Fakultät war bereits seit dem 24. August 1939 nach Clermont-Ferrand verlegt worden.[5]

Adolphe Jung wurde mit Kriegsbeginn eingezogen und als *médecin-capitaine* und Leiter der französischen mobilen chirurgischen Ambulanz 244 eingesetzt. Für seinen «unter schwierigsten Umständen, insbesondere unter dauernden Bombardements, geleisteten Dienst an den Verwundeten» wurde er noch im Zuge der Demobilisierung, am 3. Juli 1940, mit dem Kriegsverdienstkreuz

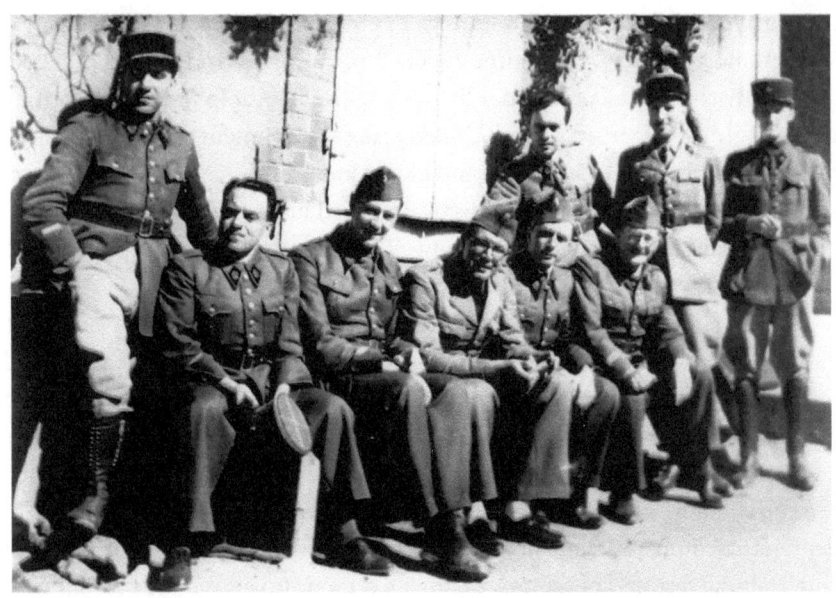

Abb. 6: Adolphe Jung (4. von links) als Médecin Capitaine, Chef de l'Ambulance Chirurgicale Légère, Lunéville 1940.
Quelle: Privatbesitz Familie Jung.

ausgezeichnet.[6] Die damit verbundene «ehrenvolle Erwähnung» berichtet von Jungs Mut und Besonnenheit, die es ihm ermöglichten, in der direkten militärischen Konfrontation mit der deutschen Armee zahlreiche Verwundete zu retten und den gesamten Tross unbeschädigt zurückzuführen. Nach seiner Entlassung im Juli 1940 meldete er sich bei der Strassburger Medizinischen Fakultät in Clermont-Ferrand zurück und begab sich dann umgehend ins 200 Kilometer westlich gelegene Clairvivre, den Verlegungsort der chirurgischen Klinik.

Nach der Niederlage Frankreichs und dem Waffenstillstand von Compiègne vom 22. Juni erfolgte bis Oktober 1940 die von den Deutschen angeordnete Rückverlegung des Bürgerspitals nach Straßburg. In Clairvivre blieb allerdings ein zweites Universitätskrankenhaus, das Flüchtlingskrankenhaus, bestehen und auch die Medizinische Fakultät verblieb bis Ende 1944 in Clermont-Ferrand. Die von der deutschen Zivilverwaltung angestrebte Rückkehr nach Straßburg wurde von den französischen Fakultätsmitgliedern aus oppositioneller Haltung hintertrieben. Das Funktionieren des Krankenhauses in Clairvivre hätte durch eine zu große Zahl von Abgängen gefährdet werden können.

Von den nach Clermont-Ferrand oder Clairvivre ausgewichenen ordentlichen und außerordentlichen Professoren kehrte nur ein Fakultätsmitglied, mit der Zustimmung des Dekans, tatsächlich nach Straßburg zurück: Adolphe Jung.[7] Dort hatten am 19. Juni 1940 deutsche Truppen Einzug gehalten. Und bereits einen Tag zuvor hatte Hitler Robert Wagner (1895–1946), einen «alten Kämpfer» und Teilnehmer seines Münchener «Marschs auf die Feldherrnhalle» 1923, der inzwischen zum Gauleiter und Reichsstatthalter in Baden aufgestiegen war, zum Leiter der Zivilverwaltung im Elsass ernannt. Den Besatzungstruppen folgten deutsche Beamte, die die am 16. August 1940 erklärte de facto-Annexion des Elsass administrativ zu vollziehen hatten. Zwar unterblieb die formelle Zusammenführung Badens und des Elsass aus außenpolitischen Gründen; durch die Personalunion und die Tatsache, dass Wagner unmittelbar an Hitler berichtete, ergab sich jedoch eine überaus starke Stellung des Leiters der Zivilverwaltung, zumal beide Gebiete parteiamtlich im neu geschaffenen Gau Baden-Elsass (mit der «Gauhauptstadt» Straßburg) vereinigt wurden und Wagner als «Reichsverteidigungskommissar für den Verteidigungsbezirk Baden und Elsaß» auch die gesamte Zivilverteidigung verantwortete.[8] Für den Bereich des Gesundheitswesens ernannte Reichsgesundheitsführer Leonardo Conti (1900–1945) im Oktober 1940 Waldemar Pychlau (Jg. 1887) zum Gauärzteführer, der damit für die Angelegenheiten der Ärztekammer des Elsass, der Berufsverbände und Körperschaften zuständig war.

Das Elsass sollte Teil des Großdeutschen Reiches werden. Dafür war es notwendig, umgehend die Rückkehr der im September 1939 evakuierten Bevölkerung, etwa 350.000 Menschen, zu erreichen und die elsässischen Kriegsgefangenen in ihre Heimat zu entlassen.[9] Die Rückführungspolitik wurde propagandistisch begleitet: Sonderzüge, Empfangskomitees und Versprechen aller Art wurden den Elsässern geboten, gleichzeitig aber die nicht Anpassungswilligen bedroht und verfolgt. Ab Mitte August 1940 verlangte die Zivilverwaltung von jedem elsässischen Beamten, ausdrücklich seine Loyalität mit Großdeutschland zu erklären, um Amt (und Gehalt) zu behalten. Mittels standardisierter Loyalitätserklärungen sollten sie sich zu den Grundsätzen des nationalsozialistischen Reiches bekennen und «in den aktiven Dienst des Führers» stellen.[10] Diese Regelung galt auch für Lehrer und Hochschullehrer, oft verbunden mit einem mehrwöchigen Aufenthalt im Altreich zum Zweck der «Umschulung».[11]

Am 1. Oktober 1940 gründete Wagner in seinem neuen Machtbereich den «Opferring», ursprünglich eine Unterstützungseinrichtung der NSDAP zur

Sammlung finanzieller Zuwendungen. Im Elsass betreute die Organisation die Rückkehrer, verpflichtete sie auf die nationalsozialistische Sache und überführte sie schließlich in eine Mitgliedschaft in der NSDAP.

Nach Angaben des Dekans der Straßburger Medizinischen Fakultät, Johannes Stein (Jg. 1896), betrieb Wagner bereits seit Ende August 1940 auch die Gründung einer «Reichsuniversität» Straßburg.[12] Bereits im März 1941 transformierte man das Städtische Krankenhaus zu klinischen Universitätsanstalten; am 23. November 1941 wurde die «Reichsuniversität Straßburg» feierlich eröffnet.[13]

Familiengeschichte

Adolphe Jung wurde am 17. Dezember 1902 in Schiltigheim, einem Vorort Straßburgs, als erster Sohn seines Vaters Adolphe und dessen Frau Emilie, geb. Ruch, geboren.[14] Die Familie gehörte zum gehobenen protestantischen Bürgertum. Ursprünglich einfacher Kurzwarenhändler, wurde Jungs Vater 1925 zum Gründer eines großen Warenhauses in Schiltigheim. Adolphes jüngerer Bruder Robert (1904–1982) wurde später Geschäftsführer dieses Unternehmens sowie der Grandes Galeries de Strasbourg (1935). Die Familie wohnte zunächst im bescheideneren Schiltigheim, dann zog Adolphe Jung mit seiner Frau in ein vornehmes Viertel der Neustadt Straßburgs am Rande des Verwaltungs- und Universitätszentrums der in der Zeit des Deutschen Kaiserreichs neu organisierten Stadt. Adolphe wurde in deutscher Sprache auf dem protestantischen Gymnasium Straßburg unterrichtet. Die Zeit seiner Kindheit nach 1900 und bis zum Beginn des Ersten Weltkriegs wird von Historikern als die zweite Periode des Elsass unter dem Kaiserreich bezeichnet, weniger geprägt vom preußischen Militarismus als von einer Integration und Regionalisierung des Reichslandes. Dreißig Jahre nach dem französisch-preußischen Friedensvertrag von Frankfurt/M. 1872 und der darauffolgenden Modernisierung der Stadt unter deutschem Einfluss brachte die zweite industrielle Revolution eine weitere Annäherung des Elsass an den Wirtschafts- und Kulturraum des florierenden und aufstrebenden Deutschen Reichs. Die kaufmännische Familie Jung nahm an dieser Entwicklung teil und profitierte auch davon.[15]

Nach seinem deutschen Abitur 1918 und einem Aufenthalt an der Hochschule für Handel und Industrie in Paris 1919, der dazu diente, den Vorstellungen

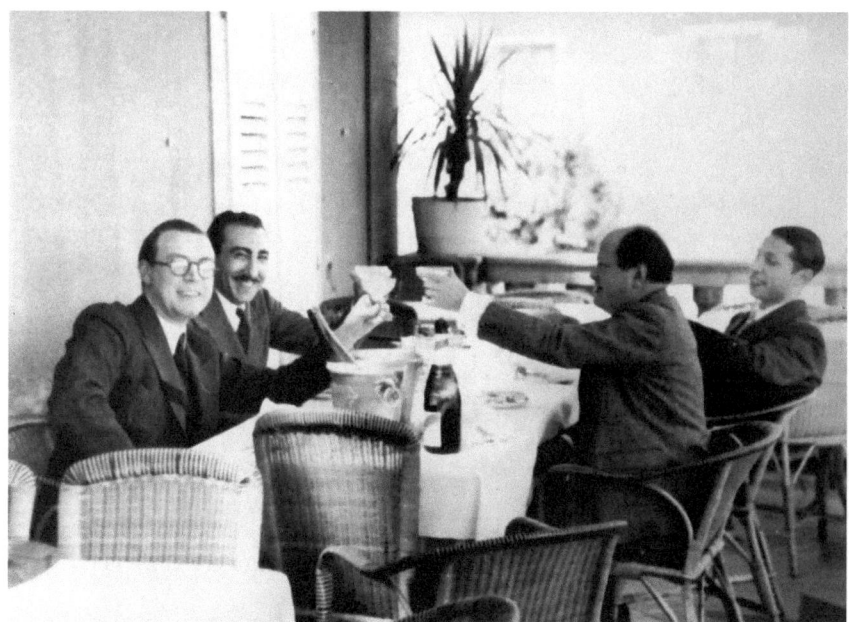

Abb. 7: Adolphe Jung (1. von links) mit René Leriche (3. von links), Michael de Bakey (2. links) und Pius Brânzeu (4. von links), 1935.
Quelle: Privatbesitz Familie Jung.

seiner Familie zu entsprechen, absolvierte Adolphe Jung 1920 sein französisches Baccalauréat am Lyzeum Kleber in Straßburg. Er entschied sich gegen den Willen seiner Eltern für ein Medizinstudium und besuchte von 1921 bis 1927 die französische Universität Straßburg. Das Lehrpersonal der Medizinischen Fakultät war nach dem Ersten Weltkrieg und der Rückkehr des Elsass nach Frankreich für die «Schaufenster»-Universität aus den besten wissenschaftlichen Kreisen des Landes zusammengestellt worden.[16] Nach Studien in Straßburg und Paris sowie einer Amerikareise erhielt Jung 1928 seine Zulassung als Arzt und den Doktortitel. Bis 1939 praktizierte er anschließend als Assistent, Erster Assistent und schließlich als Oberarzt an der Chirurgischen Klinik des Bürgerspitals in Straßburg unter der Leitung von René Leriche (1879–1955).[17] In den Jahren 1931/32 unternahm er Studienreisen erneut in die Vereinigten Staaten (Rockefeller-Stipendium) sowie in die damaligen Hochburgen medizinischer Wissenschaft Hamburg, München und Wien; seit 1938 war er auch Mitglied der Internationalen Gesellschaft für Chirurgie. Die Laufbahn

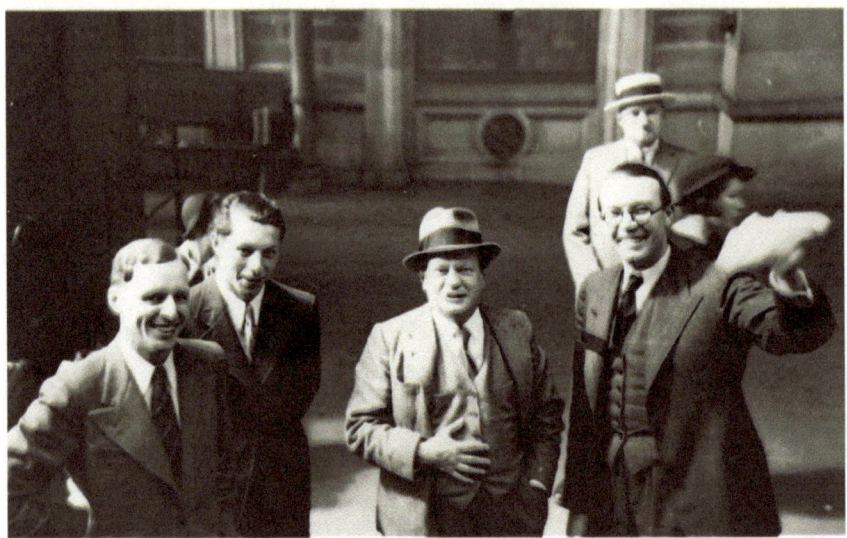

Abb. 8: Adolphe Jung mit René Leriche, Pius Brânzeu, Jean Kunlin (von rechts), 1935.
Quelle: Privatbesitz Familie Jung.

des begabten Chirurgen (1928/29 nur für den französischen Militärdienst in Marokko unterbrochen) erreichte bereits im Alter von 37 Jahren mit seinem Erfolg bei der Agrégation (Zulassung zur universitären Lehre am 30. August 1939) und der Ernennung zum außerordentlichen Professor für Chirurgie an der Universität Straßburg einen ersten Höhepunkt. Adolphe Jung hatte bis 1939 bereits 91 wissenschaftliche Artikel veröffentlicht, hauptsächlich in französischen Fachzeitschriften und häufig gemeinsam mit seinem Chef und Mentor René Leriche, der mit Kriegsbeginn zunächst nach Lyon und später nach Paris wechselte.[18]

1934 hatte Jung Marie-Louise Schertzer (geb. 1913) geheiratet. Aus der Ehe gingen vier Kinder hervor, der älteste Sohn Pierre-Michel (geb. 1936), der zweite Sohn Jean-Daniel (geb. 1938), die Tochter Catherine (geb. 1942) und als Nachkriegskind der Sohn Frank (geb. 1947).

Am 15. Oktober 1940 kehrte Adolphe Jung nach seinem Kriegsdienst und kurzer eingeschränkter Tätigkeit in Clairvivre mit Genehmigung des Dekans der französischen Fakultät, des Anatomen Andreas Forster (Jg. 1873), zu Frau und Kleinkindern ins Elsass zurück. Bereits Anfang September 1940 hatte er mit der deutschen Zivilverwaltung Kontakt aufgenommen, um die Möglichkeit

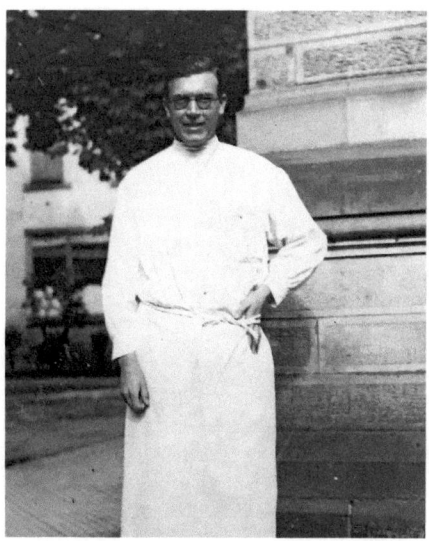

Abb. 9: Adolphe Jung, 1932.
Quelle: Privatbesitz Familie Jung.

einer Übernahme am Krankenhaus oder an der Universität auszuloten. Sein Antrag wurde zur Prüfung an die Außenstelle Straßburg der NSDAP-Gauleitung weitergeleitet. In einem Erinnerungsschreiben vom 14. September bat die Personalabteilung um rasche Stellungnahme auf dem zweiseitigen Standardformular und fügte hinzu, dass angesichts der hohen Zahl von Anfragen nach Arbeitsmöglichkeiten einerseits und des begrenzten Bedarfs an Stellen andererseits strenge Kriterien angelegt werden sollten. Die Begutachtung des Kreisleiters der NSDAP, Willi Fritsch, vom 11. Oktober 1940 fiel für Adolphe Jung negativ aus:

> «Einstellung zum Deutschtum: nicht günstig. Ist anzunehmen, dass sich der Beamte nach einer gewissen Zeit zum Deutschtum und zum Nationalsozialismus bekennt: nicht sehr günstig. Steht bis jetzt auf französischer Seite. Ansehen bei der Bevölkerung: Intrigant. Charakter: überheblich. Stellung zur Gemeinschaft: unbeliebt. Weltanschauliche Haltung: undurchsichtig. Gesamtbeurteilung: Die angestellten Ermittlungen haben ergeben, dass Jung nicht die Absicht hat, ins Elsass zurückzukehren. Vor dem Krieg hat Jung aus seiner französischen Gesinnung keinen Hehl gemacht. [...] Vom gutachtlichen Standpunkt aus ist Jung als nicht einwandfrei zu betrachten.»[19]

Zum selben Zeitpunkt, zwei Tage nach seiner Rückkehr in das Elsass, hatte sich Jung wegen der Weiterzahlung seines Gehalts als Professor der Chirurgie

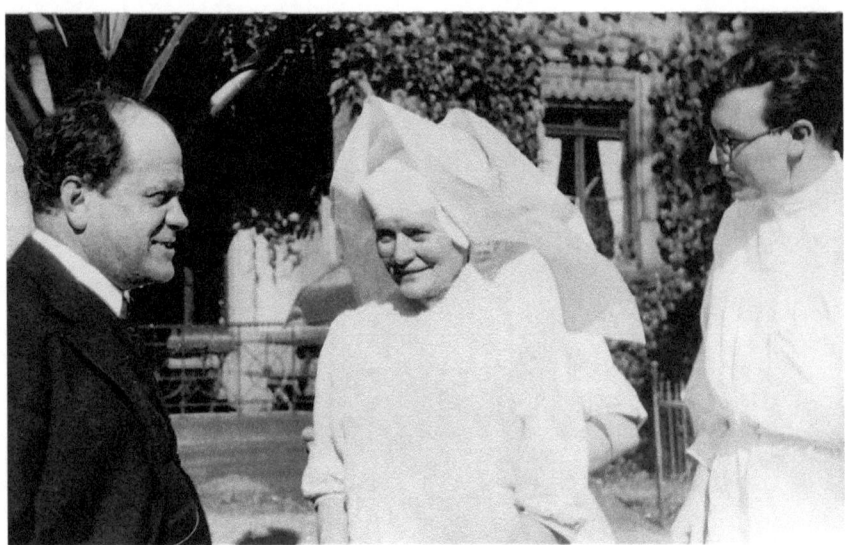

Abb. 10: Adolphe Jung mit Sœur Marie Angelique von der Clinique Toussaint und René Leriche (von rechts), ca. 1930er Jahre.
Quelle: Privatbesitz Familie Jung.

an der medizinischen Fakultät an den Leiter der Abteilung Erziehung, Unterricht und Volksbildung bei der deutschen Zivilverwaltung, Dr. Classen, gewandt.[20] Vom Gaupersonalamt wurde Classen jedoch mitgeteilt, dass «die politische Zuverlässigkeit bei Jung nach seinem bisherigen Verhalten nicht gegeben» sei.»[21] Classen informierte daraufhin den designierten Dekan der medizinischen Fakultät, Johannes Stein: «[E]ine Übernahme des Prof. Jung in den Lehrkörper der Universität erscheint danach nicht möglich.»[22]

Ohne Anpassung ging es also nicht. Am 5. November wandte sich Jung, der kurzfristig auf Wunsch des Stadt-Medizinalrats Kurt Walther (Jg. 1887) vom Gesundheitsamt Straßburg die Vertretung des erkrankten Leiters des Krankenhauses in Achern auf der badischen Seite des Rheins übernommen hatte, mit dem Gesuch an den Referenten für Medizin im Reichswissenschaftsministerium, Max de Crinis (1889–1945), als außerordentlicher Professor an der neuen deutschen Medizinischen Fakultät Straßburg arbeiten zu dürfen.[23] Nach der Weiterleitung des Vorgangs durch de Crinis, der auch Professor für Psychiatrie und Neurologie an der Charité in Berlin war, an den Reichsminister für Wissenschaft, Erziehung und Volksbildung, Bernhard Rust (1883–1945), fragte

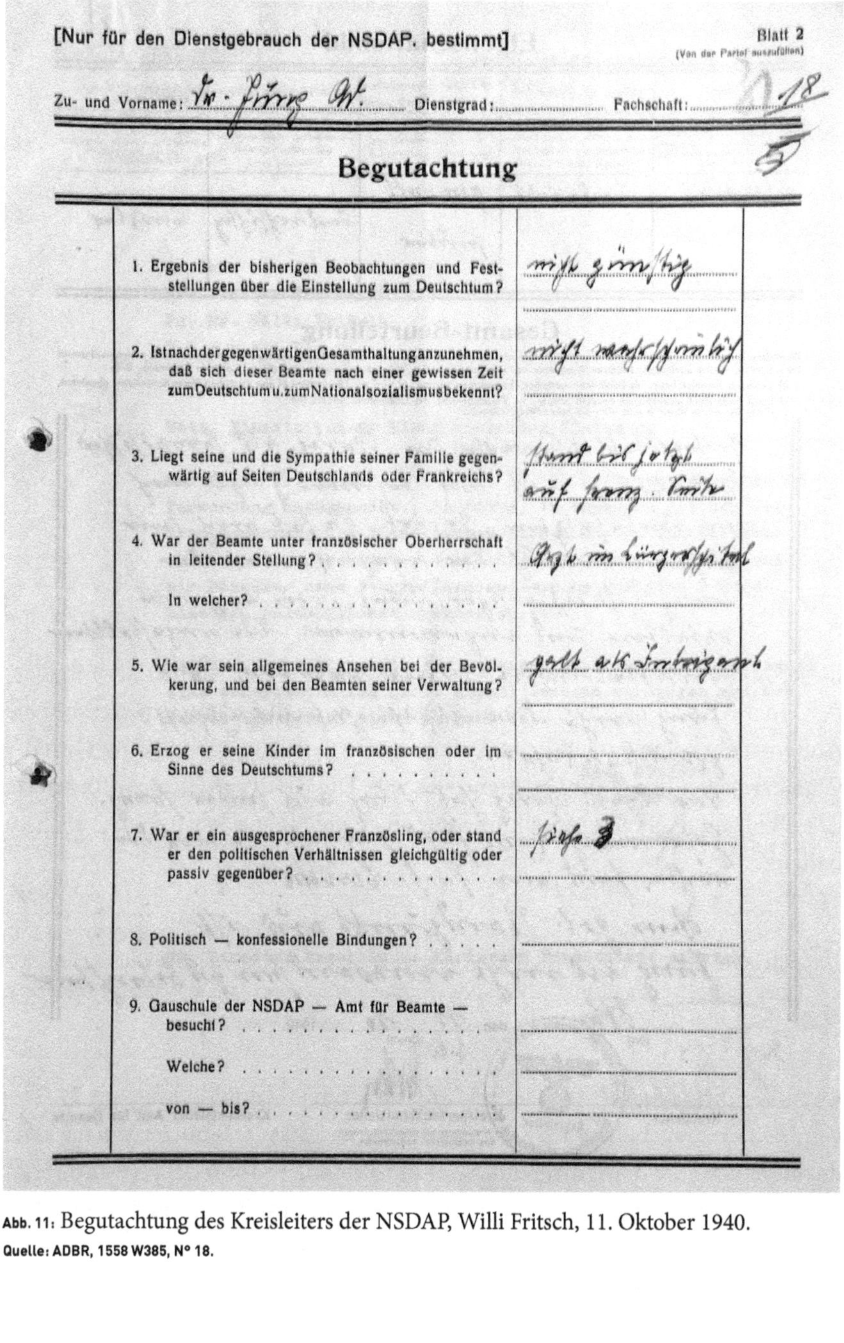

[Nur für den Dienstgebrauch der NSDAP. bestimmt]   Blatt 2
(Von der Partei auszufüllen)

Zu- und Vorname: _____ Dienstgrad: _____ Fachschaft: _____

Begutachtung

1. Ergebnis der bisherigen Beobachtungen und Feststellungen über die Einstellung zum Deutschtum?	nicht günstig
2. Ist nach der gegenwärtigen Gesamthaltung anzunehmen, daß sich dieser Beamte nach einer gewissen Zeit zum Deutschtum u. zum Nationalsozialismus bekennt?	nicht wahrscheinlich
3. Liegt seine und die Sympathie seiner Familie gegenwärtig auf Seiten Deutschlands oder Frankreichs?	steht bis jetzt auf franz. Seite
4. War der Beamte unter französischer Oberherrschaft in leitender Stellung? .... In welcher?	Rgb. im Bürgerspital
5. Wie war sein allgemeines Ansehen bei der Bevölkerung, und bei den Beamten seiner Verwaltung?	galt als Intrigant
6. Erzog er seine Kinder im französischen oder im Sinne des Deutschtums?	
7. War er ein ausgesprochener Franzosling, oder stand er den politischen Verhältnissen gleichgültig oder passiv gegenüber?	siehe 3
8. Politisch — konfessionelle Bindungen?	
9. Gauschule der NSDAP — Amt für Beamte — besucht? .... Welche? .... von — bis?	

Abb. 11: Begutachtung des Kreisleiters der NSDAP, Willi Fritsch, 11. Oktober 1940.
Quelle: ADBR, 1558 W385, N° 18.

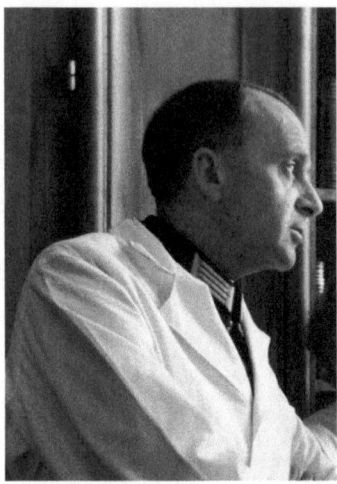

Abb. 12: Dekan der Straßburger Medizinischen Fakultät Johannes Stein, um 1942.
Quelle: Privatbesitz Familie Stein.

dieser Ende November 1940 bei der Zivilverwaltung hinsichtlich der Möglichkeit einer Anstellung Jungs in Straßburg nach und erhielt am 16. Dezember die Antwort, dass eine gutachtliche Äußerung vorliege, die «Bedenken gegen die Wiederverwendung Jungs» geltend machte. Die Zivilverwaltung informierte den Minister, dass weitere Stellungnahmen eingeholt würden, gab aber auch zu bedenken:

> «Es scheint [...] schon jetzt festzustehen, dass Prof. Jung erst nach einem ausgiebigen Aufenthalt im Reich, der ihm Gelegenheit geben kann, sich mit der Weltanschauung und den Einrichtungen des neuen Deutschlands vertraut zu machen, für eine Wiederverwendung an der Universität Straßburg in Betracht gezogen werden kann.»[24]

Ohne Kenntnis dieser Recherchen unterzeichnete Adolphe Jung am 27. November den Fragebogen des Kurators der Universität Straßburg zur Erfassung der Beschäftigten der Universität Straßburg und deren Wiederverwendung.[25] Wahrheitsgemäß machte er Angaben zur Person und Berufslaufbahn und erwähnte auch den französischen Militärdienst und seine Auszeichnung aus dem Sommer 1940. Gleichzeitig unterzeichnete er die seit September 1940 für eine Übernahme durch die deutsche Verwaltung verbindlichen Loyalitätserklärun-

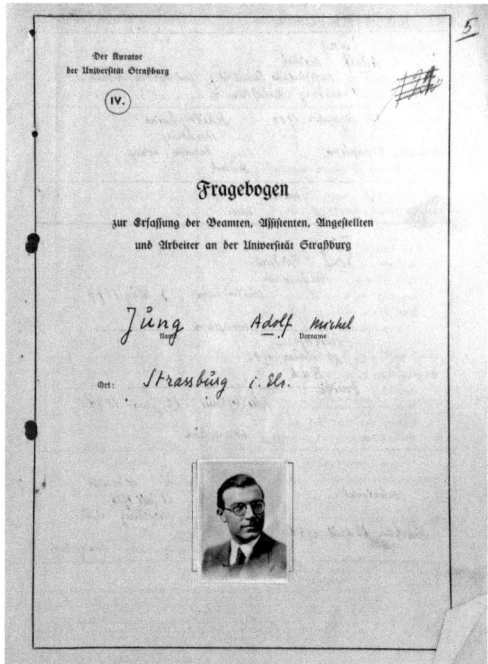

Abb. 13: Fragebogen des Kurators der Universität Straßburg zur Erfassung der Beschäftigten der Universität Straßburg ausgefüllt durch Adolphe Jung am 27. November 1940.
Quelle: ADBR, 131 AL 426, N° 5.

gen: «Ich bin entschlossen, mich aktiv in meinem Berufsleben und darüber hinaus für den Führer und das nationalsozialistische Deutschland einzusetzen.»[26] Hinzu traten vorgefertigte Erklärungen, in denen der Unterzeichner sich für die Rückkehr des Elsass ins großdeutsche Reich aussprach bzw. dass er als Beamter den Dienst überall da im Reich akzeptierte, wohin er dienstlich versetzt würde. Die Erklärungen bestanden nur auf Papier, was bedeuteten sie für ihn?

Seit November 1940 oblag Jung die kommissarische Leitung der Chirurgischen Klinik A in Straßburg, während im Hintergrund die Überprüfung seiner Loyalität gegenüber dem neuen Dienstherrn fortgesetzt wurde. Am 28. Februar wandte sich Johannes Stein noch einmal an den «Kameraden Classen» von der Zivilverwaltung, um sich für den «wissenschaftlich hochqualifizier-

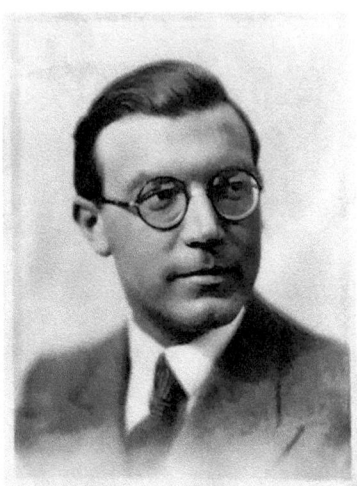

Abb. 14: Passbild Adolphe Jungs auf dem Fragebogen, 27. November 1940.
Quelle: ADBR, 131 AL 426, N° 5.

ten, charakterlich und rassisch wertvollen Kollegen» einzusetzen. Stein suchte zu diesem Zeitpunkt dringend nach qualifizierten elsässischen Kräften, die die Glaubwürdigkeit der Medizinischen Fakultät bei der Bevölkerung stärken sollten. Er führte an, dass der Sicherheitsdienst (SD) «außer Verkehr in französischen Kreisen» keine besonderen Tatbestände vorzubringen und Jung die Loyalitätserklärungen «aus vollster Überzeugung» unterschrieben hätte.[27] Er setzte sich für den Einsatz des «hochqualifizierten» Kollegen in Straßburg ein, darüberhinaus empfahl er «eine Verwendung im Altreich», falls Straßburg nicht infrage käme.

Im Frühjahr 1941 erhöhte man den Anpassungsdruck auf Adolphe Jung noch einmal erheblich. Mit Datum vom 4. April 1941 teilte SS-Hauptsturmführer Borkardt der Zivilverwaltung mit:

> «Jung hat sich vor Rückgliederung des Elsass [...] nicht immer einwandfrei, ja sogar recht franzosenfreundlich benommen; er stand der frankophilen Bourgeoisie sehr nahe und lehnte, was deutsch war, ab. Er wurde auf Grund dieser Tatsache Ende Januar nach hier bestellt und staatspolizeilich verwarnt. Es wurde ihm erklärt, dass die Sicherheitspolizei bereit sei, unter die Vergangenheit einen Strich zu ziehen, andererseits aber von ihm erwartet wird, dass er sich in Zukunft voll und ganz für das Deutschtum einsetzt. Daraufhin hat Jung die ihm vorgelegte Treueerklärung unterschrieben.»

Das Gutachten schloss mit der Feststellung, dass eine Verwendung Adolphe Jungs – allerdings nur im Altreich – nun möglich wäre. Auch das Personalamt sah im Verhalten Jungs eine Veränderung und kam zu dem Schluss:

> «Nachdem Jung aus dieser Vorladung [beim SD im Januar] die Konsequenzen zog und sich seither bemüht zeigt, gegenüber Staat und Bewegung eine positive Haltung an den Tag zu legen, will auch ich meine immer noch bestehenden Bedenken zurückstellen und seiner Verwendung im Altreich nicht weiter im Wege stehen. Ein Einsatz im Elsass kommt jedoch nicht in Frage».[28]

Das zweite, die Belassung Adolphe Jungs als wissenschaftlicher Assistent bei der Universität betreffende Gutachten der Kreisleitung der NSDAP vom 20. Mai 1941 verzeichnete nun:

> «Charakterliche Haltung: wird für gut geschildert; Frankophile Einstellung: hat keiner politischen Partei angehört; Bekenntnis zum Deutschtum: kann noch nicht beurteilt werden, da Jung sich noch nirgends beteiligt hat. Gegen die Belassung als wissenschaftlicher Assistent bei der Universität bestehen keine Bedenken. Eine baldige Betätigung in der Partei wird jedoch erwünscht.»[29]

Im Mai 1941 hatte das neue Regime Adolphe Jung also so weit gebracht, sich den neuen Verhältnissen – zumindest nach außen hin – anzupassen. Die Loyalitätserklärungen waren unterzeichnet und sein öffentliches Verhalten galt als unauffällig. Das Personalamt der NSDAP-Kreisleitung betrachtete seinen Fall zunächst als erledigt. Jung musste allerdings durch ein an ihn gerichtetes Schreiben des Kurators der Universität vom 27. Mai 1940 erkennen, dass ein dauerhafter Verbleib in Straßburg weitere Anpassungen erfordern würde: aktive Mitarbeit innerhalb der «Bewegung» war gewünscht und auch zu belegen. Jung präsentierte dem Kuratorium bereits zwei Tage später zwei Bescheinigungen: Der Amtsarzt des Straßburger Gesundheitsamtes, Medizinalrat Walther, attestierte ihm eine aktive Mitarbeit beim Deutschen Roten Kreuz; und außerdem wurde er als Fördermitglied des Nationalsozialistischen Fliegerkorps bestätigt. Das waren Minimalbekenntnisse, unverzichtbar, um seine Stelle in der Chirurgischen Klinik behalten und konsolidieren zu können. In diesen Zusammenhang gehört auch die Teilnahme Jungs an einem Lehrgang an der Führerschule der Deutschen Ärzteschaft im mecklenburgischen Alt-Rehse vom 11. bis 25. Juni 1941. Dort wurden seit 1941 Mediziner aus okkupierten Ländern mit den Grundsätzen der NS-Gesundheitspolitik vertraut gemacht,[30] und auch dort wurde das politische Verhalten des elsässischen Arztes beobachtet. Am 1. September 1941 berichtete Dr. Benmann vom SD:

> «Dr. J. hat sich von erster Stunde ab offensichtlich sehr bemüht, in den doch ihm ganz fremden neuen Verhältnissen heimisch zu werden, und hat darin zweifellos Erfolg gehabt. [...] Ich selber habe Gelegenheit gehabt, ihn während eines Ausbildungslehrgangs auf der Ärzteführer Schule Alt-Rehse vierzehn Tage lang unauffällig, aber aus nächster Nähe zu beobachten. Im Gegensatz zu vielen anderen hat Dr. J., der dabei ein ganz unabhängiges Urteil behielt, keine Mühe gehabt, sich in die nationalsozialistischen Verhältnisse und Gedankengänge einzuleben.»[31]

Die Anpassung wurde registriert; im Juli 1941 erschien Jung rückwirkend ab dem 1. April auf der Besoldungsliste des Personals der klinischen Universitätsanstalten, wenn auch mit dem geringen Gehalt eines Assistenten in Höhe von 335,95 Reichsmark.

Im Rahmen der Vorbereitungen für die Eröffnung der Reichsuniversität traten sowohl Dekan Stein als auch Dr. Benmann erneut für Jung ein. Benmann informierte in seinem ambivalenten Bericht nach dem Aufenthalt in Alt-Rehse das NSDAP Gaupersonalamt:

> «Dr. J. hat den Wunsch, in den akademischen Lehrkörper übernommen zu werden. Angesichts seiner bewusst und entschlossen positiven Einstellung zum Deutschtum und zum Nationalsozialismus, andererseits auch angesichts der politischen Notwendigkeit, an die Straßburger Fakultät elsässische Kräfte zum Lehrberuf heranzuziehen, muss es als sehr wünschenswert bezeichnet werden, dem Dr. J. wenigstens während einer gewissen Übergangszeit hierzu die Möglichkeit zu geben».[32]

In der Folge kam es zu einem Kompetenzstreit zwischen dem Personalamt der NSDAP und der Universitätsverwaltung. Dem Personalamt reichten die Bescheinigungen nicht aus, und im August 1941 fragte der Leiter scheinheilig nach, «wann Dr. Jung ins Altreich versetzt wurde».[33] Der Dekan antwortete, unterstützt von Dr. Benmann:

> «Professor Jung, der bisher als kommissarischer Leiter einer chirurgischen Abteilung tätig war, konnte unmöglich bisher eine entsprechende Stelle im Altreich übernehmen. [...] Die Zahl der ausgebildeten Chirurgen ist so gering, dass bei einem weiteren Ausfall die ärztliche Versorgung der Zivilbevölkerung auf das höchste gefährdet ist.»[34]

Der Versuch, das für Jung vorgesehene planmäßige Extraordinariat in eine Stelle für den aus Münster kommenden Dozenten der Pathologie Helmuth

Kaiserling (Jg. 1906) umzuwandeln, konnte von Stein im Oktober 1940 vereitelt werden; ebenso wurde die Absicht des Reichsministers für Wissenschaft unterlaufen, Jung als Chirurgen an der Universität Halle/S. zu beschäftigen. Ohne dass Adolphe Jung es im Oktober 1941 durchschauen konnte, war er zu diesem Zeitpunkt für Johannes Stein zu einem elsässischen Alibi gegenüber der Bevölkerung geworden, für das Wissenschaftsministerium zu einer Figur auf dem reichsweiten Besetzungsplan für Universitätsstellen, für das Bürgerspital zu einem als Assistent bezahlten hochqualifizierten Chirurgen und für das NSDAP-Kreispersonalamt zu einem im Altreich weiter zu erziehenden, ehemals frankophilen, immerhin «tüchtige[n]» Chirurgen.[35]

Neben seiner Tätigkeit an den klinischen Universitätsanstalten arbeitete der immer wieder als «ehrlich, selbstbewusst, einsatzbereit», aber auch «ehrgeizig» beschriebene Adolphe Jung auch wissenschaftlich weiter. Mit seinem deutschen Mitarbeiter (seit Anfang 1941) Hermann Fell (Jg. 1911) veröffentlichte er eine Arbeit über die Wiederherstellung oder Verbesserung der Blutversorgung bei Erfrierungsschäden anhand «sieben neuer Beobachtungen». Fell war im Zuge der Arbeiten am «Westwall» bis Ende 1940 als Arzt in einem Lager der Organisation Todt bei St. Wendel/Saar tätig gewesen.[36] Mindestens zwei der in dem Artikel vorgestellten Fälle (Nr. 3. und Nr. 6) betrafen zwangsrekrutierte Arbeiter, die wahrscheinlich im Bürgerspital arbeiten mussten und dort in der sogenannten Ostarbeiterbaracke untergebracht waren. Sie hatten sich – offenbar unzureichend ausgerüstet – im harten Winter 1940 bei stundenlangem Schneeschaufeln schwere Erfrierungen zugezogen. Es ist möglich, dass Adolphe Jung in diesem Zusammenhang auf die Frage der Bedingungen der Ostarbeiter aufmerksam wurde, die er hier medizinisch behandelte und die sich in seinen Aufzeichnungen in einer längeren Passage über die Exekution eines polnischen Zwangsarbeiters in Pfullendorf gewissermaßen als Echo widerspiegeln. Die Frage der Behandlung «funktionell oder anatomisch bedingter Durchblutungsstörungen» nahm Jung in einem gemeinsamen Aufsatz mit Ferdinand Sauerbruch (1875–1951) übrigens später noch einmal auf.[37] Die in der Charité klinisch und experimentell geprüfte Methode sollte auch bei Erfrierungen angewendet werden.[38] Die Relevanz dieser Arbeiten erschloss sich auch den Zeitgenossen ohne Weiteres aus dem Verlauf des Feldzugs in Russland mit zahllosen frostgeschädigten Soldaten seit dem Winter 1941/42.

Obwohl es zunächst den Anschein haben musste, Jung wäre vorderhand mit seiner Position und den Arbeitsbedingungen in Straßburg zufrieden gewesen, musste Johannes Stein am 16. November 1941, nur eine Woche vor der Eröffnung der Reichsuniversität, dem Rektor und Kurator eine überraschende und unerfreuliche Mitteilung machen: «Prof. Jung ist auf eigenen Wunsch am 15. November 1941 als Oberarzt aus der Chirurgischen Universitätsklinik ausgetreten. Er selbst lehnte eine Verwendung als Oberarzt an der Klinik von Geheimrat Sauerbruch ab.»[39] Es ist schwierig, aus der fragmentarischen Überlieferung zu rekonstruieren, wie es zu dieser Abwendung von der Universität gekommen ist. Der Dekan berichtete, dass Jung sich nicht hätte entschließen können, «seine Privatkranken in andere Hände zu geben». Dahinter steht die Tatsache, dass seit der Berufung von Ludwig Zukschwerdt (1902–1974) im Oktober 1941 diesem die ärztliche Führung der chirurgischen Kliniken übertragen worden war und Adolphe Jung nur unter seiner Leitung dort hätte weiterarbeiten können. Jung bestand auf der selbstständigen Leitung einer der beiden chirurgischen Kliniken, was ihm ausgeschlagen wurde.[40] Benmann unterrichtete indessen Gauamtsleiter Pychlau, dass «Dr. Jung die ihm angebotene Stelle als Oberarzt und künftiger Dozent [...] mit Begründungen abgelehnt hat, die in politischer Hinsicht wenig stichhaltig sind».[41] Benmann vermutete, dass Adolphe Jung eine Versetzung ins Altreich befürchtete und dieser entgegenwirken wollte; er erwähnte weiterhin, dass Jung in Paris bei seinem ehemaligen Chef Leriche vorgesprochen hätte und seitdem «auffallenderweise politisch sehr zurückhaltend geworden» wäre. War es die Einsicht, dass eine «endgültige und feste Einbindung in den neuen deutschen Staat» nur durch immer weiter reichende Zugeständnisse an die NSDAP erreicht werden würde? Oder war es die Befürchtung, dass ein «selbstständiges» Arbeiten für einen Elsässer an der neuen Reichsuniversität noch auf lange Zeit unmöglich sein würde? Betrachtete er seine Anstellung an den klinischen Universitätsanstalten nur als ein Stillhalteabkommen und befürchtete er eine Versetzung ins Altreich nach Eröffnung der Reichsuniversität? Offen bleibt, ob Adolphe Jungs Entscheidung Teil einer koordinierten Opposition der Elsässer im Rahmen der Universitätseröffnung oder einfach eine Gewissensfrage war. Es bleibt die Tatsache eines Bruchs, der Jung letztlich dazu bestimmte, nicht in die NSDAP einzutreten und auch der Reichsuniversität den Rücken zu kehren. Diese Entscheidung bestimmte seinen weiteren Weg.

In einem zweiseitigen Schreiben über «ernste [...] Vorkommnisse» berichtete der Dekan, fünf Tage nach der Universitätseröffnung, am 28. November 1941, vertraulich an das Gaupersonalamt, dass «Professor Jung plötzlich erklärt hat, an der Chirurgischen Universitätsklinik keinen Dienst mehr leisten zu wollen».[42] Aber auch Karl Apffel (Jg. 1910), der eine Oberarztstelle an der Universitäts-Kinderklinik angetreten hatte, hatte fristlos gekündigt, er ließ sich in eigener Praxis nieder. Am Tage der feierlichen Eröffnung der Universität hatte er, ebenso wie Jung, zwei zur Verfügung gestellte Karten mit der Begründung ausgeschlagen, dass «beim Aufbau der Universität nicht genügend Elsässer berücksichtigt worden wären». Dekan Stein sah eine Gefahr in dieser «ganz eindeutigen Ablehnung der politischen Maßnahmen im Elsass» und befürchtete Gerüchte, dass die beiden elsässischen Hochschullehrer entfernt worden wären. Benmann war über deren Verhalten «begreiflicherweise sehr erregt».[43]

Es war offenbar Johannes Stein, der in dieser Situation erneut versuchte, sich für Jung einzusetzen und ihm eine Oberarzt-Stelle an der Berliner Klinik bei Ferdinand Sauerbruch zu vermitteln. Jung lehnte aber auch diese aussichtsreiche Position zunächst ab.[44] In der Folge wurde ihm eröffnet, dass er damit seinen Beamtenstatus verloren hätte und somit eine Überleitung in das deutsche Beamtenrecht unmöglich geworden wäre. Die Verwaltung der klinischen Universitätsanstalten stellte seine Bezahlung ein und forderte die Rückzahlung eines Teils seines Gehalts.[45] Und auch die Strafaktion der Gauverwaltung ließ nicht auf sich warten.

Der Weg an die Charité

Im Februar 1942 erfolgte die Mitteilung des Gaupersonalamts, dass Adolphe Jung «für die Dauer des Krieges nach dem Altreich dienstverpflichtet» würde.[46] Eine rote handschriftliche Notiz auf seiner Akte vermerkt kurz: «Nach Rücksprache mit Dr. Benmann Ende März 1942 Versetzung durchführen lassen. Pychlau.» Es erfolgte zunächst eine Versetzung nach Pfullendorf bzw. Überlingen; zwei für einen wissenschaftlich interessierten, ehrgeizigen Mediziner unzweifelhaft wenig attraktive badische Orte, aus denen Jung schon bald wegstrebte. Am 10. April 1942 schrieb er aus Überlingen an das Gaupersonalamt:

> «Da ich in Pfullendorf bzw. Überlingen zum Notdienst verpflichtet bin, glaube ich, dass sich dadurch eine Erklärung über meine Stellung erübrigt. Ich gedenke nach Ablauf meiner Tätigkeit hier mich Herrn Professor Sauerbruch zur Verfügung zu stellen.»[47]

Zu dieser Zeit ging selbst der Dekan auf Distanz zu Jung; im Mai 1942 berichtete Stein dem Kurator:

> «Aus mehreren Äußerungen des Prof. Jung geht hervor, dass er sich einstweilen noch nicht entschließen könne, sich endgültig und fest in den staatlichen Rahmen einbauen zu lassen. Nachdem Prof. Jung dem Herrn Rektor gegenüber abgelehnt hat, eine andere als eine vollkommen selbstständige Stelle im Rahmen der Medizinischen Fakultät zu übernehmen, kommt ein planmäßiges Extraordinariat für ihn nicht mehr in Frage.»[48]

Adolphe Jung musste sich neu orientieren. Er nahm nun selbst, ohne Vermittlung des Dekans oder des Reichsministeriums für Wissenschaft, Kontakt zu Ferdinand Sauerbruch auf. Wie Jung in seinen Aufzeichnungen berichtet, bestellte Sauerbruch ihn zu einem persönlichen Gespräch nach Berlin, in dem er deutlich machte, dass er ihm zwar keine Rückkehr ins Elsass ermöglichen könnte, jedoch bereit wäre, ihn als Privatassistenten aufzunehmen und somit in Berlin unter seinen direkten Schutz zu stellen. Jung informierte daraufhin den Kurator der Reichsuniversität Straßburg über diese Entwicklung und erhielt am 22. September 1942 die Aufhebung seiner «Notdienstverpflichtung» und eine Platz- und Schlafwagenkarte für «D-Züge für eine Reise, die kriegswichtigen Zwecken dient» nach Berlin. Am 1. Oktober 1942 trat er dort seinen Dienst an der Chirurgischen Universitätsklinik der Charité unter Sauerbruch an.[49] Anders als in Überlingen wurde Jung in Berlin nicht mehr «notdienstverpflichtet», sondern regulär zum «Beamten auf Widerruf» ernannt und vereidigt. Besoldungsrechtlich blieb es – wie in Straßburg – mangels einer geeigneten Planstelle bei der Einstufung als «wissenschaftlicher Assistent». Aus einem Schreiben des NSD-Dozentenbundes geht jedoch hervor,[50] dass man durchaus realistisch einschätzte, dass Jung praktisch «bei Prof. Sauerbruch eine höhere Funktion» haben dürfte, die seiner Fähigkeit entspräche. Tatsächlich wurde dem «früheren a. o. Professor an der Universität Straßburg» Adolphe Jung schon bald (mit Genehmigung vom 6. Februar 1943) erlaubt, an der Berliner Universität Vorlesungen «auf dem Gebiete der Chirurgie» abzuhalten.

Wohnung nahm Jung in einem möblierten Zimmer in der Klinik, auch die Teilnahme an der Gemeinschaftsverpflegung im Ärztekasino der Charité wurde genehmigt.

Aus der Akte der Dozentenschaft der Berliner Universität geht hervor,[51] dass man Jung in «wissenschaftlicher, charakterlicher und weltanschaulicher Hinsicht» weiterhin im Auge behielt. Die Formulierung in der Akte zeugt jedoch weniger von Misstrauen ihm gegenüber als vielmehr von einer Art fürsorglicher Einhegung:

«Zusammenfassend möchte ich bitten, einerseits bei Prof. Jung mit internen Dingen noch etwas vorsichtig zu sein, andererseits sich um ihn besonders zu bekümmern, damit er völlig sich als Kamerad fühlt und den Schritt von 1940 nun auch innerlich ausführt, woran ihn vielleicht und bis zu einem gewissen Grad begreiflich die Schwierigkeiten der Umstellung in seiner bisherigen chirurgischen Klinik gehindert hat.»[52]

Während seiner Tätigkeit an der Charité wurde am 27. November 1942 in Straßburg Adolphe Jungs Tochter Catherine geboren.

Über seine Tätigkeit an der chirurgischen Universitätsklinik, auch seine subversiven Aktivitäten und Kontakte zu Widerstandskreisen, legt Adolphe Jung in seinen hier vorgelegten Aufzeichnungen Zeugnis ab; dem soll nicht vorgegriffen werden. Die Aufzeichnungen bestehen aus fünf Papierordnern mit losen, nummerierten Blättern und aus einem kleinen schwarzen Notizbuch. Der Text hat teilweise Tagebuchcharakter, mit Tagesdatierungen und präzisen Beobachtungen und Gedanken, teilweise die Struktur von nachträglich zusammengefassten Erinnerungen. Das Ineinandergreifen der beiden Formen führt stilistisch dazu, dass Adolphe Jung häufig in seinem Manuskript die Zeitform wechselt, gerade so, als ob dieses Manuskript an der Schwelle von Gegenwart und Vergangenheit stünde. Vermutlich ist es in großen Teilen direkt nach seiner Rückkehr aus Tagebuchaufzeichnungen und unmittelbaren Erinnerungen geschrieben worden, für ihn selbst und zu einem Zeitpunkt, als er sich veranlasst sah, seine Rechtfertigung und Verteidigung für die *Sous-commission d'Epuration* zu verfassen (siehe Anhang 2). Dieser intime und persönliche Charakter eines Textes, der nicht für ein Publikum oder einen Anlass geschrieben worden zu sein scheint, verleiht dem Dokument eine besondere Positionierung: manchmal direkte Teilnahme, manchmal beschreibende Distanz. Häufig scheint eine analytische, aber nicht theoretische, man möchte fast sagen «chirurgische» Einstellung durch: pragmatisch distanziert, präzise beschreibend.

Nach der Eroberung Berlins durch die Rote Armee, die er an der Charité unter höchst dramatischen Umständen miterlebte, strebte Adolphe Jung die unverzügliche Heimkehr ins Elsass und zu seiner Familie an. Zu Pfingsten 1945, zwei Wochen nach dem Ende der Kämpfe in Berlin, begann er mit einem gegen einen «blauen Anzug» eingetauschten Fahrrad und Lebensmitteln «für einen Monat» im Rucksack seine Reise in Richtung Westen. Bei sich trug er eine Bescheinigung Sauerbruchs, die auch ins Russische übersetzt worden war und in der es u. a. hieß, Jung hätte sich in seiner Berliner Zeit in «Wissen, Können und Pflichterfüllung» voll und ganz bewährt:

«Aus diesem Grunde fühle ich die Verpflichtung, ihm jetzt, wo der Krieg beendet ist und er mit Recht erwarten darf, in seine Heimat zu seiner Familie und zur Wiederaufnahme seiner chirurgischen Tätigkeit zurückzukehren, die Heimfahrt zu erleichtern und so bald wie möglich durchzuführen.»

Bei «aller Hingabe» für seine Arbeit in einer deutschen Universitätsklinik hätte sich Adolphe Jung «vollständig freigehalten von politischen Strömungen» und sei «seinem Vaterland in Gesinnung und Haltung treu geblieben».[53]

Rückkehr und Zeit nach 1945

Wir haben im Vorhergehenden den Versuch unternommen, aus Archivmaterialien den Werdegang und damit die Grundlagen der Aufzeichnungen Adolphe Jungs und die Voraussetzungen seines Verhaltens zu rekonstruieren, um seine Aufzeichnungen besser verständlich zu machen. Es kann und soll hier nicht um eine neue «Begutachtung des Falls Jung» gehen; die zeitgenössische juristisch-politische Verhandlung seines Werdegangs erfolgte in Frankreich 1945/1946 im Rahmen der *Sous-commission d'Epuration de l'Enseignement supérieur dans le Bas-Rhin*.[54] Dabei wurden erhebliche politische, professionelle und persönliche Spannungen zwischen Gruppen und Menschen deutlich, die in der Zeit der Besetzung andere Entscheidungen getroffen hatten als Adolphe Jung.

Seine ehemaligen Kollegen der Université de Strasbourg, und insbesondere sein direkter chirurgischer Kollege René Fontaine, warfen ihm vor, «dass er seinen Platz am Krankenhaus in Clermont-Ferrand oder in Clairvivre nicht habe finden wollen».[55] Die Kommission kam zu dem Schluss, dass nicht mit Sicherheit festgestellt werden könne, ob Jung von Anfang an die Absicht gehabt habe, im Elsass zu bleiben. Sie warf ihm aufgrund von anonymer Zeugenaussagen vor, seit Oktober 1940 eine pro-deutsche, ja sogar eine pro-nazistische Haltung an den Tag gelegt zu haben. Anschuldigungen betreffen auch seine Zusammenarbeit mit seinem deutschen Assistenten Hermann Fell, sein Verhalten in Alt-Rehse sowie seine Zusage, Vorlesungen an der Reichsuniversität zu halten. Auch wenn die Kommission anerkannte, dass Adolphe Jung ab Mitte November 1941 die Mitarbeit an der Universität verweigert hatte, dass er nicht in die NSDAP eingetreten war, und dass sein Verhalten an der Charité in Berlin als jenes eines «ausgezeichneten Patrioten» bezeichnet werden konnte, kam sie dennoch zu dem Schluss, dass aus universitärer Perspektive sein Verhalten eine tiefe Enttäuschung gewesen wäre und der studentischen Jugend ein schlechtes Beispiel gegeben hätte. Die Kommission verlangte daher nach entsprechenden Sanktionen. Dazu kam es nicht. Das Verfahren wurde am 6. Februar 1946 an die zuständigen Instanzen in Paris weitergeleitet.[56] Auf einstimmigen Vorschlag des *Conseil Supérieur d'Enquête du Ministère de l'Education Nationale* (CSE) vom 14. Mai kam es schließlich zu der ministeriellen Entscheidung vom 1. Juli 1946, welche die französische Epurationsakte mit dem Vermerk schloss, «keine der gegen ihn vorgebrachten Anschuldigungen anzuerkennen und zu verfolgen».[57]

In einem Bericht des französischen Sicherheitsdienstes (*Direction Générale de Sureté Nationale*) im Rahmen einer Überprüfung angesichts einer möglichen Verleihung der *Légion d'honneur* heißt es Jahre später, im Oktober 1953, schließlich, Jung habe mit der schriftlichen Zustimmung des Dekans Forster eine Reise in das besetzte Elsass unternommen, um eventuell Frau und Kinder zurück nach Frankreich zu bringen. Kurz nach seiner Ankunft sei ihm allerdings von den Besatzungsbehörden eröffnet worden, dass eine Rückkehr nach Frankreich nicht ohne ihre Genehmigung infrage käme. Ohne eine andere Möglichkeit zu haben, habe er somit seine Tätigkeit in der chirurgischen Abteilung des Bürgerspitals wieder aufgenommen.[58]

Bereits 1941 hatte Benmann vom SD nach dem Aufenthalt in Alt-Rehse hellsichtig in einer Weise über Adolphe Jung berichtet, die vielleicht noch einmal deutlich macht, welchen Zwängen, Versuchungen und Hoffnungen der elsässische Patriot in der Zeit der deutschen Besatzung ausgesetzt war:

> «Bis zur Entscheidung in Frankreich war er durchaus frankophil. [...] Er hängt indessen sehr an seiner Heimat. Darum ist er auch zurückgekehrt, obwohl er in Frankreich zweifellos eine glänzende Stellung auf Grund seiner Fähigkeiten erreicht hätte. Mir persönlich erklärte er kurz nach seiner Rückkehr im Sommer des vorigen Jahres [Oktober 1940], er sei bereit, entschlossen und fähig, sich ganz auf die jetzigen Umstände einzustellen und wünsche nur das eine, dass die Zerrissenheit und das Hin und Her in der elsässischen Geschichte ein Ende habe und die Entwicklung des Elsass künftig in klarer und ungebrochener Linie verlaufe. Er selber sei zur Mitarbeit auf dieses Ziel hin gern bereit

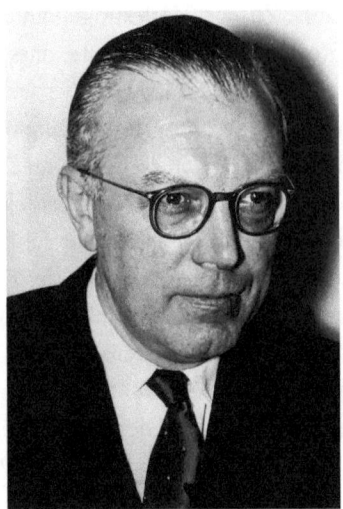

Abb. 15: Adolphe Jung in den 1960er Jahren.
Quelle: Privatbesitz Familie Jung.

und habe nur den Wunsch, dass seinen Kindern die Wirrnisse und die Zwiespältigkeit erspart bleiben, durch die er hindurch gemusst habe.»[59]

Einige Monate nach dieser Aussprache traf Adolphe Jung eine Entscheidung: Er trat nicht, wie Benmann hoffte, in die Reichsuniversität und auch nicht in die NSDAP ein. Dieser Schritt steht am Anfang seiner Aufzeichnungen und prägt sein Verhalten auch an der Charité in Berlin. Ein Verhalten als distanzierter Beobachter, als schwer arbeitender Chirurg und als ein «ausgezeichnete[r] Patriot [...]», der die Befreiung mehrerer elsässischer Personen (Dr. Brenckmann, Dr. Bur und der Söhne Badina und Bonniau) aus den Klauen der Gestapo bewirkte, der versuchte Dr. Pychlau aus dem Gau Baden-Elsass versetzen zu lassen und der sich unter Gefahr seines Lebens an Spionageakten des Widerstandnetzwerks SAMSON und der Amerikanischen Botschaft in Bern beteiligte.

Juristische Urteile sind in Form von Epurations-Kommissionen und Militärgerichten von 1945 bis 1955 vielfach gefällt worden[60]. Verantwortung zu klären und Schuld zu verfolgen, ist allerdings nicht dasselbe wie der Versuch, Ursprünge, Quellen und Verkettungen zu verstehen. Die Dinge sind im Elsass häufig verflochtener und komplizierter als in anderen europäischen Regionen.

Die de facto-Annexion von 1940 bis 1944 ist dabei eine besonders umstrittene Zeit, aber es ist bislang auch ein unzureichend aufgearbeiteter Abschnitt der Geschichte. Dass dieser Prozess im Hinblick auf Nazifizierung, Entnazifizierung und Epuration besonders schwierig und auch schmerzhaft ist, kann nur durch historische Genauigkeit und Distanz kompensiert werden. Dazu kann die vorliegende Edition hoffentlich einen Beitrag leisten.

1954 – das Saarland war noch von Frankreich besetzt – wird Adolphe Jung auf eine Professur an der 1948 mit französischer Unterstützung gegründeten Universität des Saarlands an das Landeskrankenhaus Homburg berufen; 1956 wurde er dort Prorektor. Nach der Volksabstimmung und der daraus resultierenden Rückkehr des Saarlands in die Bundesrepublik 1957 kehrte er als Professor an die Universität Strasbourg und auf den dort für ihn geschaffenen und bestehenden Lehrstuhl für pathologische Chirurgie zurück. Er leitete bis zu seiner Pensionierung als «Chirurgien-Chef» das orthopädische Universitätskrankenhaus Stéphanie. Er starb 1992 und wurde in Schiltigheim bei seinen Eltern beigesetzt.

Dank der Herausgeber

Grundlage der Edition sind handschriftliche Aufzeichnungen Adolphe Jungs, die er in der Zeit nach dem Zweiten Weltkrieg in Heften und Notizbüchern niederlegte. Sie wurden von der Familie nach seinem Tod entdeckt, von seiner Schwiegertochter Marie-Christine Jung transkribiert und 2003 für die Familie in kleiner Auflage vervielfältigt.

Sabine Thor-Wiedemann und Dorothee Schön gaben den entscheidenden Hinweis auf die Aufzeichnungen und vermittelten den Kontakt zur Familie Jung; dafür bedanken wir uns sehr herzlich.

Der Familie, insbesondere Frank und Marie-Christine Jung, sind wir zu großem Dank dafür verpflichtet, dass sie uns vertrauensvoll den Text sowie weitere Dokumente und Bilder zur Übersetzung und Herausgabe überlassen und zahlreiche Fragen geduldig beantwortet haben. Besonders bedanken wir uns auch für die Gastfreundschaft in ihrem schönen Haus in Bœrsch im Elsass.

Wir danken ganz besonders Christine und Radouane Belakhdar, die den Text unter hohem Zeitdruck zuverlässig ins Deutsche übertragen haben.

Dank gebührt auch den Mitarbeiterinnen und Mitarbeitern der aufgesuchten Archive und Bibliotheken in Berlin und Straßburg. Mitgelesen haben Florian Schmalz (Berlin), Gabriele Moser (Strasbourg) und Judith Hahn (Berlin); wir bedanken uns für ihre Hinweise und Korrekturen.

Sehr verpflichtet fühlen wir uns dem Schwabe Verlag in Basel (Dank an Thomas Hirt!) und der Fondation Presses universitaires de Strasbourg (Dank an Isabelle Laboulais!), die uns freundlich-beharrlich zur pünktlichen Abgabe des Manuskripts angehalten und die termingerechte Herausgabe gewährleistet haben.

Berlin/Straßburg, im Februar 2019
Die Herausgeber

Die Aufzeichnungen von Adolphe Jung

Straßburg, Pfullendorf, Überlingen, Berlin

Das Drama bahnt sich an

Es mag für den Chronisten von großem Interesse sein, wenn ich die tragischen Stunden, die ich in der Reichshauptstadt Berlin während der letzten Jahre des Weltkrieges von 1939/45 verbracht habe, sowie das Ende des nationalsozialistischen Regimes und des deutschen Militarismus, schildere. Etliche Ereignisse sind erinnerungswürdig und wichtig, um die großen historischen Zusammenhänge zu verstehen. Andere Schilderungen wiederum sind für den Mediziner oder den Chirurgen von nicht geringem Interesse. Mein Aufenthalt an der bedeutendsten Universitätsklinik des Reiches gestattet es mir, dem Leser die Wesenszüge der deutschen Ärzte und ihres Verhaltens während dieses gigantischen Kampfes aufzuzeigen, der sich sowohl außerhalb als auch innerhalb dieses Landes abspielte.

Im Oktober 1940, nach den leidvollen Schlachten von 1939/40, die im Waffenstillstand vom Juni 1940 endeten, verließ ich, eine Genehmigung des Dekans Forster in der Tasche, Clermont-Ferrand, wo ich seit dem Ende der Feindseligkeiten in der Nähe meiner Lehrmeister, Kollegen und Freunde der Straßburger Fakultät lebte. Seit der Evakuierung von Straßburg war die Medizinische Fakultät dorthin ausgewichen.

Ich wollte unbedingt in das von den Deutschen besetzte Elsass zurückkehren und meine Familie aufsuchen, die seit dem Beginn des Krieges in einer Berghütte in den Vogesen lebte, in Thannenkirch, an der Grenze zwischen dem Unterelsass und dem Oberelsass.

Wenn ich mit meiner Erzählung im Jahr 1940, also zwei Jahre vor meiner Versetzung nach Berlin ansetze, so um zu zeigen, dass ich mich gezwungenermaßen dorthin begab. Es ist ebenso eine Rechtfertigung meiner eigenen Handlungen. Denn es wäre für mich nicht hinnehmbar, würde jemals behauptet werden, dass sich ein Elsässer, ein französischer außerordentlicher Professor, mitten im Krieg freiwillig in Feindesland begeben hätte.

Die grausamsten Umstände trieben mich dorthin. Ich war gezwungen, allein in einem feindlichen Land zu bleiben, und ich habe nicht einen einzigen Augenblick mein Vaterland verraten und stets so gehandelt, wie es mir mein Gewissen als französischer Universitätsangehöriger vorgab.

Die Hoffnung ist für morgen

Der Mann, dem ich an diesem Tag des Monats März 1942 die Tür nach energischem Klingeln geöffnet hatte, verweilte einen Moment am rechten Türflügel, bevor er, ohne hereingebeten worden zu sein, hinkend und mit ausweichendem Blick eintrat:

«Sind Sie Doktor Jung?»

«In Person.»

Seine Stimme war übertrieben freundlich, aber entschlossen. Wir schauten uns an. Er schwieg einen Moment. Ich hatte Zeit, ihn zu mustern. Mittlerer Größe und mittleren Alters, hager, mit leicht gebeugtem Rücken schaute er mich kalt und streng an. Mit nur einem Auge, das andere, inmitten einer unschönen Narbe und unter einer faltenlosen flüchtigen Stirn, blieb reglos geöffnet und ließ den Blick frei auf eine gewiss gut gemachte Prothese, die ob ihrer völligen Starre verstörend wirkte. Sein Mund war schief, einseitig gelähmt. Die rechte Hand war entstellt, ihr fehlten mehrere Finger, sie erschien am Ende eines halb gekrümmten Unterarms, an dem eine Aktentasche hing. Er war stark kriegsversehrt und hätte in diesem Sinne zweifellos bei jedem Menschen Mitleid und bei jedem Mediziner, der diesen Namen verdient, ein Gefühl von Betroffenheit hervorgerufen, doch an seinem Knopfloch funkelte das Abzeichen der NSDAP. Ich war beunruhigt.

Er trat in mein Büro, wohl eher auf eigene Initiative als auf meine Einladung. Ohne sich bitten zu lassen, nahm er Platz und zog mit einer ungeschickten, doch sicheren linken Hand ein Dokument aus seiner auf dem Tisch liegenden Aktentasche.

«Hier ist das Dokument, das ich Ihnen auszuhändigen habe.»

Ein Dokument, das über lange und beschwerliche Jahre hinweg über mein Schicksal entscheiden sollte, weil ich den Mut gehabt hatte, nach der Niederlage und im Schutze des Waffenstillstandes nach Hause zu fahren und die Meinigen aufzusuchen.

Aber wir waren im Krieg. Das durfte ich nicht vergessen.

Die deutsche Besatzung ab 1940 war eine Annexion. Entgegen jeglichem Recht und jeglicher internationalen Konvention führten die Deutschen unter der Behauptung, wir seien die ihrigen und gehörten zu ihrem Volk und ihrer Sprache, ihre Gesetze, Sitten und Gewohnheiten ein.

Für jeden wahren Elsässer, für jeden, dessen Herkunft jenseits von 1870 lag und der nicht Nachfahre jener deutschen Immigranten war, die nach 1871 in das Elsass kamen, war das abscheulich. Tatsächlich schreckten uns einige ihrer Sitten und Gewohnheiten ab. Nichts verband uns mit ihnen in dieser Hinsicht. Alles missfiel uns und stieß uns mitunter sogar ab.

Der Elsässer mag die deutschen Sitten nicht. Mochte auch ein erster Kontakt nicht selten von gegenseitiger Rücksichtnahme geprägt sein, verstimmen sie ihn schon bald, bisweilen auch ohne jeglichen Grund.

Die Herrschaft des Siegers machte sich durch die unnachgiebige Einführung seiner Sprache auf grausame Weise spürbar. Der Elsässer kann Deutsch verstehen und sich in der Sprache ausdrücken. Jedoch schätzen wir es nicht, dass man unseren Dialekt bereinigen will: Unser Dialekt ist lebendig. Er ändert sich Jahr für Jahr. Neue Wörter werden eingeführt, aber das geschieht auf natürlichem Wege. Haben sie erst einmal Zugang zu unserer Sprache gefunden, so sind sie Bestandteil unseres Seins; unser Traditionalismus gebietet es uns, daran festzuhalten, und wir leiden innerlich darunter, einige in unseren Alltagsdialekt eingeflossene Wörter französischen Ursprungs aufzugeben, auch wenn die Invasoren uns zum Schweigen bringen wollten.

Legte man dem gebildeten Deutschen wie auch dem Mann aus dem Volke die damaligen Umstände des Problems dar, so schien er unseren Standpunkt zu verstehen und diesbezüglich mit uns übereinzustimmen. Doch bin ich über die Aufrichtigkeit dieses Bekenntnisses nicht sicher. Ich glaube eher, dass jeder Deutsche im Grunde seines Herzens die uns auferlegten drakonischen Maßnahmen billigte. Es fehlte ihnen allen an Scharfsinn, um die weitreichenden Folgen dieser Zwangsmaßnahmen zu überschauen, zumal sie selbst daran gewöhnt waren, einen der intolerantesten Regierungsstile und eine der intolerantesten Verwaltungsformen hinzunehmen und zuzusehen, wie sich ihr Land hin zu einem dauerhaften Despotismus entwickelte.

Sie wollten oder konnten nicht glauben, dass sie freie Menschen waren, die einem bestens durch Zwang organisierten Land, einen Staat vorzögen, dessen Aufbau lediglich das Leben und die gegenseitigen Beziehungen von Menschen guten Willens widerspiegelte. Indem sie uns ihre Gesetze aufzwangen, übten sie Druck auf uns aus, um uns zum Beitritt zur nationalsozialistischen Partei oder gar zu den vor- oder paramilitärischen Formationen bzw. zur Armee zu nötigen.

Sie erklärten uns zu «*Volksdeutschen*»[61], das heißt als zum deutschen Volk gehörend, ohne uns glücklicherweise jedoch die deutsche Staatsbürgerschaft zu verleihen; die schlimmste Drohung für uns war, als besondere Auszeichnung die deutsche Staatsbürgerschaft und die damit verbundenen Vorrechte akzeptieren zu müssen. Jedem Elsässer schauderte es bei dieser Vorstellung.

Nach Straßburg zurückgekehrt, von den dort verbliebenen Elsässern würdevoll und dankbar begrüßt, nahm ich meine Stelle wieder auf, die ich vor dem Krieg 1939 in der Chirurgischen Klinik A, einer der Universitätskliniken des städtischen Krankenhauses, bekleidet hatte, und kümmerte mich so gut es ging um die Kranken und Verletzten.

Im November 1941 erschien es mir als jungem französischen außerordentlichen Professor unmöglich, in den Dienst der Universität des Besetzers zu treten. Als die Deutschen die deutsche Universität Straßburg eröffneten, musste ich deshalb das städtische Krankenhaus, das zum eigentlichen Universitätskrankenhaus wurde,[62] verlassen. Ich lehnte das Angebot einer glänzenden Stellung insbesondere bei Sauerbruch ab. Da ich unter keinen Umständen in die Ränge der Partei eintreten wollte, schied ich aus dem Krankenhaus aus. Alle diejenigen, die wissen, was das Krankenhaus für einen Universitätsmediziner bedeutet, verstehen die Qual einer so schmerzhaften, doch freiwilligen Entscheidung. Die Neuorientierung barg die Gefahr, dass es kein Zurück gab.

Meine Freiheit sollte von November 1941 bis März 1942 währen. Ich behandelte meine Patienten in den privaten konfessionellen Krankenhäusern von Straßburg: *Diaconat*, *Bethesda* und *La Toussaint*.

Am 6. März 1942 wurde plötzlich ein Beamter des Polizeipräsidiums bei mir vorstellig, der ohne Umschweife ein Dienstpapier hervorzog, in dem ich aufgefordert wurde, mich alsbald nach Pfullendorf zu begeben[63], einem kleinen Dorf des Großherzogtums Baden, das keinen Arzt hatte. Der Beamte war schwer kriegsversehrt und von großen Narben entstellt. Er war einäugig und einarmig und auf seiner Brust glänzte das Parteiabzeichen. Was kann man als Arzt einem solchen Mann antworten, der einen mit seinem tragischen Blick anschaut? Erster Reflex meinerseits: «Ich weigere mich dorthin zu gehen.» Antwort: «Das Gesetz sieht harte Strafen für die Verweigerung des obligatorischen Zivildienstes vor.» Zweiter Reflex: «Welches Verbrechen habe ich begangen, dass ich zwangsversetzt werde?» Antwort: «Ich bin nur ein Angestellter, der damit beauftragt ist, Ihnen das vorliegende Dokument auszuhändigen und Ihnen zu sagen, dass das Gesetz im Falle einer Weigerung Ihre Zwangsversetzung und die Ihrer Familie vorsieht.»

Es blieben mir immerhin zwei Tage, um einige Schritte zu unternehmen und Informationen einzuholen. Einen ersten Besuch stattete ich Doktor Benmann ab, dem Chef der Ärztekammer des Unterelsass und der rechten Hand von Doktor Pychlau[64], Ärzteführer im Gau Elsass-Baden, ein authentischer Deutschbalte. Unsere Unterhaltung verlief folgendermaßen:

Ich: «Ich werde nach Pfullendorf versetzt.»

B: «Doktor Walther[65], Leiter des Gesundheitsamtes, hätte Ihnen das mitteilen sollen. Ich kann nichts dazu sagen.»

Ich: «Woher kommt diese Versetzung?»

B: «Ich weiß es nicht. Es muss sich wohl um einen persönlichen Racheakt handeln.»

Ich: «Ich kann mir nicht vorstellen, wer dahintersteckt!»

B: «Das wurde sehr schnell entschieden. Es kommt nicht von einer Institution, es geht um eine persönliche Angelegenheit einer sehr einflussreichen Persönlichkeit. Vielleicht ein übelwollender Amtskollege...?»

Ich: «Und wenn ich mich weigere, dorthin zu gehen?»

B: «Sie können nichts dagegen tun.»

Ich: «Geben Sie mir einen persönlichen Rat.»

B: «Gehen Sie zum *Personalamt*, Parteihaus, 2. Stock.»

Ich folgte dem Rat und wurde von einem gewissen Kurzenhausen empfangen.

Ich: «Ich wurde soeben nach Pfullendorf versetzt. Ich weigere mich, dorthin zu gehen.»

K: «Dem Befehl des Leiters der Zivilverwaltung zufolge müssen Sie sechs Monate in Deutschland tätig gewesen sein (Altreich = im Gegensatz zum neuen Deutschland, das eroberte und annektierte Gebiete und Länder umfasste).

Ich: «Ich habe soeben sechs Wochen in Achern gearbeitet.» Zwischen Januar 1942 und Februar 1942 war ich nämlich zeitweise zu Operationen im Krankenhaus einer nah gelegenen Kleinstadt jenseits des Rheins herangezogen worden.

K: «Ja, und danach haben Sie in der Chirurgischen Klinik der Fakultät gearbeitet und haben diese verlassen.»

Ich: «Ich konnte unter diesen Bedingungen nicht mehr arbeiten.»

K: «Aber seitdem hielten Sie Ihre französischen Kontakte aufrecht! Haben Sie nicht mit Herrn Leriche in Paris gesprochen?» (Es handelte sich um meinen ehemaligen Lehrmeister, mit dem ich von 1927 bis 1930 gearbeitet hatte.)

Ich: «Ich war in Paris, um einige Instrumente zu erwerben, und hatte gehört, dass sich Herr Leriche ebenfalls dort aufhielt. Ich konnte ihn allerdings nur kurz am Telefon sprechen.»

K: «Jedenfalls tritt für Sie nun erneut die alte Vorschrift in Kraft, nach der Sie ins Reich zu gehen haben.»

Ich: «Und für wie lange?»

K: «In sechs Monaten könnten wir erneut die Frage Ihrer möglichen Rückkehr in das Elsass erörtern. Im Übrigen haben Sie ebenfalls eine Stelle in der Klinik von Sauerbruch ausgeschlagen. Sie hätten sie annehmen sollen.»

Ich: «Ich wollte in Straßburg bleiben und derzeit keinerlei Entscheidung treffen.»

K: «Und wie lange?»

Ich: «Drei Monate, mehr vielleicht.»

K: «Das wird nicht möglich sein; wir werden erneut auf Sie zurückkommen.»

Nach diesem erfolglosen Gespräch wandte ich mich an Professor Johannes Stein[66], einen hochrangigen Militärarzt und Dekan der neuen deutschen Fakultät. Vielleicht könnte er etwas erwirken?

Ich: «Ich wurde nach Pfullendorf versetzt.»

S: «Aber das ist ein Witz, wie es beim Simplicissimus im Buche steht, der berühmten Satirezeitschrift in Deutschland!»

Ich: «3000 Einwohner.»

S: «Ich bin nicht auf dem Laufenden.»

Ich: «Seit einiger Zeit war die Rede davon, mich ins Reich zu schicken.»

S: «Ich hatte Sie vor Ihrem Rücktritt aus der Universitätsklinik gewarnt. Sehen wir doch der Wahrheit ins Auge. Über Ihrem Kollegen Froehlich steht der Kreisleiter Bickler (sein Schwager), der eine schützende Hand über Sie hält. Solange Sie bei uns waren, das heißt an der Universität, konnten wir Sie lange in Straßburg halten. Alles hängt von dem ab, der den meisten Einfluss genießt. Derzeit sind wir es, die Armee! Sie ist einflussreicher als die Partei.»

Ich: «Ich würde gern wissen, wer das entschieden hat. Und dann, was gibt es in Pfullendorf? Ist das ein Aufnahmelager für Verletzte geworden?»
S: «Das entzieht sich meiner Kenntnis. Ich werde Benmann anrufen!»
Stein geht zum Apparat und hat Benmann am anderen Ende der Leitung.
S. am Telefon: «Ich erfuhr soeben, dass Professor Jung nach Pfullendorf versetzt wird und dass er sich beim Leiter des Krankenhauses vorzustellen hat...»
B: «...»
S: «Soll er dort Kanülen putzen?! Ich versichere Ihnen, dass Jung in der Lage ist, Höchstleistungen in der Chirurgie zu erbringen.»
B: «...»
S: «Soll das ein Witz sein?!»
B: «...» (sehr lang)
S: «Ja, aber eben vom politischen Standpunkt aus. Ich halte das für sehr unvorsichtig.»
(Ende des Telefongesprächs)
«Nehmen Sie diese Dummheit nicht tragisch.»
Ich: «... So muss ich mich wohl für einige Zeit ins Reich verziehen?»
S: «Wenn Sie es wünschen, schreibe ich an die Regierung!»
Ich: «Vielen Dank, im Moment liegt mir nicht viel daran...»
So begann die klägliche Phase von Pfullendorf. In der Zwischenzeit hatte ich einen sehr zuverlässigen Elsässer damit beauftragt, bei der Polizei nachzuforschen, woher die mich betreffende Zwangsversetzung und deren Gründe kamen. Hier nun, was ich einige Zeit später von ihm erfuhr. «Auf einer Konferenz über Asepsis und Antiseptik sprachen Sie über Pasteur und nicht genug über Koch. Und dann schlugen Sie eine Stelle an der Fakultät aus. Schließlich hätten Sie in eine der Parteigruppen eintreten sollen, oder zumindest in den Opferring[67].»

Nach drei Wochen Tätigkeit in Pfullendorf wurde ich ohne Vorankündigung und kompromisslos nach Überlingen versetzt. Das ist ein größerer, schön gelegener Ort am Bodensee. Gegenüber, am Südufer, lag Konstanz, der letzte Ballungsraum unter deutscher Herrschaft, ein Fleckchen Erde, das unweit der Grenze von der Schweiz umgeben war. Ein Ort der Freiheit, an dem ich mich nicht scheute, mit meinen Freunden aus Straßburg, die mich besuchten, über Geschichte und die demokratische Tradition zu sprechen.

Gleich nach meiner Ankunft richtete ich von Pfullendorf aus ein Schreiben an Professor Ferdinand Sauerbruch in Berlin, einem einflussreichen Arzt im

Reich. Ich hatte vor dem Krieg Gelegenheit gehabt, ihm meine Arbeiten zu schicken. Ich interessierte mich ferner für seine Arbeiten über die Thymusdrüse, die Schilddrüse, die Nebenschilddrüsen und Schilddrüsenentzündungen. Mein Lehrmeister, Professor Leriche, stand außerdem in nahezu ständigem Austausch mit ihm. In meinem Brief bat ich Sauerbruch eindringlich, mir dabei zu helfen, in Straßburg oder zumindest im Elsass arbeiten zu können. Er bat mich sogleich zu sich, um mit mir von Angesicht zu Angesicht über die Lage zu sprechen.

Nach kurzer Überlegung sagte er mir, dass er hier keinen Spielraum sehe. Die Angelegenheit läge in den Händen der Gestapo[68]. Er konnte mich und meine Familie vor den Verfolgungen durch die deutsche Polizei nur schützen, indem er mich zu sich nahm. Meine obligatorische Dienstanweisung für Pfullendorf-Überlingen wurde für Berlin umgewandelt.

Pfullendorf

Ich kam am Morgen des 8. März 1942 gegen 11 Uhr an. Es war grau und wolkig. Ich spürte bis in mein tiefstes Inneres, wie das Wetter auf mich wirkte. Mich fröstelte. Jeder Schritt, jeder neue Anblick entfernte mich noch mehr von zu Hause, von meiner frei gewählten Stadt, von den Meinen.

Ich hatte Angst, auf meine Netzhaut Anblicke und Bilder projizieren zu lassen, von denen ich mich lieber abgewandt hätte: Ich wollte sie nicht speichern; und doch gelangten sie in mich, drangen in mich hinein und setzten sich fest. Sie blieben für immer und ich vergaß sie umso weniger, als ich sie aus dem Gedächtnis streichen wollte.

Ein sonderliches biologisches Phänomen. Man behält unwillkürlich verhasste Bilder, so, wie man sich gewiss auch solche in Erinnerung ruft, die einen geistig und emotionell ansprechen, und an denen man mit aller Macht festhält. Einzig Bilder, die einen gleichgültig lassen, verblassen.

Ich ging durch einen Torbogen, unter einem hohen Turm, der zu einer Befestigung gehörte, deren Spuren noch an einigen Mauerresten zu erahnen waren, grobschlächtig geformte Steine, die hie und da in das Bauwerk, die Häuser oder deren Scheunen, eingelassen waren. Der Turm war plumpe Gotik, die inwendigen Bretter der Vordächer von geschmacklos finsterer Farbe, schwarz-weiß geschattet.

Ich kam im Krankenhaus an. Es befand sich ganz nah an der Stadtmauer. Ein großes langes, drei- oder vierstöckiges Gebäude im Renaissancestil mit einem Schrägdach, das selbst noch zahlreiche Stockwerke beherbergte.

Die Oberschwester, eine Nonne, empfing mich mit einem Blick wie bei einem wortlosen Verhör. Im Prinzip standen die Nonnen allesamt dem unerträglichen Regime ablehnend gegenüber. Diese Nonne wusste, dass ein neuer Chirurg kommen sollte, um sich um die sechzig ständig belegten Betten zu kümmern und gleichzeitig die Kranken aus der Stadt zu versorgen.

«Haben Sie den Bürgermeister gesehen?», fragte sie mich, «Sie müssen sich ihm vorstellen.» Ich suchte ihn am Nachmittag auf. Der Herr Bürgermeister saß in einem großen finsteren Saal mit kleinen Fenstern, hinter einem massiven Sekretär, in einem sichtlich unbequemen Sessel mit hoher Rückenlehne, an die er seinen Kopf lehnte, und starrte mich abweisend an. Er trug die Kleidung eines Parteifunktionärs, aber seinen Grad konnte ich nicht erkennen.

Mit einer Handbewegung entließ er das uniformierte, schlecht zu definierende Wesen, das mich hineingelassen hatte, und sagte mir, bevor er mich zum Sitzen aufforderte:

«Was haben Sie denn angestellt, um in diese Stadt geschickt zu werden? Sie, ein Universitätsprofessor? Sicherlich haben Sie keine Begeisterung für unser neues Regime gezeigt? Sie werden es kennenlernen und lernen, sich ihm zu beugen. Wir werden Ihnen dabei behilflich sein. So werden Sie schon nachgeben.»

Ich war sprachlos, sprachlos vor Betroffenheit, dabei sah ich nur seinen Kopf und den Mund, der Laute von sich gab.

Sein Kopf war rund (nicht alle Deutschen haben einen eckigen Kopf!), aber dieser war schwer und saß auf einem fetten, gedrungenen Hals, der fast so breit war wie sein Kopf. Die Stirn war mittelgroß; wenige Haare zierten den oberen Schädel. Die Augen waren unter geschwollenen Lidern versteckt. Der Mund war schlecht gezeichnet, wulstig, schwer, feucht.

Unser Gespräch war von kurzer Dauer. Ich hatte nichts zu sagen, mein Herz war zu schwer und voller Groll.

Das Dorf schien mir stumm und finster zu sein. Ich denke, dass es nicht nur ein Eindruck war.

Ich fand vor Ort eine junge Hilfskraft, einen Studenten ohne Erfahrung, der von der Fakultät für einige Monate zu einem Pflichtpraktikum hierher versetzt worden war, um die Arbeit des überlasteten Krankenhausarztes zu erleichtern. Er war nicht boshaft, schien es mir. Ziemlich verschlossen, doch voller Arbeitswillen und Zielstrebigkeit. Ich wusste nichts über ihn und fragte ihn auch nicht aus; doch kurz nach seiner Ankunft berichtete er mir, dass das Regime einige Tage zuvor ein energisches Exempel in dieser Kleinstadt statuiert hatte.

Er erzählte mir die Geschichte und die Details mit einer so teilnahmslosen Stimme, als ob es ihn nichts anginge, als ob das begangene Verbrechen zu einem von allen Menschen gebilligten Gesetz gehörte, als ob es normal, als ob es Teil des natürlichen Lebens der Menschen und Dinge wäre.

Mir schauderte, ich fühlte, dass diese Jugend in eine Welt hineingeboren wurde, nach der sie sich bei jedem Schritt richten musste. Wenn man ihr nicht beibrachte zu urteilen, zu dosieren, abzuwägen, wenn man ihr nicht erklärte, dass jede Tat oder jedes Urteil unilateral sei, dass jede These mit oft auch statthaften Argumenten widerlegt werden könne, wie wollen Sie, dass, im Kopf eines 25-jährigen Jungen, der in seinem gesamten Leben nur die Parolen des Nationalsozialismus gehört hatte, ein Funken kritischen Geistes entstehen kann?!

In der Schule von einem harten Kern von Lehrern unterwiesen, die Tag für Tag, Stunde um Stunde nie etwas anderes als Lobhudelei auf das große Deutschland, den Nationalismus, die Vorherrschaft, die Überlegenheit der deutschen Rasse und ihrer Sitten betrieben, kannte er nur ein Ziel: der Größe seines Landes zu dienen, blind und kritiklos und bar jeglicher eigenen kritischen Meinung. Und auch, so glaube ich, was entscheidend ist: ohne Verstand.

Seinem Land mit Sinn und Verstand und in Kenntnis der Sachlage zu dienen, ist nicht jeder Nation gegeben, vor allem wenn jegliches menschliche Gefühl durch die Aussicht auf die künftige Erhabenheit des Landes rasch abgewürgt wird.

Nun aber, was passiert war und was er mir berichtete.

Auf den Bauernhöfen des Dorfes arbeiteten polnische Gefangene. Sie waren als Hofjungen oder Landarbeiter eingestellt, um die einberufenen Männer der Region zu ersetzen. Hier diente sogar der Bauer im Kampf; neben einigen Kindern und Alten gab es nur die Bäuerin, die den Hof führen musste.

Nun aber verliebte sich ein Mädchen in einen jungen polnischen Gefangenen. Er war ein arbeitsamer und einfacher Junge. Da er das Vertrauen der Herrin gewonnen hatte, mit im Hause lebte, tagtäglich Seite an Seite mit dem Mädchen des Hauses, einer jungen schelmischen Bäuerin, zusammentraf, die artig war und mit ihren 21 Jahren das Leben liebte, überkam die beiden das Verlangen und brachte sie ungeachtet aller Grenzen und Ideologien einander näher.

Das wurde bekannt.

Das Mädchen galt nun als würdelos durch Feindesblut geschändet, noch dazu durch das Blut einer niederen Ethnie, die der germanischen Rasse, die allein die Oberhoheit über die Welt verdiente, unterlegen war. Von Angst, von Todespanik gepackt, flüchtete es auf den Dachstuhl des Hauses.

Seine Mutter, der durch die abfälligen Bemerkungen der Nachbarn und das Verhalten ihrer Tochter die Augen über diese Liaison geöffnet wurden, fürchtete sich ebenso wie ihre Tochter. Selbstverständlich gab sie ihr nicht recht. Konnte sie überhaupt einer derartigen Verbindung zustimmen? Dennoch versuchte sie, ihre Tochter zu schützen. Umsonst.

Die Hitlerjugend, diese freiwillig oder gezwungenermaßen in der neuen Ideologie erzogenen Kinder, sowie die, die den obligatorischen Arbeitsdienst leisteten, eine paramilitärische Ausbildung, die die für den Armeedienst zu jungen Heranwachsenden aufnahm bzw. solche, die aufgrund körperlicher Beeinträchtigungen aus den Rängen der Armee ausgeschlossen waren, machten sich auf die Suche nach ihr und fanden sie. Den Armen ihrer Mutter entrissen, wurde sie weggeführt. Ihre Haare wurden geschnitten, der Kopf wurde rasiert. Kahlköpfig, mit vom Weinen roten Augen, geschwollenen Lippen und ihren zur Hälfte zerrissenen Kleidern, grotesk in ihrer linkischen Gangart, mit ihrem kahlen Schädel, musste sie unter dem Hohngelächter ihrer Landsleute auf dem Weg nach Hause das Dorf durchqueren. Niemand ging dazwischen. Niemand schritt ein. Die einen blieben gleichgültig. Die Gegner des Regimes verbargen sich. Andere entschuldigten das Gebaren dieser Entfesselten. Alles für das Vaterland.

Und ihr Liebhaber, der kleine Pole, ein anderes Kriegsopfer, das der Zufall in die Fänge der deutschen Armee getrieben hatte, um aus ihm einen Kriegsgefangenen zu machen, was wurde aus ihm?

Die SS suchte und fand ihn. Zwölf, dreizehn Männer dieser Elitetruppe nahmen auf einem Heuwagen Platz. In ihrer Mitte befanden sich ein Bierfass und unser junge Pole. Der Wagen durchquerte das Dorf. Die SS-Angehörigen waren fröhlich, das Bier stieg ihnen zu Kopfe und sie fühlten sich stark: Sie sahen sich als Auserwählte, da sie nun Richter spielen durften. Mitten im Dorf wurde ein Galgen aufgestellt. Der Wagen fuhr darunter vorbei; ein Strick wurde dem unglückseligen Gefangenen um den Hals geworfen; mit einem Peitschenhieb galoppierten die Pferde unter dem Gelächter der Männer davon. Der Unglückselige büßte für eine Sünde, die ihm der Christ vergeben hätte.

Berlin 1942

Die Reichshauptstadt ist nicht schön. Es ist eine sehr breit angelegte Stadt, mehr als 50 km von Ost nach West, mehr als 40 km von Nord nach Süd. Es ist eine riesige, charakterlose Agglomeration: überall große Häuser, große Gebäudeblöcke, breite Straßen. Der Verkehr ist durch Straßenbahnen, Autobusse, eine weniger schöne Untergrundbahn als die Pariser, schließlich durch eine *Stadtbahn* gesichert. Diese elektrische Bahn bedient mit zwei oder drei Kilometern voneinander entfernt gelegenen Stationen die gesamte Stadtfläche und verläuft vollständig auf langen Viadukten auf Höhe der ersten Etage der Häuser.

Denjenigen, die Paris, Rom oder eine der wunderschönen Hauptstädte des Nordens wie Stockholm oder Kopenhagen kennen, macht Berlin einen eher armseligen Eindruck. Der einförmige Charakter der Straßen und Häuser wird nur selten von einigen besonderen Vierteln unterbrochen. Lediglich die verschwenderische Aufteilung des Raumes verleiht einigen von Palästen und stillosen Häusern eingesäumten Straßen und Plätzen mitunter etwas Andersartiges, ist jedoch für den Spaziergänger ermüdend.

Am letzten Sonntag lief ich auf meinem Spaziergang durch die Straßen Berlins über die Spreebrücken in der Nähe des Reichstages. Am Ufer, ganz nah am Fluss, standen drei oder vier mit Holzstücken, Glasscherben, Gipsstücken, Eisenkram und Lumpen beladene Lastwagenanhänger, mit allem, was man nach den Bombardierungen und den Bränden aus den Häusern geholt hatte. Unten am Quai lagen einige große Schleppkähne. Zerlumpte Frauen, die durch ihre typische Kopfbedeckung, ein Dreieckstuch, unschwer als aus dem Osten kommend zu erkennen waren, standen auf den Anhängern. Sie schaufelten und kippten all den Schutt von den Wagen auf die Schlepper. Aus der Nähe sah ich, dass sie jeden Alters waren, mit grauem Teint, und dass sie auf ihrer Kleidung über dem Herzen das weiße Zeichen «*Ost*» auf blauem Hintergrund trugen. Unweit von ihnen schrien ihnen zwei oder drei Männer, darunter einige Chauffeure, Befehle zu. Eine andere Gruppe von Arbeiterinnen hielt sich bereit und wartete schweigend. Einige von ihnen unterhielten sich leise

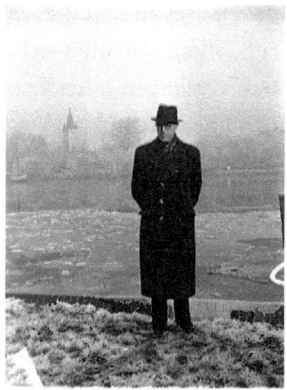

Abb. 16: Adolphe Jung während seiner Berliner Zeit, ca. 1943.
Quelle: Privatbesitz Familie Jung.

in knappen Sätzen, gewiss über die Ankunft der nächsten Wagen. Auf der Brücke in der Nähe der Quais hielten Passanten kurz inne, warfen einen Blick auf sie und gingen rasch davon, wohl um den bei der Arbeit entstehenden dicken Staubwolken zu entkommen. Etwas später sah ich zufällig auf meinem Spaziergang ähnliche Gruppen, die diese Lastwagen und Anhänger beluden. Das war vor dem großen Gebäude eines Forschungsinstituts für den Bereich Bauarbeiten und Probleme der Ostgebiete, einem Gebäude, das bei einem der letzten Luftangriffe beschädigt worden war. Es gab im Zentrum Berlins selbst Lager, in denen diese ausländischen Arbeiter und Arbeiterinnen untergebracht waren. Ich ging oft an einem davon in der Nähe des Tiergartens vorbei.

Ging man durch die Straßen Berlins, beeindruckte am meisten die riesige Menschenmenge, die sich dann und wann in einigen Vierteln in der Nähe der Bahnhöfe der *Stadtbahn* drängte. Leute liefen ohne Geschrei auf ein unbekanntes Ziel zu, und ich hatte sogar oft den Eindruck, als schwiegen sie. Selbst zu den Stoßzeiten der Metro habe ich in den Straßen von Paris nie eine solch gedrängte Masse gesehen.

Zwar waren die Leute schweigsam, die meisten blass, ernst oder traurig, doch waren sie alle korrekt und sauber und ohne jegliche Nachlässigkeit gekleidet. Sie gaben bei jeder Gelegenheit eine Aufbruchsstimmung vor, egal, ob auf der Straße oder in den öffentlichen Verkehrsmitteln. Das Schweigen der Leute war sogar beeindruckend. Es wurde nicht gesprochen. Wenn ich in der Klinik mit einigen älteren Assistenten des Hauses zu Mittag aß, kamen sie, setzten sich nach einem kurzen höflichen Gruß, aßen, schauten sich an und schwiegen. Weder Freude noch Traurigkeit noch Verlangen oder Kritik wurde laut. Man sprach weder über Deutschland noch über das Ausland, kaum über Nachrichten von der Front und ignorierte alles Restliche. Obwohl es doch gerade diese Probleme waren, die jeden in seinem tiefsten Inneren beschäftigten. Eines jedenfalls war sicher, dass nämlich die Medizin außerhalb des Operationssaales zweitrangig war.

Es kam allerdings vor, dass eine wohlmeinende Person unter den Kranken versuchte, mich in ein Gespräch über das Elsass und die Elsässer zu verwickeln, die die großen Probleme der Zeit nicht verstehen wollten. Ein Oberst, dem meine Skepsis missfiel, hatte sich die Mühe gemacht, mir eine Predigt zu halten. Ich sagte ihm, dass das Elsass nicht mehr und nicht weniger interessant sei als der Rest Europas und dass eine siegreiche, aus derartigen Sportlern und Helden bestehende Armee, die ein Land mit Gewalt eingenommen hatte, mit der Zeit zu einer allzu alltäglichen Sache geworden sei, um noch Begeisterung unter den Massen zu erregen! Das Elsass hatte weder die Mittel noch die Kraft, seine Sicht durchzusetzen. Zumindest konnte man ihm nicht vorschreiben, im Laufe der Jahre von aufeinanderfolgenden Siegen und Niederlagen seinen eigenen Tag der Freude und der Begeisterung selbst zu wählen!

Es gab Leute, die vom deutschen Sieg überzeugt waren. Sowohl die innere als auch die äußere Front hielt. Warum sich Sorgen machen? Vielleicht wollten sie einfach nur bedenken- und sorgenlos die letzten «schönen» Kriegstage genießen. Andere glaubten kaum daran.

Die Sauerbruch-Klinik

Die Charité wurde 1710 gegründet. Das Bauwerk selbst und sein Name gehen auf Friedrich den Großen zurück, einen Zeitgenossen von Voltaire, der zu Gast in dessen Residenzschloss in Potsdam war. Trotz reger Germanisierung der Namen blieb dieser als solcher erhalten. Ohne Zweifel hätte die Säuberungswut hierfür ausgedehnt werden müssen! Denn in Potsdam selbst strahlte auf dem Giebel der einen oder anderen Kaserne weiterhin der Name «Caserne de Régiment des Gardes du Corps».

Die Charité lag im Zentrum Berlins, unweit der Spree, kaum einen Kilometer von der Straße «Unter den Linden» entfernt, in der Nähe des Botschafterviertels, des Regierungssitzes und der Kaiserpaläste. Sie bildete eine regelrechte kleine Stadt in sich im Zentrum der Hauptstadt. Es war ein großer Komplex von fünfzehn Gebäuden. Am Eingang, gegenüber dem Verwaltungsgebäude, befand sich die von einem großen Rundturm mit Spitzdach flankierte Pförtnerstelle. Links von der Mittelstraße erhob sich die Kinderklinik. Daran schlossen sich Gewächshäuser für den Anbau und die Einwinterung von Pflanzen und Bäumen an. Am Ende erstreckte sich die Anatomie-Pathologie.

Rechterhand ein riesiges, sehr langes Gebäude mit fünf Etagen, in dem zwei Kliniken von jeweils 350 Betten untergebracht waren. Von der Mittelallee aus ging eine andere Straße in spitzem Winkel nach rechts zur Augenklinik, in die eine breite Vorhalle ragte und zur Kieferchirurgie führte. Rechts befand sich schließlich die chirurgische Universitätsklinik der Charité. Sie hatte fünf Stockwerke und wies gotische Elemente auf. Ihre Fassade mit einem geraden, hohen Giebel erhob sich über einem Spitzbogenteil und verschlankte sich stufenförmig nach oben. Am gesamten Gebäude liefen breite Terrassen entlang, die den Kranken den Zugang zu Sonne und Luft erlaubten.

Die ausführliche Beschreibung dieses Hauses ist nicht ganz uninteressant. Erkennt man nicht in Form und Einrichtung der Kliniken die Tradition ebenso wie den Fortschritt, sowohl der Stadtplaner und Architekten als auch der Ärzte

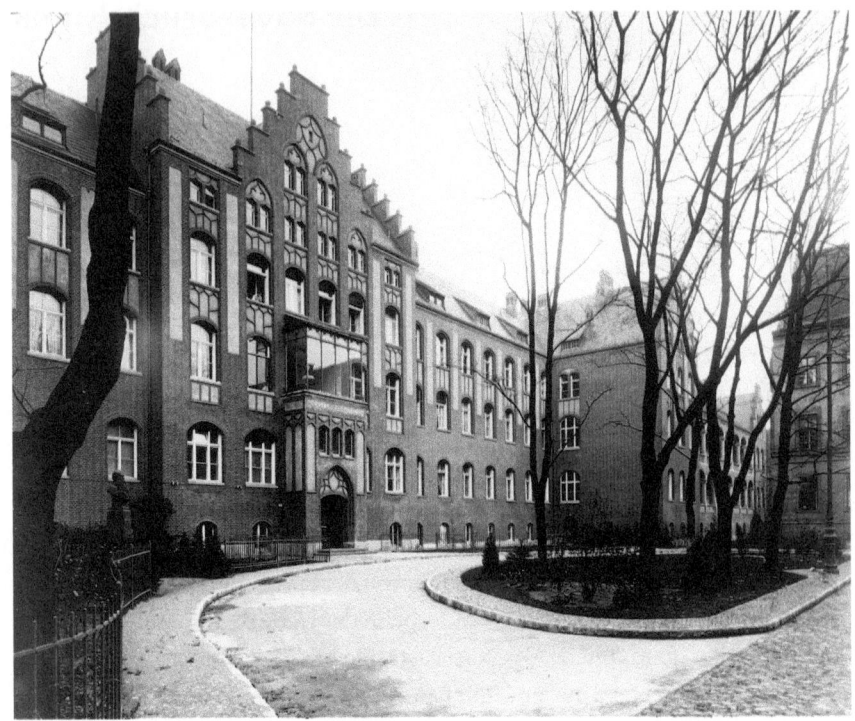

Abb. 17: Chirurgische Klinik, Neubau 1910.
Quelle: Bildarchiv des Instituts für Geschichte der Medizin und Ethik in der Medizin, Charité – Universitätsmedizin Berlin.

und Chirurgen? Wird nicht eben in diesen beiden Berufsständen darüber diskutiert, wie neue Pläne zukünftig zu verwirklichen seien?

Von außen schien die Chirurgische Klinik der Charité ohne Charme. Das Zentralgebäude aus rotem Backstein hatte mehr als fünf Etagen. Es barg sowohl Elemente der Gotik als auch der Renaissance. Sein hohes und gerades Satteldach erhob sich über einem breiten Spitzbogenteil, der sich nach oben hin stufenförmig verjüngte. Dieses monumentale Mittelstück war nur das Zentrum einer Fassade, die sich auf mehr als 200 Meter erstreckte. Breite Terrassen liefen am Gebäude entlang und erhoben sich bis zur vierten Etage und ermöglichten den Kranken den Zugang. Von diesem sehr langen Hauptteil gingen vier Querflügel ab, die sich bis tief in die Rückseite des Hauses erstreckten. Das Besondere an diesem Gebäude war im Wesentlichen seine Innenarchitektur. Als ein einziger Raum konzipiert, ohne dass im Nachhinein viele Elemente zugefügt wurden, wie es so häufig in vielen Kliniken der Fall war, sollte ein Gesamtplan im Inneren den Erfordernissen der Lehre, Forschung und Patientenversorgung Genüge tun. Vor allem sollten die Strukturen ein Maximum an Komfort für die Leitungsfunktionen bieten.

Das weiträumige Büro des leitenden Chirurgen befand sich im Mittelbereich. Es umfasste auf der einen Seite ein Vorzimmer, einen Wartebereich und ein Büro; auf der anderen waren das Sekretariat, eine Umkleidekabine und ein Badezimmer; dort fehlten weder Kühlschrank noch Sportgeräte.

Auf derselben Etage befand sich, genau hinter dem Büro, der Operationssaal, den ich weiter unten genauer beschreiben werde. Der Chef konnte ihn über den Wartesaal und das Sekretariat betreten, ohne dass er seinen persönlichen Bereich verlassen musste.

Wenige Schritte weiter, im ersten Seitenflügel und auf derselben Etage, gab es den Raum für den Bereitschaftsdienst und den Reanimationssaal, wo die Operierten im Durchschnitt drei bis fünf Tage verweilten. Einige blieben länger, je nach Schwere ihres Zustandes oder der Bedeutung, die der Chirurg ihnen beimaß.

Die Station bestand aus ungefähr zehn voneinander getrennten Räumen, in denen zwischen ein und vier Betten untergebracht waren, und zwei größeren Zimmern, die bis zu zehn Betten fassen konnten. Hier war ein sorgfältig ausgewähltes Personal tätig, für das eigens eine Küche und ein Verbandsaal reserviert waren.

Das medizinische Personal des Reanimationssaales umfasste einen Stationsarzt und mehrere Assistenten. Letztere waren ausschließlich mit den Aufgaben dieser Station betraut. Die Schwestern und Krankenschwestern waren besonders gut ausgebildet und kannten sich in den postoperativen Behandlungsmethoden sehr gut aus. Einige Spezialgeräte gehörten zur Ausrüstung, wie etwa ein Pneumothoraxgerät, das vor allem in der Thoraxchirugie für die Messung des intrapleuralen Drucks bei den Thoraxoperierten verwendet wird.

Am Büro des Direktors vorbei führte ein breiter und kurzer Flur zum Hörsaal, der sich stufenförmig von der zweiten bis zur fünften Etage erstreckte. Neben dem Hörsaal befanden sich die Laboratorien für die pathologische Anatomie. Dort war eine breite Garderobe für die Studenten vorgesehen, die selbstverständlich direkt von außen über einen Eingang und eine gesonderte Treppe Zugang zum Hörsaal hatten.

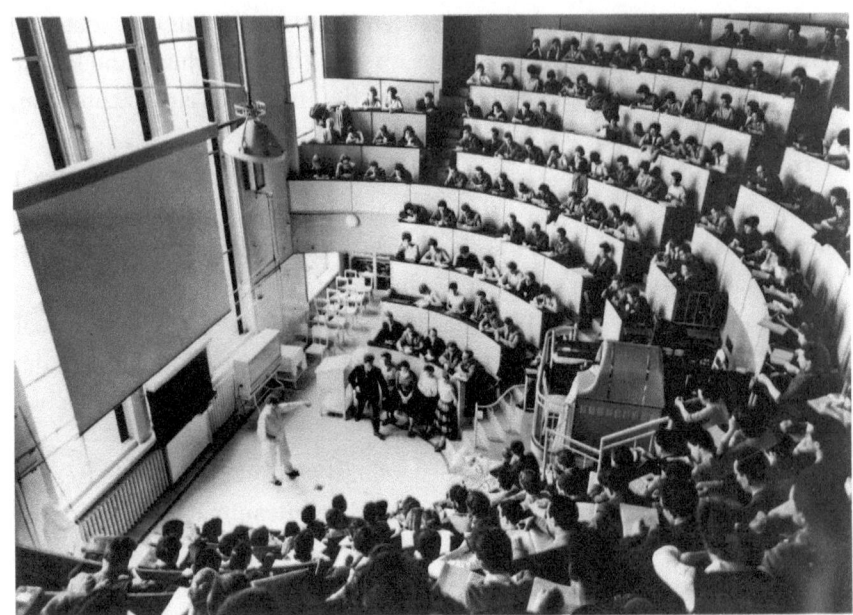

Abb. 18: Ferdinand Sauerbruch im Hörsaal, in den 1930er Jahren.
Quelle: Bildarchiv des Instituts für Geschichte der Medizin und Ethik in der Medizin, Charité – Universitätsmedizin Berlin.

Verließ man die Büroräume des Direktors und folgte dem Flur nach links, ging man zwischen den beiden Seitenflügeln des Gebäudes entlang, dessen linker Flügel die Station für die Operierten und dessen rechter Flügel die weitläufigen Operationssäle beherbergte.

Der Operationssaal war übertrieben groß. Er wurde nach den Vorgaben Ferdinand Sauerbruchs gebaut, der ihn anlässlich seiner Berufung auf den Lehrstuhl für Chirurgie an der Charité in Auftrag gegeben hatte. Durch seine Dimension spiegelte der Saal den Charakter seiner Person wider. Durchschritt man die Glastür, gelangte man zuerst in eine breite, gut ausgeleuchtete Halle, die acht mal acht Meter maß und der sich ein breiter Flur anschloss, der leicht drei Meter breit und mehr als zehn Meter lang war.

Halle und Flur boten gleich am Eingang Zugang zu einer kleinen Garderobe. Dort wurden Mäntel und Kittel gegen eine Gummischürze und die Schuhe durch Gummistiefel ausgetauscht.

Wenn ein Kranker kam, durchquerte er den Flur und wurde in einen der Vorbereitungssäle geführt. Dort wurde er auf einen Operationstisch gelegt,

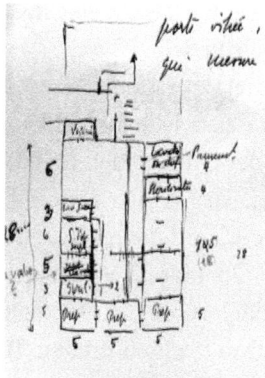

Abb. 19: Skizze, angefertigt von Adolphe Jung in seinen Aufzeichnungen.

wo er bis zum Verbandsanlegen verblieb. Zuvor wurde seine Haut auf der Krankenstation gewaschen und rasiert. Anschließend bekam er eine Lokal- oder Vollnarkose.

Es folgte der zweite Akt: Der Kranke wurde je nach den besonderen Erfordernissen des Eingriffs auf den Operationstisch gelegt. Die Anforderungen des Chefs in dieser Hinsicht waren sondergleichen, mitunter sogar schockierend, oft schwer zu erfüllen oder auch nachzuvollziehen. Der Kranke, der an der Lunge halb sitzend operiert werden sollte, wurde selbstverständlich auf die gesunde Seite gelegt, aber mit einer sehr festen, gut zwanzig Zentimeter dicken Rolle unter den Rippen, damit der Hemithorax hervortrat.

Waren all diese Vorbereitungsarbeiten beendet, wurde der Kranke in den Operationssaal geführt.

Es gab drei Vorbereitungssäle, in denen alles für die Lokal- bzw. Vollnarkose und die Vorbereitung des Kranken vorhanden war.

Der große Operationssaal war mehr als 18 Meter lang und sechs Meter breit. Auf der einen Seite erstreckte sich ein breites Fenster über die gesamte Wandfläche. Auf der Flurseite gab es Wandschränke für die Instrumente.

Die beiden Seitenenden mündeten auf der einen Seite in einen Vorbereitungssaal, auf der anderen Seite in den Sterilisations- und Verbandsaal. Das Geschehen im Operationssaal konnte von der oberen Etage durch die zum Teil verglaste Decke beobachtet werden.

Im Allgemeinen waren die drei Tische gleichzeitig belegt. Aber grundsätzlich führte der Chef alle Eingriffe selbst durch.

Drei Vorbereitungssäle, drei Operationssäle: Man kann sich das hohe Tempo vorstellen, das nur durch eine ausreichende Zahl von Assistenten gewährleistet werden konnte. Auf die Art der Operationen und die Operationsmethoden soll später eingegangen werden.

Schließlich möchte ich noch auf die restliche Anordnung des Operationsblocks eingehen. Sobald eine Operation beendet war und eine sterile Kompresse die Operationsfläche bedeckte, wurde der Operierte auf dem Operationstisch durch den Sterilisationssaal mit seinen breiten Türen bis zum Verbandsaal gebracht. Dort legte der Assistent mithilfe eines Pflegers und einer Krankenschwester die Verbände an, falls nötig auch Gipsverbände.

Anmerkung: Der Kranke blieb auf demselben Operationstisch für alle drei eigentlichen therapeutischen Abläufe: Anästhesie, Operation und Verbandanlegen.

Noch ein Wort zu den Chirurgen und Assistenten. Für ihre Kleidung war eine Garderobe vorgesehen. Dann gab es rechts im Flur einen Raum mit acht an der Wand angebrachten Waschbecken. In der Mitte befand sich ein Alkoholspender, der mithilfe eines Pedals bedient wurde. In diesem Saal band sich der Chirurg auch seine Maske um und zog seinen sterilen Kittel und seine sterilen Handschuhe an. Er begab sich in den Operationssaal, den ihm die Krankenpfleger öffneten. Die Instrumentenschwestern verfügten im Operationssaal selbst über einen eigens für sie reservierten Raum mit Waschbecken. Der OP-Block umfasste schließlich einen als «septisch» bezeichneten großen Operationssaal von sechs mal acht Metern.

Doch führen wir die Beschreibung des Klinikaufbaus weiter. Wir haben also gesehen, dass sich auf eben dieser zweiten Etage die Büroräume des Chefs, die Operationssäle, die Chemie- und Histologielabore und der Hörsaal befanden. Schließlich gab es auf dieser Etage, am anderen Ende des Hauptflurs, noch einen Krankensaal, der in einem Seitenflügel, dem der Frauen, untergebracht war. Der große Saal umfasste dreißig Betten. Die Station hatte noch einen großen Verbandsaal, fünf Quarantänezimmer mit jeweils einem oder zwei Betten, einen kleinen Saal mit sechs Betten, eine Küche, Bad, Toiletten usw.

Über die Treppe, die sich zwischen dem Operationssaal und der in der Nähe der Büroräume des Stationsleiters gelegenen Abteilung für die Operierten befand, gelangte man in die dritte Etage. Man kam unmittelbar in die Station für die Privatpatienten des Chefs. Genau daneben befand sich schließlich die große Bibliothek, dann der Archivsaal der Klinik, wo eine eigens mit der Aktenverwaltung und der Registrierung und Klassifizierung der Krankheitsfälle beschäftigte Sekretärin tätig war. Unweit davon befand sich noch ein großer, direkt über dem Operationssaal gelegener Saal, eine regelrechte Glasempore, durch die der Student die Eingriffe im Operationssaal beobachten konnte.

Es ist also unschwer zu erkennen, dass alles dem Komfort des Chefs diente: Neben seinen Privatbüros lag der Operationssaal, dem gegenüber der Hörsaal mit drei Untersuchungszimmern für die Privatpatienten, seitlich davon: ein Vorzimmer, ein Untersuchungszimmer und ein großräumiges Büro. Und schließlich direkt über der Abteilung für die Operierten die Privatabteilung des Chefs.

Das Untergeschoss, das gerade einmal um die sechzig Zentimeter tiefer als der Erdboden lag, umfasste zahlreiche Räume für Wäsche, Reinigung und Leinenreserven. Dann gab es den Ärztebereich: eine großräumige Küche, die an einen großen Raum mit zahlreichen Tischen und Sesseln für die Ärzte grenzte. Am anderen Ende waren orthopädische Werkstätten eingerichtet, die zur Herstellung von beweglichen Prothesen vom Typ «Sauerbruch» dienten. Dort arbeitete ein Orthopädietechniker mit einem Dutzend Facharbeitern unter der direkten Aufsicht des Chefs. Dieser bestellte seinen Orthopädietechniker täglich zu sich, um mit ihm über die von den Kranken oder Verwundeten zu tragenden Prothesen bzw. über etwaige Neuerungen in der Ausführung ihrer Prothesen zu diskutieren.

Das Untergeschoss umfasste in einem Flügel am anderen Ende der Klinik außerdem die Röntgenabteilung der Universität und schließlich noch die Urologie, die eine eigene Abteilung war, obgleich sie dem Chef unterstand.

Die erste Etage barg im Mittelbereich unter dem Hörsaal die Einrichtungen der Poliklinik, dann rechts und links in den Seitenflügeln die Diätküchen (für die Privatpatienten und die Patienten mit salzloser Diät), die beiden Männerstationen, für Zivilpatienten bzw. für Armeeangehörige.

Die zweite Etage wurde bereits im vorigen Kapitel beschrieben.

Die dritte Etage umfasste in ihrem Mittelteil zahlreiche Zimmer für die Privatpatienten, dann im Südflügel der Bibliothek den Rest des Privatbereichs, den Archivdienst und den verglasten, dem Operationssaal zugewandten Beobachtungssaal; der Nordflügel barg die Kinderstation.

Auf der darüber liegenden Etage befanden sich die Wohnungen und Zimmer der Ärzte, Schwestern und Sekretärinnen. Es gab zahlreiche Zweizimmerwohnungen mit privaten Badezimmern und Toiletten sowie andere, einfachere Zimmer.

Die weiter oben liegende Etage umfasste Käfige für Hunde und andere Versuchstiere. Die Käfige waren durch einen umzäunten Zwinger miteinander verbunden, der zu einer abgestuften Terrasse führte und von unten nicht sichtbar war.

Der Bunker

Im Schutzraum befand sich der unterirdische OP-Block. Zwischen dem Nordflügel, dem Flügel der Radiologie und dem Operationssaal hatten die Deutschen schon 1941 auf einem freien Gelände einen unterirdischen OP-Block errichtet. 1942, als ich zu Sauerbruch ins Exil nach Deutschland geschickt wurde, sah ich die Maurer bei der Arbeit. Mittels eines großen mechanischen Krans wurde ein großer, 30 Meter langer, 25 Meter breiter und 5 Meter tiefer Graben ausgehoben.

In dieses große Loch wurde ein Stahlbetonblock gesetzt. Er bestand aus einer Art Kasten, der allseits durch mehr als zwei Meter dicke Außenwände sowohl vom Boden als auch durch die Seitenwände geschlossen war. Die Decke aus Stahlbeton dürfte ungefähr 2,80 Meter dick gewesen sein. Lediglich die dritte Decke, also diese dicke Stahlbetonschicht, ragte aus dem Boden.

Die Oberfläche war glatt und maß 750 Quadratmeter. Lediglich einige Belüftungsschornsteine, die normalen Schornsteinen ähnelten, ragten daraus hervor. Sie waren fünfzig Zentimeter hoch und auf dem enormen Dach angebracht.

Nach Ansicht der Experten war es erforderlich, dass der Boden des OP-Blocks mit der Stahlbetonmasse der Decke und der Wände verbunden war. Auf diese Weise bildete der OP-Saal einen homogenen Kasten. Wenn bei Luftangriffen schwere Bomben auf die Umgebung niederfielen, würde der Raum als Block geschlossen hin- und herschaukeln, wie ein Schiff im Wasser bei Wellengang. Ich habe mir sagen lassen, dass Blöcke ohne Stahlbetonboden oder mit unzureichend schwerem Boden als gefährlich galten. Im Falle einer Bombardierung würden sie nicht in einem Stück schwanken und könnten deshalb stark beschädigt werden.

Der Wasch- und Abwasserabfluss des OP-Blocks stellte ein großes Problem dar. Es war vorgesehen, unter dem Bunker einen Senkkasten zu installieren, der die Abwässer auffangen sollte, sowie bei Bedarf ein Abpumpsystem.

Der Block verfügte mittels eines langen, sanft abfallenden Korridors über eine Verbindung mit dem Untergeschoss der Klinik. Ein Leitungssystem verlief durch die dicken Mauern. Auf der anderen Seite ging ein Notausgang auf einen baum- und hauslosen Platz.

Die Einrichtung des Operationssaals sah folgendermaßen aus: Ungefähr 50 Zentimeter dicke Zwischenwände teilten den Raum in zwölf größenvariierbare Bereiche. Betrat man den Block über das Untergeschoss der Klinik, gelangte man zunächst in eine kleine Eingangshalle von drei mal vier Metern, die auf der rechten Seite in den Röntgenraum führte. Die Röntgenuntersuchungen und -bilder konnten vor Ort sofort angefertigt bzw. entwickelt werden.

Daneben befand sich eine Kammer für die Akkumulatoren, die im Falle eines Stromausfalls für mehr als 36 Stunden die nötige Beleuchtung gewährleisten konnten.

Verließ man die Eingangshalle gegenüber der Eingangstür, gelangte man in eine zweite, geräumige Halle, die ungefähr fünf mal fünf Meter maß. Hier standen mehrere Stuhlreihen, einige Wäscheschränke und eine Sterilisationsanlage. Außerdem gab es auch zwei Toiletten.

Etwas weiter trat man in einen etwas größeren Raum von fünf mal sechs Metern: der Vorbereitungssaal für die zu Operierenden. Hier befand sich sämtliches dafür erforderliche Material: Material für die Vorbereitung und Säuberung der Haut und des Operationsbereiches, das Anästhesiematerial, Abdecktücher und Laken. Außerdem konnten in diesem Raum Zystoskopien (Blasenspiegelungen) und Laryngoskopien (Kehlkopfspiegelungen) durchgeführt werden.

Der Raum grenzte auf der rechten Seite an den Vorbereitungssaal des Chirurgen, denn er verfügte über drei Waschbecken, und auf der linken Seite an den sechs Mal zwölf Meter großen Operationssaal. Alle Tische mit den sterilen Instrumenten wurden eigentlich von den Krankenschwestern vorbereitet und der Chirurg setzte sich hier die Maske auf, zog den Kittel an und streifte sich die sterilen Handschuhe über.

Im OP-Saal selbst empfingen der Chirurg und seine Assistenten den bereits narkotisierten und mit Abdecktüchern versehenen Patienten. Der Saal war für zwei OP-Tische vorgesehen. Zwei Operationsleuchten sorgten für das nötige Licht. Es gab auch zahlreiche Notlampen. Der Raum war ansonsten bis auf eine Ecke, in der eine elektrische Kühlbox stand, leer. Der Operationssaal grenzte schließlich an vier jeweils unterschiedlich große Räume:

- An einen Saal für die Reinigung und Sterilisierung der Instrumente, sechs mal vier Meter groß, in dem Instrumentenschränke, ein Hitzesterilisationsgerät und Sterilisierungsgeräte sowie ein Wäscheschrank standen, Reserven an Verbandmaterial, Baumwollbinden usw.
- Ein Aufenthaltsraum für das Personal des Operationssaals. Zwar sehr klein, doch mit einigen Ruhebetten, Tischen, einem kleinen elektrischen Herd und Waschbecken.
- Zwei Räume von ungefähr fünf mal vier Metern, in denen die Operierten kurzzeitig überwacht werden konnten, bevor sie aus dem OP-Block geführt wurden.

Über den letzten dieser Räume verließ man durch einen Notausgang den Block; eine leicht abschüssige, zehn Meter lange und ein Meter fünfzig breite Rampe führte zwischen zwei dicken Wänden entlang, die eine 2,80 Meter, die andere einen Meter dick.

Es gab noch einen Maschinenraum mit Pumpen für die Ableitung des Schmutzwassers und für das Belüftungssystem.

In sämtlichen Räumen verliefen Belüftungsrohre. Sobald sich eine bestimmte Anzahl von Kranken in den Räumen aufhielt, wurde ein Luftaustausch notwendig.

Nun zur Beleuchtung: Da der Block über keinerlei natürliche Lichtquelle verfügte, musste er ständig elektrisch beleuchtet werden. Der Strom sollte prinzipiell von den Stadtwerken bezogen werden. Für den Fall einer Panne verfügte die Charité aber über einen kleinen Generator zur Erzeugung von Strom. Schließlich standen in den Kellerräumen der Klinik noch zwei mit Dynamos versehene Motoren, die mit Diesel bzw. Benzin funktionierten.

Der Bunker besaß schließlich noch eine Reihe von starken Akkumulatoren. Zumindest theoretisch sollte es an Licht nicht fehlen. Nach den heftigen Bombardierungen durch die Alliierten konnte aber weder die Stadt noch die Charité den nötigen Strom liefern. Einzig die beiden Motoren funktionierten noch für die Beleuchtung des Operationstraktes; am Ende war es allerdings nahezu unmöglich, die benötigte Menge an Treibstoff zu besorgen. Oft standen die beiden Akkumulatoren knapp vor dem Aus, weil die Dynamos sie nicht wieder aufladen konnten. Es drohte jederzeit völlige Dunkelheit.

Das medizinische Personal

Sauerbruch umgab sich mit zahlreichen Assistenten. Bevorzugt nahm er solche, die bereits anderswo Erfahrungen gesammelt hatten oder die durch die eine oder andere wichtige Arbeit oder eine wie auch immer geartete Entdeckung von sich reden gemacht hatten. Durch seine mitunter ernste und strenge, dann wieder offene und gefällige Art besaß er eine große Ausstrahlung auf seine Gesprächspartner.

Er herrschte über seine Assistenten, machte sie sich durch Macht, List und Wissen gefügig. Mehr als zwanzig Jahre lang leitete er die Chirurgische Universitätsklinik der Charité und galt unbestritten als Großmeister der deutschen Chirurgie. Eine wohl nicht einfach zu behauptende Position angesichts der verschiedenen politischen Strömungen, die Deutschland zwischen den beiden Weltkriegen geprägt hatten.

Sauerbruch war ein Schüler von Mickulicz[69].

Er war gerade einmal Anfang dreißig, als ihm ein Lehrstuhl in Zürich angeboten wurde. Er blieb zehn Jahre in der Schweiz und knüpfte dort feste Freundschaften. Er behielt eine gewisse Sympathie für dieses Land und dieses Land erwiderte sie ihm. Trotz häufiger Missverständnisse während des Krieges – die akademische Jugend hatte wohl das eine oder andere Wort schlecht aufgenommen – besuchten ihn viele Schweizer in Berlin. In der Schweiz hatte er eine glückliche Zeit verbracht, die ihn auch geprägt hatte. Oft warf er seinen Landsleuten Ahnungslosigkeit vor, Unwissen darüber, was sich wirklich jenseits ihrer Grenzen abspielte. Er sagte, wenn er von manch einem Kollegen sprach, der allzu sehr von der deutschen Kultur geprägt war: «Da haben wir mal wieder einen, der nie über des Nachbarn Zaun geschaut hat und der nicht weiß, dass dort schönere Blumen blühen als bei ihm.»

Die Schweiz war für Sauerbruch sein offenes Fenster zur Welt; durch sie lernte er, andere Länder zu entdecken und zu verstehen. Dadurch verstand er besser, nachdem er Doyen[70], Gosset[71] und andere Vertreter der französischen Chirurgie kennengelernt hatte, was die wirkliche Größe Frankreichs ausmachte. Geprägt durch die Schweiz, war er in der Lage, die Feinde seines Landes zu erkennen und sie nicht zu unterschätzen. Mehr noch, er dachte sogar, durch seinen dortigen Aufenthalt weltoffen geworden zu sein. In gewisser Weise war er es sich schuldig, ein wenig wie die Schweizer zu sein und es also abzulehnen, eine Politik der Isolation zu verfolgen. An einem Tag des Jahres 1943 sagte er mir: «Einer der Gründe für die deutsche Niederlage – und gewiss nicht der geringste – ist die wissenschaftliche und kulturelle Isolierung, zu der uns das derzeitige Regime zwingt.»

Zweifellos, Sauerbruch liebte dieses kleine Land. Und die Schweiz war, seinen Worten zufolge, bereit, ihm jederzeit die Schweizerische Staatsbürgerschaft zu verleihen. Im Übrigen verteidigte er die Schweiz vehement gegen die Kritik einiger schlecht informierter oder schlecht gesinnter Besucher. Im Mai 1943 erhielt Sauerbruch Besuch von dem elsässischen Chirurgen I., der schon vor dem Krieg dafür bekannt gewesen war, eine Schwäche für die Autonomisten und den deutschen Einfluss im Elsass zu haben. Es gab seinerzeit einige Kritik seitens der deutschen Regierung gegenüber der Schweiz, und I., der Sauerbruchs Verhältnis zur Schweiz nicht kannte, dachte ihm gefällig zu sein, indem er seinen deutschen Gefühlen schmeichelte und die Haltung der Schweiz kritisierte. «Die Schweizer wissen nicht, was sie wollen», sagte er, «sie sind nicht sehr aufrichtig und pflegen wohl zu viele Beziehungen zu den westlichen Mächten.»

«Was fällt Ihnen ein, die Schweiz zu kritisieren?», erwiderte Sauerbruch wütend. «Da sind vier Millionen Leute, die solidarisch sind, die ihr Selbstvertrauen bewahren und die es meisterhaft verstehen, sich trotz enormer Schwierigkeiten aus dem Krieg herauszuhalten. Wenn wir bis dato dieses Land nicht besetzt haben, so nicht wegen fehlender Mittel, sondern weil wir es nicht zu tun wagten! Verstehen Sie die Nuance? Sie ist nicht von geringer Bedeutung. Wir wagen es nicht, dieses Land anzugreifen!»

Und vor dem verlegenen Blick seines Gesprächspartners fuhr Sauerbruch fort:

«Überlegen Sie doch ein wenig! Dieses Volk hat seine Freiheit im Jahre 1140 erlangt. Es hat sich den Respekt seiner Nachbarn und zahlreicher Besucher erworben. Auf die Zehenspitzen müsste man sich stellen, um sich auf ihre Höhe zu begeben. Im Übrigen bin ich erstaunt, dass jemand wie Sie aus dem Oberelsass, das eine Zeit lang mit Mühlhausen zu einem seiner Kantone gehörte, dieses Land kritisieren, wo ich doch gewöhnlich zwischen Schweizern und Elsässern nur eine lebhafte und aufrichtige Sympathie feststelle?»

«Aber…», antwortete der betrübte Kollege, «sie kritisieren Deutschland, das ist doch keine Neutralität!»

«Verzeihen Sie, aber es geht hier um echte Neutralität. Sie sagen und schreiben frei, was sie denken. Sie handeln ehrlich und folgen den Gesetzen der

Neutralität. Sie haben bislang aus rein humanitären Gründen fünf Ärztegruppen an die russische Front geschickt.»

Sauerbruch sprach tief bewegt von Frankreich und von dessen Vertretern wie Doyen, Tuffier[72], Gosset und Leriche. Doyen war für ihn einer der größten Chirurgen, die er je gekannt hatte. In Tuffier sah er den größten seiner Vorgänger in der Thoraxchirurgie. Alles, was seitdem an Bedeutendem erreicht wurde, wurde schon von Tuffier vorausgesehen oder erahnt. Mit Gosset verband ihn eine Art Freundschaft, die seit einer gemeinsamen Visite am Bett eines Kranken in Paris bestand, als Sauerbruch selbst noch junger Lehrstuhlinhaber war. Er hatte nie die charmante und offene Art vergessen, mit der er in Paris aufgenommen worden war. Er bewunderte Leriche für seinen Forscherdrang und sein scharfes Abstraktionsvermögen. Aber meiner Meinung nach hat Sauerbruch Leriche nie richtig verstanden, ebenso wenig verstand er Männer wie den vorher schon erwähnten Berliner Internisten Bergmann[73]. Er verstand die physiologische Forschung nicht, die er wie eine Kleinkunst betrachtete, und sah das Heil nur in der intuitiven Entdeckung. Das entsprach übrigens ganz allgemein seiner Wesensart, auf die ich später noch zurückkommen werde.

Als ich ihm sagte, dass Leriche Präsident der Ärztekammer sei und dass er ein neues Aufbauprogramm der Medizin erarbeiten würde, sagte er: «Er soll es nicht allzu sehr ändern, Ihr System hat viele Qualitäten. Ich sehe darin vor allem die exzellente Ausbildung Ihrer praktizierenden Ärzte, die wichtige Rolle der Klinik und Ihren Widerstand gegen den Einfluss des Laboratoriums.»

Selbst wenn Sauerbruch französische Chirurgen achtete, schätzte und einigen gegenüber sogar Zuneigung empfand, mochte er doch in Wirklichkeit Frankreich nicht. Für ihn war das Land unbedeutend und kleinlich. Er warf Frankreich vor, ein Hindernis für Deutschlands Entwicklung zu sein. Er war der Meinung, dass Frankreich die Hauptverantwortung für den Versailler Vertrag trug, der sein Land versklavt hatte. All dies war Anlass zu langen Diskussionen mit ihm.

Sauerbruch kannte die Vereinigten Staaten von Amerika, weil er sich als Gast der Gebrüder Mayo[74] in Rochester aufgehalten hatte. Er bewunderte sie sehr und erkannte in ihnen ausgezeichnete Chirurgen. Aber die Vereinigten Staaten an sich mochte er ebenso wenig.

Dieser Mann war meines Erachtens keineswegs berechnend. Damit brüstete er sich auch. «Nie», sagte er mir, «habe ich meine eigenen Aufstiegsmöglichkeiten vorausberechnet. Nie habe ich meine Zeit damit verschwendet, die Zukunft zu planen. Fremd sind mir diese mühseligen Überlegungen, um das Für und Wider abzuwägen, bevor ich mich für einen Weg entscheide. Theoretische Gedankenkonstrukte bei meiner Arbeit liegen mir fern. Ich habe mich immer schnell und ohne Hintergedanken entschieden. In allen politischen, chirurgischen oder alltäglichen Situationen, die ich erlebe, nimmt eine Entscheidung bei mir sofort Form an, wie ein Reflex. Selbst in einem Gespräch, wo ich von Anfang an Schwierigkeiten sehe, treffe ich eine rasche Entscheidung. Ich lasse mich ganz und gar auf den von mir gewählten Weg ein; ich weiche davon nicht ab und kenne kein Zaudern!»

Es trifft zu, was er über sich selbst sagte. In der Zeit, die ich bisweilen als eine Vertrauensperson an seiner Seite verbrachte, musste eine Reihe wichtiger Entscheidungen getroffen werden. Tagtäglich wurde er aufgrund seiner militärischen und zivilen Funktionen sowie seiner Beziehungen zur Partei von Leuten bestürmt oder mit Berichten überhäuft. Das war sicherlich einer der Gründe, weshalb er nicht müde wurde und ein so großes Arbeitspensum bewältigen konnte; für ihn gab es weder langes Suchen nach Informationen oder Kontakten noch Herumlavieren. Probleme wurden schrittweise bewertet und gelöst. Kehrtwendungen waren ihm fremd.

Das Erstaunlichste an diesem Mann lag in seiner bemerkenswerten Intuition. Über seine gesamte Laufbahn hinweg konnte er trotz der Wechselfälle und Regimewechsel in Deutschland seine Stellung halten. Dies beweist, dass seine Art zu handeln zweifellos den jeweiligen Erfordernissen der Stunde und der äußeren Entwicklung angepasst war. Gewöhnlich lag er richtig.

Auf seinem Weg bestand die Gefahr im Exzess, der ihn zuweilen in den Opportunismus trieb. Eine zu einem bestimmten Zeitpunkt getroffene Entscheidung im Kontext sich oft überschlagender Ereignisse, die mitunter einen Wechsel von Sicht- und Denkweisen erforderten, musste ihm zwangsläufig zuwider sein. Von daher war der oft gegen ihn erhobene Vorwurf des Opportunismus auf den ersten Blick gerechtfertigt.

In Wirklichkeit wurden sämtliche scheinbar widersprüchlichen und als opportunistisch bezeichneten Worte und Gesten keineswegs durch die eine oder andere tiefgreifende Veränderung seines kulturellen und politischen Verständnisses ausgelöst. Sauerbruch blieb stets durch und durch Deutscher. Er war ein regelrechter Pangermanist, der immer und in erster Linie seinem Land diente. Er war ein hervorragender Kenner der deutschen Geschichte und hatte seit der Herrschaft Wilhelm II. bis zum Machtantritt Hitlers etliche Regierungen und unterschiedliche politische Systeme in Deutschland kennengelernt. Er sah darin nur Übergangsregime, die nach ihrer Bedeutung für den Fortbestand des Deutschen Reichs zu beurteilen waren. Der Kern dieses großen und echten Patriotismus verlieh seinem Verhalten eine Art Kontinuität, der gegenüber letztendlich die vom oberflächlichen Beobachter formulierte Kritik verstummen und verschwinden musste. Sauerbruch war zutiefst nationalistisch, und derjenige, der ihn wegen seiner wissenschaftlichen Beziehungen mit dem Ausland oder seiner Anerkennung der tatsächlichen Bedeutung fremder Länder als dem Internationalismus zugeneigt beurteilte, täuschte sich gewaltig. Bei ihm war der Internationalismus lediglich oberflächlich. Sein zutiefst deutscher Charakter hinderte ihn daran, dem Ausland echte und aufrichtige Zugeständnisse zu gewähren.

Ein anderer Charakterzug war seine Fähigkeit zur Verschleierung und Geheimniskrämerei. Beschäftigte man sich näher mit seinem Charakter, war man geneigt zu denken, dass Sauerbruch ständig etwas Wichtiges zu verbergen hatte. Es handelte sich nicht so sehr um Unaufrichtigkeit, sondern eher um einen Zug seines Unterbewusstseins. Was hatte er zu verbergen? Nach meinem Dafürhalten gab es nur eine einzige Sache, die auf diesem wahrhaft außergewöhnlichen Mann lasten konnte und einen ständigen Druck auf sein Verschleierungsgebaren ausübte. Das waren seine unzureichenden Kenntnisse, die es ihm unmöglich machten, das gesamte Feld seines Berufes zu überschauen. Er, der ohne Zweifel in der Thorax-, Lungen- und Herzchirurgie stark spezialisiert war, der die Apparaturen der Amputierten in- und auswendig kannte und auf diesen Gebieten wirklich Neues geleistet hatte, der auch die Gehirnchirurgie und die des Kropfes recht gut kannte, war dagegen sehr viel unsicherer, wenn es um andere Fragen der allgemeinen Chirurgie ging. Er war zögerlich und beeinflussbar, sobald er seine bevorzugten Gebiete verließ. Er verbarg sein Unwissen in diesen Bereichen durch Barschheiten und vermied es, in Diskussionen über diese Themen verwickelt zu werden.

Ihm fehlten die fundamentalsten Regeln. Seine Intuition, seine Selbstsicherheit, seine Konzentrations- und Entscheidungskraft, seine vollständige und absolute Dominanz über sein Umfeld ermöglichten es ihm selbstverständlich, jegliche chirurgische Situation, selbst die schwierigste, zu beherrschen. In den Diskussionen behielt er das letzte Wort. Aber in seinem tiefsten Innern barg er eine große Unsicherheit, darüber hinaus fehlte es ihm an klaren und einfachen Verhaltensleitlinien.

Jeder Fall, der aus dem Rahmen der ihm bekannten Bereiche, wie etwa Thorax, Schädel oder Stümpfe, hinausging, wurde zu einem Sonderfall, den er zu lösen und je nach momentaner Inspiration zu beherrschen gezwungen war. Der Grund dafür lag womöglich in der Tatsache, dass Sauerbruch bereits seit seinem dreißigsten Lebensjahr Inhaber eines Lehrstuhls war, ohne vorher alle Probleme der gesamten Bandbreite der Chirurgie gründlich studiert zu haben.

Um die Beschreibung von Sauerbruchs Charakter zu ergänzen, würde ich gern noch auf seine starke Vitalität sowie auf seine außergewöhnliche physische und psychische Kraft eingehen wollen. Dieser Mann hatte eine Konzentrationskraft sondergleichen. Seine Entscheidungen waren deshalb von einer unvergleichlichen Stärke und Energie getragen. Er setzte stets seine Sicht- und Vorgehensweise durch. Er zog mühelos sein Umfeld, seine Vorgesetzten, Kollegen und ihm Untergebenen in seinen Bann. Durch seine Macht und seine Energie dominierte er jeglichen Gesprächspartner, der ihn nicht kannte. Vielleicht war es ja dieser Charakterzug, durch den er mühelos sein Umfeld überzeugen und seinen Willen durchsetzen konnte. Er war sich dessen übrigens voll bewusst, wie ich mehrere Male selbst feststellen konnte.

Eines Tages befand sich unter seinen Patienten ein Mann, der wegen seiner Gegnerschaft zum Naziregime von der Gestapo verfolgt und inhaftiert wurde. Sauerbruch war es gelungen, ihn zur Untersuchung und Nachbehandlung einer Phlebitis, die der Mann vorgab zu haben, in seiner Klinik aufzunehmen. Die Verbrechen, die die Nazis ihm vorwarfen, waren schwerwiegend. Es handelte sich um nichts weniger als Hochverrat und Staatsgefährdung. An seiner Verurteilung zum Tode bestand kein Zweifel. Ein SS-Arzt betrat am dritten Tag die Klinik, untersuchte ohne Wissen und vorherige Erlaubnis von Sauerbruch den Kranken und schloss auf seine Rückverlegung ins Gefängnis; die vorgeschützten Beschwerden waren ihm zufolge «überbewertet». Daraufhin kam ein befehlsartiger Anruf, demzufolge der Kranke schnellstmöglich zurückzuschicken war. Sauerbruch lehnte ab; er bat den SS-Arzt zu sich in die Klinik. Der Arzt kam und wurde mit größter Höflichkeit empfangen. Kein Vorwurf fiel darüber, dass er am Vortag in die Klinik eingedrungen war, um den Patienten zu untersuchen. Im Gegenteil, der Chef erklärte sich höchst zufrieden, den Fall mit einem aufgeklärten und hochplatzierten Arzt diskutieren zu können. Kognak und verschiedene Alkohole wurden serviert, gefolgt von einer einstündigen Diskussion.

Erschöpft und wortlos verließ der Arzt die Klinik. Sauerbruch trat nach ihm aus seinem Büro und sagte wörtlich: «Er ist mir in die Falle getappt! Er ist nicht auf der Höhe! Er hat mir einen so langen Klinikaufenthalt zugestanden, wie wir es für nötig halten.» Wer die Macht der Gestapo und ihre Vorgehensweise kannte, für den war das unumstritten ein echter Sieg!

Er schaffte es auch, den Nazis nach dem 20. Juli 1944 triumphierend zu widerstehen, so wie er es auch verstand, nach dem Eintreffen der Russen Schwierigkeiten mit der GPU[75] zu vermeiden, von der er einen ganzen Tag lang verhört wurde. Doch diese Ereignisse sollen in einem späteren Kapitel (Die Russen in Berlin) folgen.

Diese Lebenskraft, diese ungewöhnliche psychische und physische Energie zeigte sich auch im Verhältnis zu den Patienten: Nie lehnte man eine empfohlene Operation ab. Sauerbruch hatte nur zwei Mal pro Woche Privatsprechstunden, dienstags und donnerstags von zwölf bis dreizehn Uhr. Natürlich zogen sie sich manchmal bis vierzehn Uhr oder noch länger hin. Die Patienten wurden gebeten, ab elf Uhr vorstellig zu werden. Seine Chefsekretärin notierte zuerst Namen und Adresse des Kranken oder suchte die bereits angelegte Krankenakte. Ein Assistent klärte dann den Fall vom medizinischen Standpunkt ab. Schließlich untersuchte Sauerbruch selbst den Patienten rasch und diktierte die diagnostischen und therapeutischen Schlussfolgerungen.

In den letzten Jahren gehörten mehr als zwei Drittel der Fälle in die Thoraxchirurgie. Fälle von Lungentuberkulose, Bronchiektasen, Tumore des Mediastinums, auch Fälle von Perikarditis kamen in großer Zahl. Durch den Krieg kamen zahllose Patienten mit intraperitonealen Granatsplittern zur Behandlung. Sie wurden von Ärzten und anderen Chirurgen geschickt; die Patienten kamen aber auch von sich aus, um diesen berühmten Spezialisten der Thoraxchirurgie um Rat zu bitten.

Für die meisten Kranken war es nicht die erste Behandlung. Durch die Chronizität ihrer Erkrankung, die oft widersprüchlichen medizinischen Meinungen, die häufigen erfolglosen therapeutischen Versuche waren sie misstrauisch gegenüber neuen Meinungen oder neuen Behandlungsvorschlägen.

Bei Fällen, die ihn interessierten, konnte Sauerbruch zuhören. Er schaffte es, die wesentlichen Fragen zu stellen, ohne sich in Details zu verlieren. Kalt und oft unerbittlich tat er Meinungen und zuvor von anderen Berufskollegen empfohlene Therapien ab. Ohne zu zögern, wies er die schüchternen Vorschläge der Kranken oder die Suggestivfragen der Familien ab. Dann wandte er sich mit

Wärme und Mitgefühl direkt dem Patienten zu, beugte sich noch einmal über ihn, ließ sich noch einmal wiederholen, was ihn bedrückte, was ihm das Leben unerträglich machte, und kam noch einmal auf die wesentlichen subjektiven Beschwerden zurück. Er prüfte sorgsam die Röntgenaufnahmen, diskutierte sie wenn nötig mit den Assistenten oder Radiologen, die er zu sich rief. Dann warf er die Aufnahmen beiseite und kümmerte sich nicht weiter darum. Weder besprach er sie mit dem Patienten, noch diskutierte er lange mit ihm über die objektiven Zeichen.

Seine Therapie oder die Operation, die er für nötig hielt, ergab sich direkt aus der Anamnese bzw. den subjektiven Beschwerden. Neben seiner Art, direkt und in wohlwollendem und verständnisvollem Ton zu urteilen, war seine Suggestivkraft so groß, dass kein Patient ihm je die Zustimmung verweigerte.

Margot Sauerbruch

Sauerbruch empfing gern Freunde. Er hatte in zweiter Ehe eine fünfundzwanzig Jahre jüngere Frau geheiratet,[76] womit er sich gern brüstete. Das Paar bewohnte eine Villa am Wasser, in einem der Randbezirke im Westen Berlins, mit Terrassen auf der Westseite der Villa und einem großen Garten, der bis an den See hinabging.

Das Haus war bescheiden ausgestattet, da die Wertgegenstände bei Kriegsbeginn aus Berlin in das Anwesen seiner Frau in Sachsen geschafft worden waren. Als die Luftangriffe an Zahl und Stärke zunahmen, sorgte sich Sauerbruch sehr um den Schutz vor den Bombardements. Die Kellerräume der Villa waren unzureichend; er brauchte einen unterirdischen Schutz. So gelang es ihm, sich 1943 vor seinem Haus im Garten von den Behörden einen Schutzraum mit zwei Meter dicken Mauern bauen zu lassen. Dieser Block aus Stahlbeton maß ungefähr zehn Meter mal sechs und hatte im Innern zwei Zimmer, die durch eine fünfzig Zentimeter dicke Wand getrennt waren.

Der Zutritt über den Garten war serpentinenartig konzipiert. Es gab Elektrizität und Belüftung, es mangelte an nichts Wesentlichem. Trotz fehlender Arbeitskräfte und Rohstoffe zögerten die Machthaber nicht, für wichtig erachtete Personen zu schützen und ihnen private Schutzkeller in ihrem Anwesen zu genehmigen!

Sauerbruch war in den Tiefen seiner Seele zu deutsch, als dass er nicht Rangsymbole und Zurschaustellungen gemocht hätte. Seit seiner Jugend hatte er eine Leidenschaft für Pferde und schon damals, als junger Lehrstuhlinhaber in Zürich, besaß er einige schöne Reittiere. Samstags, bevor er gegen Mittag die Klinik aufsuchte, machte er lange Spazierritte in Uniform und in Begleitung seiner Frau, auch sie war eine exzellente Reiterin.

Am Ende des Krieges, als die Lebensbedingungen immer prekärer und schwieriger wurden, rief es bei den Leuten, wenn sie des offensichtlichen Luxus ansichtig wurden, Unzufriedenheit hervor. Deshalb wurden derlei Zurschaustellungen verboten. Das Reiten wurden ihm nur noch in der Reithalle erlaubt und ihr völlig untersagt.

Sauerbruchs Gespräche waren lebhaft, voller Verve, doch litten sie an einer zu großen Themenbegrenzung. Stets und ständig setzte er sich in den Mittelpunkt. Seine Art zu sprechen war direkt und voller Würze. Doch so vielfältig wie man es hätte erwarten können, war seine Konversationskunst nicht; allzu oft standen berufliche Themen auf der Tagesordnung. Außerdem beschränkte er sich darauf, zugegeben mit viel Charme, Anekdoten aus seinem Privatleben zum Besten zu geben, die die meisten Gäste jedoch schon seit Langem kannten.

Die Religion war ein gern aufgegriffenes Thema. Er mochte den Streit zwischen Katholizismus und Protestantismus. Er kannte die Vorzüge und Mängel des einen und des anderen. Doch immer wieder gestand er dem Protestantismus einen typischen germanischen Charakter zu: der Gedanke, mit den etablierten Institutionen zu brechen, das Streben nach Erneuerung, durch das das Gute und Schlechte beseitigt wurde, der fehlende Respekt vor der Tradition, die Widerlegung dessen, was andere, in früheren Epochen...[77] Er gefiel sich darin, Luther den ersten Nationalsozialisten des Reiches zu nennen! Dabei wollte er wohl Parallelen bei der Herausbildung beider Bewegungen hervorheben. Auch könne Calvin, durch den Fanatismus seiner Doktrin, durch seine engstirnigen Urteile und die Brutalität seines Handelns, im Sinne dieser These herangezogen werden.

Sauerbruch, wie auch seine engsten Freunde, General Beck,[78] Chef des Generalstabs, zu Kriegsbeginn von Hitler entlassen, Max Planck und sein Sohn Erwin, nach dem missratenen Attentat gehängt, gefielen sich darin, in einigen kurzen Bildern die Entwicklung Deutschlands zu beschreiben, um die dramatische und fürchterliche Fahrt Deutschlands in die Hölle zu kritisieren, zu erklären und zu verurteilen. In ihren Gesprächen erinnerten sie an den in politischer Hinsicht nicht zu unterschätzenden Einfluss von Martin Luther. Auch erwähnten sie die deutschen Autoren des endenden 18. und beginnenden 19. Jahrhunderts, wie Treitschke[79] und Arndt[80], die allesamt den engstirnigen Patriotismus, Stärke und Einheit verherrlichten und nur darauf aus waren, den Feind zu bekämpfen und das Schicksal der Welt zu lenken.

Bismarck war durch sein brutales Vorgehen, durch Gewalt und List, einer der großen Baumeister dieses germanischen Ziels. Hitler war lediglich sein Nachfolger. Den von seinen Vorgängern verwendeten Mitteln fügte er andere, noch niederträchtigere hinzu. Zur Gewalt traten Grausamkeit und Bestialität hinzu. Zur List unwahre, schamlose, dreiste Propaganda, Lüge, Missbrauch, Hochstapelei, Meineid, Tücke und Hinterhältigkeit. Anstelle des Kampfes setzte er Verbrechen, Horror und Grausamkeiten. Die Meinung von Sauerbruch und seinen Freunden über den letzten Krieg[81]? Deutschland hatte sich mit Leib und Seele einer Bande von Kriminellen verschrieben, für die der Sieg, sei er auch um den Preis der grausamsten Verbrechen erkauft, für das künftige Glück des allmächtigsten Deutschlands nicht zu teuer bezahlt sein würde! Oft wurde der Versailler Vertrag beanstandet.

Ein anderes, von Sauerbruch gern im Kreise seiner Freunde erörtertes Thema waren Technik und Materialismus.

Sauerbruch sah die exzessive Entwicklung der Technik als Ursache allen Übels, nicht nur in Deutschland, sondern in der ganzen Welt: «Wir sind nicht mehr Herr unserer eigenen Entdeckungen; sie wachsen uns über den Kopf und machen uns zu Sklaven.»

Es ist leicht, in diesem Zusammenhang Argumente zu finden, um die Versuchslabore zu beschuldigen, die Heilkunst herabgewürdigt, verdorben und mechanisiert zu haben. Und die chemische Industrie, die Schmieden und Stahlwerke zu beschuldigen, zum Krieg gedrängt zu haben. Es ist leicht, die Presse für die zügellose Propaganda verantwortlich zu machen, die in der Öffentlichkeit leidenschaftlichen Hass sät.

Und Sauerbruch fügte bestimmend hinzu: «Auf den verhassten Versailler Vertrag antwortete Deutschland mit der Zügellosigkeit der Versuchslabore, Fabriken und der Begeisterung, um sie auf seine Nachbarn und die Welt loszulassen.»

Und weiter mit Begeisterung: «Wer wollte, wer könnte inmitten dieser unaufhaltsamen Technik, für die die ganze Welt Verantwortung trägt, einen einzigen Mann für den derzeitigen schrecklichen Weltkrieg beschuldigen?» Ein Urteil, das selbstredend nicht nur Deutschland, sondern vor allem seine führenden Köpfe entlasten sollte.

Sauerbruch spürte übrigens selbst die Schwäche dieser Argumentation. Er musste eingestehen, dass es für die Mehrheit des deutschen Volkes seit jeher Krieg gab und darüber hinaus Kriege auch in der Zukunft unvermeidbar schienen. So betonte er, ohne zu zögern, den fatalen Hang des deutschen Volkes, dem Krieg allzu leichtfertig zu frönen, indem es dem Militär von vornherein die Absolution erteilte.

Selbstverständlich konnte Sauerbruch Deutschland keinesfalls seine Verbrechen oder die Bestialität verzeihen, wogegen ihm Härte, Scheinheiligkeit und List in der Politik durchaus vorstellbare Waffen zu sein schienen. Im Beisein von Beck, vor dem Krieg Generalstabschef des Heeres, ab 1938 Kriegsgegner und entschlossener Opponent von Hitler, äußerte manch junger Gast die Meinung, dass ein Eroberungs- und Offensivkrieg unter bestimmten Umständen zulässig und erlaubt sei: «In diesem Fall jedoch», antwortete Beck unverblümt, «dürfen wir ihn nicht verlieren!»

Die Deutschen versuchten es trotzdem. Umstandslos wurden die Warnungen der Bedächtigen, der Vorsichtigen, der Experten wie Beck, die um Deutschlands Unvermögen wussten, einen zweiten Krieg zu gewinnen, in den Wind geschlagen. Verblendet durch die rasende Propaganda und einige anfängliche Erfolge lieferten sich die Deutschen einer Horde Krimineller aus, die sie in den Abgrund führten. Zwar trugen nicht alle Deutschen Schuld an den Untaten des Regimes, doch wussten sie zumindest, dass sie alle die gleiche Verantwortung teilten.

Schließlich möchte ich einige Worte über Sauerbruchs Haltung zum jüdischen Problem verlieren.

Er sprach gern über diese Frage, ging ihr jedoch nie auf den Grund. Er drang nicht in die Problematik ein und beschränkte sich darauf, sich über die Form auszulassen. Er empörte sich über die Behandlung, die diese Unglückseligen in Deutschland erlitten, und empfand es als seine Pflicht, ihnen mit all seinen Mitteln zu Hilfe zu eilen.

Das Gesetz verlangte, dass ein Jude, der sich in der Klinik vorstellte oder verwundet eingeliefert wurde, sich sogleich den Ärzten und dem Krankenhauspersonal als solcher zu erkennen gab. Es war theoretisch verboten, ihn zu behandeln. Diesem Gesetz wurde allerdings in der Klinik Sauerbruchs nicht gefolgt, zumindest nicht in der Zeit von Oktober 1942 bis Mai 1945, wie ich bezeugen kann. Sowohl in der Klinik als auch in der Sprechstunde wurden alle Patienten, unabhängig davon, ob sie Juden waren oder nicht, aufgenommen und behandelt. So sollte 1943 ein vierzigjähriger Jude in der Klinik, auf der Privatstation des Chefs, untergebracht werden. Er blieb dort mehr als zwei Monate. Diagnose: Lungentuberkulose. De facto hatte er an einer der Lungenspitzen das radiologische Bild einer kleinen Kaverne. Eine vorbereitende Behandlung wurde eingeleitet. Das Personal behandelte den Kranken lieblos. Krankenschwestern und Pflegerinnen kümmerten sich um ihn. Diejenigen, die dem Naziregime zugeneigt waren, protestierten leise hinter den Kulissen und erklärten auch schon 'mal lauthals, dass das für den Chef und seine Assistenten schlecht enden würde. Aber Sauerbruchs Vormachtstellung verbot es jedem, sich gegen seinen Willen aufzulehnen und den Dienst am Kranken zu verweigern.

Gleichwohl kam jede Woche ein Brief von der Ärztekammer, der Sauerbruch an das Gesetz erinnerte, demzufolge der Kranke unverzüglich in speziell für Juden vorgesehene Krankenhäuser oder Abteilungen zu überweisen war.

Den Kranken wegzuschicken hieße in Wirklichkeit aber eine Verurteilung zur Deportation oder zum Tode. Der Chef antwortete auf diesen Brief, dass der Zustand des Kranken seine Entlassung nicht erlaubte und dass eine Operation zweifellos vonnöten wäre. Die Gestapo, die nach einem Monat der Meinung war, dass das Spiel nun lange genug dauerte, kam und forderte den unverzüglichen Abtransport des Kranken.

Sauerbruch operierte den Kranken und machte ihm eine kleine Versiegelung.

Auf diese Weise konnte der Kranke für die kommenden drei Wochen in der Klinik bleiben. Eines Abends erschien die Gestapo erneut in der Klinik und kündigte an, dass Herr X auf Befehl der Behörden am folgenden Morgen mit dem Auto abgeholt werden würde.

Keinerlei Protest ließ sich vernehmen. Nachdem die Polizisten verschwunden waren, machte Sauerbruch eine letzte Visite auf seiner Privatstation; entgegen seiner Gewohnheit ließ er sich weder von einem Assistenten noch von Krankenschwestern begleiten. Am nächsten Morgen, als die SS kam, war Herr X verschwunden. Im Büro von Sauerbruch fand eine einstündige heftige Diskussion statt. Er wurde beschuldigt, den Patienten gewarnt und ihm die Flucht erleichtert zu haben. Der Assistent wurde ebenfalls ergriffen und festgenommen, schließlich sogar abgeführt. Der Chef setzte Himmel und Erde in Bewegung, brachte für sich und seinen Assistenten alle Größen des Regimes ins Schwitzen, die ihm für die eine oder andere medizinische Behandlung verpflichtet waren. Schließlich wurde der Befehl fallengelassen und der Assistent freigelassen.

Einer meiner Bekannten, ein junger Biologieprofessor, der den Chef oft in der Klinik besuchte, wurde kurz vor dem Krieg von der medizinischen Fakultät ausgeschlossen, weil jemand aus seiner Großelterngeneration Israelit war. Er war nach der landläufigen Bezeichnung Vierteljude. Er war keineswegs darüber betrübt. Er war sehr klug und fleißig und hatte sein eigenes Labor gegründet, wo er neben den täglichen praktischen Arbeiten für die Ärzte erstklassige Untersuchungen anstellte.

Durch seine Herkunft behielt er Kontakte zum jüdischen Milieu und konnte sehr viel Leid lindern. Er erzählte mir, dass es 1944 in Berlin noch eine Gruppe von bestimmt mehreren zehntausend Juden gab. Die genaue Zahl konnte nie überprüft werden, da sehr viele versteckt lebten und jegliche Spur hinter sich verwischt hatten. Offiziell waren an frei lebenden Juden nur die mit arischen Männern verheirateten israelitischen Frauen bekannt. Der Professor sagte mir, dass er den Fall eines jungen Universitätsprofessors kannte, der das Land nicht rechtzeitig verlassen konnte und seit Kriegsbeginn in den hinteren Räumen eines kleinen Schustermeisters arbeitete, der sich um ihn kümmerte.

Im März 1945, als die Amerikaner und Engländer Berlin unablässig bombardierten, beschädigte eine schwere Bombe ein Gebäude in einer Straße in der Nähe der Charité. Nach dem Alarm wurden uns zahlreiche Verwundete gebracht. Unter ihnen sah ich eine Frau, die an einer Knieverrenkung litt. Noch bevor ich sie befragen oder untersuchen konnte, sagte sie mir trotz der ernsten Lage und der Erregung, in der sich alle befanden, mit einem traurigen Lächeln: «Ich bin Jüdin, Sie dürfen mich nicht behandeln.» Ich war von anderen Assistenten umgeben und konnte ihr nur durch einen Händedruck zu verstehen geben, dass ich auf sie achten werde. Ich fügte hinzu, dass ich mich umso mehr um Kranke kümmerte, als ich um ihr Unglück wusste. In Abstimmung mit Sauerbruch wurde ihr ein großer Gipsverband angelegt und jeglicher Abtransport für unmöglich erklärt. Der Verband, obwohl er nach Wochen keinen Nutzen mehr hatte, wurde ständig erneuert. Sie blieb im Schutze der Klinik.

Die Sauerbruchschule

Es war in erster Linie eine technische Schule. Jegliche Handbewegung der Assistenten und Krankenschwestern während der Operationen war geplant und vorgeschrieben. Die Position des Kranken auf dem Tisch, die Abdeckung, die Beleuchtung, alles erfolgte nach einem fest etablierten Ritual. Es ist eigenartig, dass der in jeder deutschen gesetzlichen Regelung präsente Zwang auch hier über der natürlichen Bewegung stand.

Gewöhnlich kam Sauerbruch um neun Uhr morgens in die Klinik. Sobald er sein Haus verließ, wurde dies der Klinik telefonisch mitgeteilt und sofort dem Operationssaal übermittelt. Man wusste also, dass der Chirurg zwanzig Minuten später zur Stelle sein würde. Eine Stunde zuvor begannen die drei sogenannten «sterilen» Krankenschwestern oder OP-Schwestern sich die Hände zu waschen, sich Kittel und Masken anzulegen sowie sterile Handschuhe überzustreifen. Mithilfe des Krankenpflegers und der drei nichtsterilen Krankenschwestern begannen sie, die Instrumente vorzubereiten. Angesichts der Tischgrößen ließ sich erahnen, dass sie mindestens eine Stunde benötigten, um alles bereitzulegen.

Zuerst bereitete die Krankenschwester ihren Katgut- und Seidentisch vor. Es war ein Rolltisch, 80 mal 60 Zentimeter. Vom Rand aus nebeneinander aufgereiht lagen Porzellanplättchen, die mit den zwölf Katgutnummern versehen waren. Die Fäden waren bereits auf eine Länge von jeweils ungefähr 35 Zentimetern geschnitten. Dann, über der Reihe Katgutfäden, und ein wenig seitlich dazu angeordnet, eine analoge Reihe von Seidenfäden geordnet nach 12 Größennummern. Auf dem Tisch lagen außerdem: das Drainagematerial (Drain, Gummiblätter, gewöhnliche Gazestreifen, mit Jodoform oder Vioform getränkte Streifen), verschiedene Sonden, sterile Handschuhe, dann alle Sorten von Zusatzmaterial wie Spritzen und Kanülen für die Punktion, Schalen und Schläuche, um die Punktionsflüssigkeiten aufzufangen, oder das Material für die Biopsie, eine kleine elektrische Lampe an sterilem Kabel, um die tiefen Kavitäten auszuleuchten.

Es gab noch zwei weitere Instrumententische. Auf dem ersten lag das übliche Material für die Operation selbst; auf dem zweiten das Zubehör, das im Bedarfsfalle benötigt wurde. Der erste war mit einer breiten Palette von Instrumenten ausgestattet: 12 Vorbereitungszangen, chirurgische und anatomische, 12 Scheren aller Größe, 60 Kocherklemmen (alle vom selben Modell, ziemlich

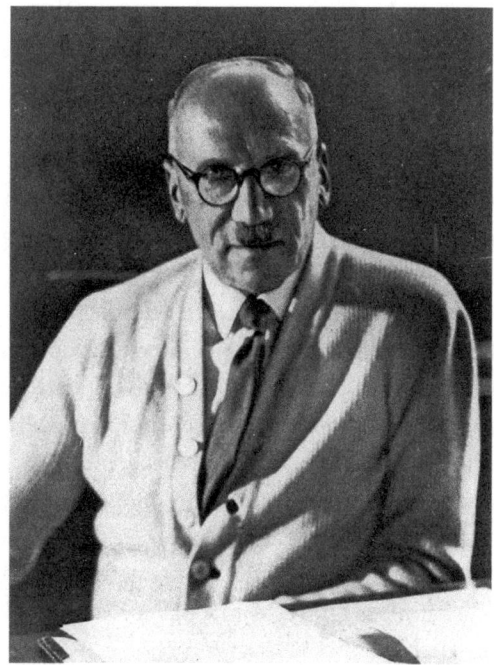

Abb. 20: Porträt von Sauerbruch in den 1940er Jahren.
Quelle: Bildarchiv des Instituts für Geschichte der Medizin und Ethik in der Medizin, Charité – Universitätsmedizin Berlin.

stark) und ebenso viele Pean-Scheren (auch alle vom selben Modell), und weiter vorn der gesamte Rest. 12 biegsame und harte Klammern, gerade und gebogene, für Magen und Darm, 20 Retraktoren (Abstandhalter) (Faraboeufs, Klappen, tiefe Abstandhalter). Nie fehlte bei einer Operation ein Instrument, selbst wenn völlig unerwartet technische Komplikationen auftraten. Auf dem zweiten Tisch lagen Zusatzinstrumente für die laufende Operation. Schließlich waren die passenden Nadeln vorzubereiten. Für die Assistenten gab es noch zwei Tische, die weiteres erforderliches Material in großer Stückzahl bereithielten.

Die Vorbereitungszeit betrug eine gute Stunde. Die Assistenten begannen ihre Vorbereitungen eine halbe Stunde vor der Ankunft des Chefs. Insbesondere zwei von ihnen bereiteten sich als erste vor. Der eine, der am Vortag bestimmt wurde, musste den Patienten vorbereiten. Der andere war mit der Anästhesie beauftragt. Ersterer musste darüber wachen, wie der Kranke auf den Operationstisch zu legen war; er vergewisserte sich, dass die Beruhigungsspritzen richtig verabreicht wurden; er bereitete den Operationsbereich vor (Waschung der Haut mit Benzoe, dann mit Ether, dann das Auftragen der Jodtinktur). Die Vorbereitung umfasste drei Schritte: Bettung des Kranken, Narkose und Abdeckung.

Wurde eine Lokalanästhesie verordnet, so wurde sie eine Dreiviertelstunde vor der geplanten Ankunft des Chefs vorgenommen. Mit der Vollnarkose wurde ab Verlassen seines Hauses begonnen; man wusste, dass die Inzision eine halbe Stunde später angesetzt werden würde.

Die Vollnarkose wurde lediglich mit Ether durchgeführt, jegliche andere Anästhesie war verboten. Weder Ethylchlorid noch Chloroform und ebenso wenig Evipan oder eine subkutane bzw. intravenöse Spritze. Das Mittel führte zu einer Halb- bzw. Vollnarkose. Ethylchlorid erschien Sauerbruch gefährlich, anders jedoch Morphium oder Evipan, die seiner Meinung nach eine besondere Beobachtung erforderten. Alle anderen Narkosemittel waren lediglich von den Laboratorien auf den Markt gestreute Produkte.

Der Ether wurde tropfenweise auf die Maske geträufelt. Die Ombredanne-Maske war bereits bekannt; es gab sogar eine in der Klinik, doch die Assistenten benutzten sie eher selten.

Vor allem in der Thoraxchirugie wurde die Lokalanästhesie genutzt. Sie wurde mit großer Sorgfalt angewandt und gewöhnlich zog Sauerbruch hierfür nur Kollegen heran, die eine acht- bis zehnjährige Klinikerfahrung hatten. Für die Thoraxoperationen injizierte man zunächst eine subkutane Infiltration, zwei Querfinger von den Dornfortsätzen, die sich über die erforderlichen Rippen (zum Beispiel von der 4. bis zur 11. Rippe für eine untere Thorakoplastik) erstreckte, dann eine Infiltration der Intercostalnerven auf dieser Linie; schließlich an dritter Stelle eine Infiltration der Haut unterhalb der Schnittlinie. Im Prinzip wurde für Bauchdeckenoperationen eine lokale Anästhesie angewandt; bei Zwerchfell- und Lungenoperationen entschied man sich für eine Vollnarkose.

Sauerbruch mochte die Spinalanästhesie nicht, obgleich er in gewissen Fällen deren Vorzüge anerkannte.

Die zweite Etappe bei der Vorbereitung des Patienten bestand, je nach Anforderung der Operation, in der Bettung des Patienten auf dem Tisch. Die Ansprüche des Chefs in dieser Hinsicht waren schwer zu befriedigen. Wie weiter oben bereits beschrieben, lag der Patient bei einer Lungenoperation in einer halb sitzenden Position auf der gesunden Seite, aber mit einer festen, gute zwanzig Zentimeter dicken Rolle unter den Rippen, damit die kranken Lungenoberlappen hervorstanden.

Dann wurde er mit Gurten und Bändern an den Schultern und angewinkelten Beinen am Tisch festgebunden; in die Kniekehle wurden schwere Sandkissen gelegt. Die Atmung dieser Patienten erfolgte einzig über den gesunden Lungenoberlappen, der auf diesem harten Kissen gequetscht und schmerzhaft zusammengedrückt war. Die Patienten unter Lokalnarkose litten und stöhnten mehr wegen ihrer Position als wegen der Operation selbst. Doch es ging vor allem darum, den Patienten so nah wie möglich am operierenden Arzt zu positionieren.

«Er muss praktisch außerhalb des Tisches liegen», forderte Sauerbruch. Diese exzentrierte Position war vielleicht bequem für den operierenden Arzt, der den Thorax des Kranken von allen Seiten überblicken konnte, für die Assistenten jedoch war sie sehr unbequem. Sauerbruch operierte gewöhnlich mit drei Assistenten. Für die Thoraxchirurgiefälle hielt sich der 1. Assistent an seiner Rechten, der 2. und 3. Assistent ihm gegenüber, der 2. am Fuße und der 3. an der Kopfseite des Patienten. Bei einer Laparotomie war die Bettung des Kranken auf dem Operationstisch nicht weniger schmerzhaft. Denn auch hier legte man ein dickes, hartes Kissen unter das Becken des Patienten. Der Tisch konnte so eingestellt werden, dass das Becken sacht angehoben werden konnte und der Patient auf einer ebenen und nicht allzu harten Fläche lag. Aber eine Regel war unumstößlich: Sie erforderte den Einsatz des Kissens. Zum Glück wandte man für die Laparotomien keine Lokalanästhesie an. Der Kranke lag nicht einfach in der Mitte des Tisches! Man legte ihn an den rechten Rand, da der Chirurg gewöhnlich rechts vom Patienten stand und dieser so schließlich 10 cm über den Tischrand ragte. Eine für den operierenden Arzt sehr bequeme Lage, sehr anstrengend jedoch für die beiden Assistenten, die ihm gegenüberstanden! Der dritte Assistent stand rechts neben dem Chef. Eine typische Position für die Nieren, einen Dorsal-Dekubitus und einige Schädeloperationen.

Die dritte Vorbereitungsphase am Patienten umfasste die Abdeckung. Auch das folgte einem genauen Ritual. Zunächst die Abdeckung von oben und unten mit *Schlitztüchern*. Die viereckigen Tücher hatten in der Mitte einer der beiden Ränder einen zwanzig Zentimeter langen senkrechten Schlitz. Der Rand verlief entlang des oberen Operationsbereiches. So hatte das Tuch zwei Seitenteile, die sich mühelos seitlich des Operationsbereiches einschlagen ließen. Unten wurde ein ähnliches Tuch so gelegt, dass der geschlitzte Rand entlang der Unterseite des Operationsbereiches verlief.

Dann folgte die Abdeckung mit den beiden Seitentüchern und einiger zusätzlicher Tücher an den unteren Körperteilen. Bei jeder Thoraxoperation war der Arm auf der kranken Seite vollständig in Tücher und sterile Binden gewickelt und blieb im Operationsbereich. Ein steriler OP-Assistent hielt auf Anordnung des operierenden Arztes den Arm jeweils nach oben, nach vorn oder nach hinten. Sobald alles beendet war, wurde der Kranke auf seinem Tisch zum Operationssaal gebracht. Im Allgemeinen waren all diese Vorbereitungen beendet bzw. fast beendet, wenn das Eintreffen des Chefs in der Klinik, dann im Operationssaal telefonisch angekündigt wurde. Der Chef machte sich mit Unterstützung seiner erfahrensten Krankenschwester fertig.

Währenddessen wurde der Kranke im OP-Saal unter die Operationsleuchte gelegt. Der Operationstisch wurde so hoch wie möglich eingestellt. Um den Tisch herum standen zahlreiche kleine Bänke, auf die der Chef und seine Assistenten stiegen. So erfolgte der Eingriff auf einer gewissen Höhe. Für die Umstehenden war es unmöglich, dem Operierenden und seinen Assistenten über die Schulter zu schauen, es sei denn, sie wären ebenfalls auf die «*Schemele*» gestiegen.

Die Beleuchtung wurde getestet, zusätzliche Scheinwerfer für den Bedarfsfall wurden eingerichtet; Handleuchten getestet, um im Notfall eingesetzt zu werden. Die Krankenschwester stellte den Instrumententisch, auf dem alle für die Operation vorgesehenen Instrumente lagen, vor den Hauptoperierenden. Zu seiner Rechten stellte sie den Tisch mit dem Ligatur- und Nahtmaterial, dahinter den Tisch mit den zusätzlichen Instrumenten und den Behältern mit den Tupfern und Kompressen. Eine zweite Instrumentenschwester stellte sich mit dem Nahtmaterial hinter den Tisch, um beim Einfädeln der Nadel zu helfen und um der ersten Instrumentenschwester Hilfe zu leisten.

Die Assistenten nahmen bereits ihren Platz ein. Für die Thoraxoperationen stand der erste Assistent rechts vom Chef, der zweite gegenüber und der dritte links vom zweiten Assistenten, gegenüber vom Chef. Für jede größere Operation war ein Assistent rechts vom Chef vorgesehen, der ständig den Puls und den Blutdruck des Patienten überwachte, und ein zweiter, der eine mögliche Bluttransfusion durchführen konnte.

Bei Bauchoperationen befand sich der erste Assistent gegenüber vom Chef, der zweite Assistent links vom ersten, der dritte Assistent rechts neben dem Chef.

Für die Operationen des dorsalen Dekubitus wurde der Patient auf die rechte Seite gelegt, der erste Assistent stand zur Rechten des Chefs, der zweite Assistent ihm gegenüber, der dritte an seiner Linken. Für den Schädel (das Kleinhirn beispielsweise) stand der erste Assistent rechts, der zweite links, der dritte links vom zweiten.

Der Chef wusch sich zehn Minuten lang mit Seife und Bürste die Hände. Dann benetzte er die Fingerspitzen rasch mit Jod und hielt sie weitere fünf Minuten in Alkohol. Er erschien ohne Maske und ohne Handschuhe im Operationssaal, die Krankenschwester lief hinter ihm her, um ihm den sterilen OP-Kittel zu schließen.

Umgehend und ohne unnötige Gesten oder Worte wurde mit dem Skalpell ein langer und tiefer Einschnitt vollzogen, der vom Thorax unmittelbar auf die Seiten und für eine Abdominaloperation unmittelbar bis zur Bauchhöhle führte. Sehr schnelle Hämostase, mit einigen 2-Finger-Greifern, die erst am Ende des Eingriffs abgebunden wurden. Rasche Identifizierung der Verletzung und unverzügliche Beurteilung der Läsionen. Operation. Der Chef machte all seine Ligaturen selbst, der erste Assistent hielt die Klemme und entfernte sie. Der zweite schnitt den Faden durch. Die Instrumente wurden dem Chef schrittweise in die rechte Hand gelegt. Er bemühte sich gar nicht erst zu fragen oder seine Wünsche durch besondere Handbewegungen verständlich zu machen. Die Krankenschwester war gehalten, der Operation zu folgen, deren Verlauf zu überwachen und zu wissen, welches Instrument zu reichen war, wobei ihre Erfahrung manchmal half oder eine durch den ersten Assistenten geflüsterte Erinnerung; sollte sie sich doch einmal geirrt haben, was erstaunlicherweise selten passierte, kam es vor, dass der Chef das Instrument in die Ecke warf. Die Operation ging zügig vonstatten. Der Chirurg verlangte eine extreme Aufmerksamkeit von seinem Umfeld. Häufig steckten mehrere Dutzend Zangen im Operationsbereich. Sie wurden nicht, wie wir es bei meinem Lehrmeister, Professor Leriche gelernt hatten, nach und nach durch eine Ligatur ersetzt.

Die meisten 2-Finger-Greifer wurden erst am Ende der Operation entfernt. Oft benutzte der Chef für komplizierte Ligaturen Nadeln, um eine feste Ligatur zu erreichen. Für eine Schließung der Wunde fertigte Sauerbruch nie eine durchgängige Naht an; der Knoten war bei ihm das A und O. Für die Operationen am Magen oder Dünndarm wurde eine Naht mit Katgut oder Seide an der Schleimhaut angefertigt. Auf dem Bauchfell isolierte Punkte. Zwei Reihen isolierter Einstiche auf dem Dickdarm. Zur Schließung des Abdomens, isolierte Punkte auf der gesamten Deckenschicht, sogar auf dem Bauchfell. Die Art des Vernähens erforderte eine beschwerliche und äußerst genaue Arbeit von den Instrumentenschwestern, die Nadel für Nadel einfädelten, was um so beschwerlicher war, als sich Sauerbruch lediglich der Nadeln mit gewöhnlichem Öhr bediente und nicht solcher mit Schlitzen.

Selten beendete der Chef selbst die Operation. Die Wunde schloss gewöhnlich der dritte Assistent, der auch für den Saal des betroffenen Patienten und die Vorbereitungsarbeiten zuständig war, während die beiden ersten Assistenten und der Chef bereits mit der nächsten Operation zugange waren.

Der Verband wurde nicht im OP-Saal angelegt; sobald der Eingriff beendet war, wurde der Patient, der noch immer auf dem OP-Tisch lag, ins angrenzende Verbandszimmer geschoben, wo der Verband (oder gegebenenfalls der Gips) angelegt wurde.

Der Chef verlangte die Anwesenheit aller Assistenten am Morgen der Operationen. Da Sauerbruch allein vier oder fünf große Operationen in den Vormittagsstunden plante, benötigte er eine große Zahl von Assistenten. Während der Operation sprach er wenig, es sei denn, er wollte die Assistenten gemahnen, der Operation aufmerksamer zu folgen oder die Abstandhalter besser zu halten. Seine Ermahnungen, die häufig in einem äußerst harschen Befehlston zum Ausdruck kamen, grenzten mitunter an Beleidigungen. Außer für ausländische Assistenten war das Duzen Normalfall und niemand war vor seinen Bemerkungen gefeit, nicht einmal die Assistenten, die bereits fünfzehn oder zwanzig Jahre Berufserfahrung hatten! Die einen ertrugen sie mit einer absoluten Passivität, die anderen hegten Groll gegen ihn und ließen diesem freien Lauf, sobald sie der Klinik den Rücken kehrten. Doch niemand wagte es, während der Operation die Stimme zu erheben und dagegen zu protestieren. Es kam vor, dass er während der Operation einen Assistenten des Saales verwies und ihn durch einen anderen ersetzte. Seine junge Ehefrau genoss unter seinen Assistenten keinen Sonderstatus; wie die anderen auch, wurde sie während der Operation mit Grobheiten überhäuft. Es kam vor, dass er während einer Operation den einen oder anderen Assistenten ohne weitere Begründung fristlos entließ.

Selbstverständlich hatte diese Vorgehensweise ihre Vorteile. Diese Art, die Chirurgie zu organisieren, sie bis ins letzte Detail zu regeln, vom Erscheinen des Patienten im OP-Saal bis zu seinem Verlassen durch den Verbandsaal, bedeutete eine regelrechte «Taylorisierung» der von dem Chirurgen oder seinen Assistenten und dem Personal ausgeführten Handlungen. Das hatte zunächst Vorteile für den Chef selbst, der wusste, dass alles geplant und vorbereitet war. Er konnte ohne großen Zeitverlust mehrere große Operationen bewerkstelligen; er hatte ein Minimum an Bewegungen zu vollführen und konnte sich ohne Ablenkung vollständig auf seine Arbeit konzentrieren. Obwohl die Nachteile der Methode nicht ins Auge sprangen, so gab es sie dennoch, und für denjenigen, der andere, insbesondere französische Vorgehensweisen kannte, waren sie so schwerwiegend, dass man in Zweifel kam, welche Methode man persönlich bevorzugen sollte. Wenn alles so streng reglementiert ist, werden die Operationshandlungen den Anfängern zu leicht gemacht. Denn seine Nadel selbst einzufädeln, selbst die Instrumente vom Operationstisch zu nehmen und sie wieder zurückzulegen, selbst Tupfer und Kompressen zu nehmen, auf die Ordnung im Operationsbereich oder auf den Instrumententischen zu achten, das ist von großem erzieherischen Wert. Diese Vorgehensweise regt durch die Langsamkeit der Operationshandgriffe nämlich zur Reflexion an. Nicht widersprochen, weniger überstürzt, überlegter.

Die deutsche Methode hatte schließlich noch einen großen Nachteil: Die große Zahl des direkt an der Operation beteiligten Personals erhöhte das Infektionsrisiko. Selbstverständlich mussten die Instrumentenschwestern streng überwacht werden. Sie durften keineswegs im Randbereich der Sterilität oder in einer Zwischenstufe zur Sterilität oder gar der Nichtsterilität eingesetzt werden. Sie durften unter keinen Umständen schmutzige Instrumente oder verunreinigte Tupfer berühren, nicht die schmutzigen Abdecktücher entfernen, keine Handbewegungen ausführen, die der Chirurg selbst scheute, um steril zu bleiben. Wurden den Krankenschwestern oder Instrumentenschwestern dennoch bestimmte Handgriffe überlassen, so war darauf zu achten, dass sie regelmäßig die Handschuhe wechselten. Das Publikum oder die Zuschauer, die es nicht wagten, sich dem Chirurgen zu nähern oder seinen sterilen Kittel zu berühren, durften auch nicht versehentlich mit dem seiner Krankenschwestern in Kontakt kommen. Eine Infektion aufgrund einer zu großen Anzahl von Personal oder Assistenten war schlichtweg Realität; und das Risiko war so hoch, dass es praktisch einige Operationen verbot, bei denen die Keimfreiheit besonders strikt eingehalten werden musste, wie bei den Osteosynthesen. Fand die Osteosynthese in Frankreich stets eine große Zahl von Anhängern, dann nicht, weil sie etwa in diesem Land vor allem besonders gut möglich war. Wurde in Frankreich bei der Diskussion über die Nachteile der Osteosynthese die Infektionsgefahr angesprochen, so galt dies als falscher Standpunkt und als ein nicht zu vertretendes Argument. In Deutschland hingegen wies man in derartigen Diskussionen auf die Infektionsgefahr und real existierende Nachteile hin. Doch ist auch klar, dass die Methoden nicht zwingend im Widerspruch stehen. Man kann einfach und ohne Luxus operieren und mit einem Minimum auskommen. Man braucht sich nicht zu schämen, diesen Weg beharrlich weiterverfolgen zu wollen. Für die Studenten und die Chirurgie im Allgemeinen hat sie einen reellen Bildungswert.

Dies zeigt, wie verschieden die allgemeine Anordnung der französischen und deutschen Operationssäle war. Bei uns basiert alles auf Präzision und Einfachheit; bei ihnen scheut man sich nicht vor den schlimmsten Erschwernissen. Frankreich ist weltweit das einzige Land geblieben, das schlicht und mit einem strikten Minimum an Assistenten operiert. Unser großer Lehrmeister Leriche operierte eine Sympathektomie des Gehirns oder ein Aneurysma mit insgesamt zwanzig oder dreißig Instrumenten. Bei Sauerbruch waren für eine derartige Operation 200 Instrumente nötig. Ich sah Mondor[82] in Paris, wie er eine Brust amputierte und die Ganglien unter den Achseln mit nur einem ihm gegenüberstehenden Gehilfen vollständig ausräumte; die Operation verlief verblüffend einfach; kein einziges unnötiges Wort wurde an den Assistenten gerichtet; während der Operation konnten interessante Ansichten und Meinungen über den Brustkrebs ausgetauscht werden. Ein ausländischer Chirurg, der an der Operation teilnahm, wunderte sich über die Einfachheit, über diese Bescheidenheit in der bedeutendsten chirurgischen Klinik von Paris. Er schien darüber erstaunt zu sein, dass Frankreich das einzige Land war, das so «spartanisch» operierte. Hätte es Frankreich nicht schon gegeben, so hätte es erfunden werden müssen, schon allein um zu zeigen, wie viele schöne Sachen, große Erfindungen und neue Operationen mit einem bescheidenen Maß an Mitteln durchgeführt werden können.

Wir stießen uns oft daran, dass der Chef die Assistenten duzte; dreißig- bis vierzigjährige bewährte Männer, die nicht selten die Verantwortung für eine Familie trugen, duzte er nicht nur in vertraulichen Gesprächen oder in der Betriebsamkeit des Operationssaales, sondern auch in der Öffentlichkeit, im

Hörsaal oder am Bett des Patienten. Das Erstaunlichste aber daran war, dass das Duzen zwischen Chef und Assistent von einem Tag auf den anderen beidseitig wurde, sobald der Assistent nämlich einen Lehrstuhl bekam. Das Duzen wurde ohne Umschweife sowohl im Gespräch als auch im Schriftverkehr benutzt.

Um elf Uhr verließ Sauerbruch den Operationssaal, um im Hörsaal seine Vorlesung zu halten. Der Kurs in praktischer Chirurgie fand jeden Tag bis 12 Uhr statt.

Auch hier war alles vorausgeplant und organisiert. Der Chef hatte einen «Vorlesungsassistenten». Dieser war beauftragt, den Chef am Vorabend über Fälle zu unterrichten, die Gegenstand der Vorlesung sein könnten; mit ihm besprach er auch mögliche zu behandelnde Themen, für die er Fälle unter den eingewiesenen Patienten zu finden beauftragt war bzw. die nach der Behandlung bereits entlassen wurden und zur Nachkontrolle einzubestellen waren.

Wenn der Chef den Hörsaal betrat, hatte der Assistent bereits alles vorbereitet; in einem Nebenraum befanden sich die Patienten, deren Fall behandelt werden sollte. Auf dem Tisch lagen die jeweiligen Befunde einschließlich einer Zusammenfassung des entsprechenden Falles. Die Röntgenaufnahmen waren zuvor an einer breiten, blickdichten Glasscheibe befestigt worden. Auf einem Tisch befanden sich die anatomischen Präparate, die aus vorangegangenen Operationen oder aus dem Institut für Anatomie und Pathologie stammten. Schließlich wurden die Operationspräparate aus den Operationen vom Vormittag zusammen mit Handschuhen, Zangen und Scheren auf dem Tisch ausgelegt.

Das vereinfachte natürlich den Kurs; ein gut präsentierter Kurs blieb im Gedächtnis der Studenten.

Sauerbruch ging in seinem Kurs folgendermaßen vor: Er stellte gewöhnlich drei, vier oder fünf Patienten nacheinander vor.

Er rief im Hörsaal einen oder zwei Probekandidaten auf, die den Patienten auf seiner Liege vor den anderen Studenten untersuchen mussten. Wehe dem, der von vornherein begann, physische Anzeichen aufzuzählen, ohne zuvor den Kranken als Ganzes untersucht zu haben.

Es ging zunächst darum, das tatsächliche und scheinbare Alter des Kranken festzustellen, seinen Bildungsstand, die Farbe seiner Haut, die Art und Weise, im Bett zu liegen, zu reagieren, auf Fragen zu antworten, wie etwa nach seinem Beruf, um eine Vorstellung und ein Verständnis dafür zu bekommen, in welchem Umfeld sich die zu suchende und dann zu bewertende vermeintliche Krankheit entwickelt hatte. Es ist offensichtlich, dass diese Vorgehensweise gewollt war und Sauerbruch all dies mit Sicherheit wusste, aber beabsichtigte, die Analyse isolierter Organe in den Hintergrund zu stellen und jegliche Laboranalyse zu verwerfen.

Eine notwendige Reaktion in Deutschland, wo es keinerlei Tradition eines Externaten- oder Internatendienstes[83] mit ihrer exzellenten klinischen Ausbildung gab. Sauerbruch kämpfte nichtsdestoweniger für den Unterricht am Krankenbett, doch gewiss kämpfte er vergeblich, denn in diesem Land war jeglicher Kampf für eine humane Herangehensweise von vornherein zum Scheitern verurteilt.

Was gibt es noch über die Sauerbruchschule zu sagen? Heute wird festgehalten, dass ihm am Ende seiner Karriere im Wesentlichen zwei große Forschungsbereiche zuzuschreiben sind: Da wäre zunächst die Thoraxchirurgie. Er war der Erste, der sich dabei des atmosphärischen Druckunterschieds bediente. In erster Linie operierte er an der Person, wobei sich der Kopf der Person außerhalb, der Rumpf und der Thorax innerhalb einer Druckkammer befanden, in der er die Operation ausführte. Dann wurde einfach auf das Gesicht der Person eine Maske gelegt, über die die Einatmung je nach Bedarf mit oder ohne Ether und Sauerstoff unter einen gewissen Wasserdruck von 4, 5 oder 10 cm erfolgte.[84]

Der zweite Bereich betraf Arbeiten rund um die Kineplastik der Amputationsstümpfe.[85]

Vorgeschichte:
Erster zu erlangender Bestandteil: die Muskelsensibilität.
Folgende Arbeiten ermöglichten:
mehr Kraft
leichteres, feineres und biegsameres Material.
Auf diese Weise sah das Material zum ersten Mal wie die Haut aus.

Bei genauerem Hinsehen bemerkt man, dass all seine Recherchen mechanisch ausgerichtet waren. Übrigens hatte sich Sauerbruch vor der Aufnahme seines Medizinstudiums den Naturwissenschaften, der Mechanik und Physik gewidmet. Die physiologische Analyse, die Analyse der innersten Mechanismen des Organismus, die Struktur der Materie, die organischen und geweblichen Funktionen waren von geringerem Interesse für ihn. Jegliche Analysearbeit missfiel ihm. Ihm gefiel die Arbeit der Kineplastik der Stümpfe, weil er die Flexoren und Distraktoren in ihrer Gesamtheit nehmen konnte, die er durch überhäutete Kanäle *en bloc* zusammenhielt. Eine getrennte Verwendung der verschiedenen Muskeln mit Analyse der Muskelfunktionen wäre nicht seine

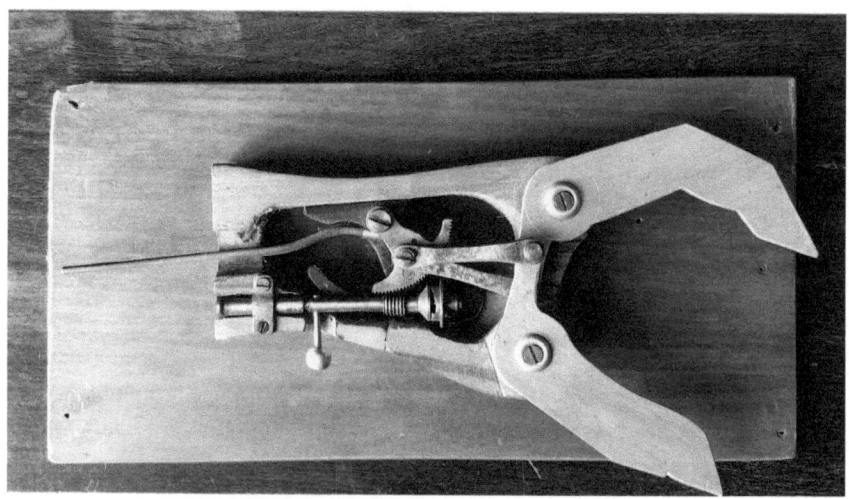

Abb. 21: Von Adolphe Jung entworfenes Handprothesenmodell. Quelle: Privatbesitz Familie Jung.

Sache gewesen. Darüber hinaus zog ihn die Krukenberg[86]-Operation, die eine anatomische Ausrichtung und eine physiologische Analyse der isolierten Muskelfunktionen erfordert hätte, nie an.

Diese Geisteshaltung zeigte sich auch in der Erforschung der Pathologie der Stümpfe. Sauerbruch hatte aufgrund seiner Arbeiten und seines Interesses an Amputierten eine große Zahl von Stümpfen zu analysieren. Schmerzhafte Stümpfe, schlecht vernarbte, schlecht ausgepolsterte oder solche mit tiefen Verwachsungen, infizierte oder fistulöse Stümpfe gab es zwei Mal die Woche bei der Vorstellung der Kranken in seinem Hörsaal. Er betrachtete die Stümpfe stets in ihrer Gesamtheit: Knochen und Weichteile, Gefäße und Nerven bildeten ein Ganzes.

Bei der Analyse der Schmerzen, deren Ätiologie, der Analyse der Gefäßversorgung oder der vasomotorischen Störungen hielt er sich nicht lange auf. Er suchte unverzüglich nach Wegen, um durch kleine Eingriffe so schnell wie möglich die Kanäle in den Stumpf einzuarbeiten, aber stets unter der Maßgabe, nur ein Minimum an Knochen zu opfern, um ihn nicht allzu sehr zu verkürzen.

Das Wichtigste bei der Vorbereitung der Stümpfe war die kraftvolle Massage, um die Muskelmassen zu lockern und die Verwachsungen und Narben zu lösen. Man muss gesehen haben, wie er den Stumpf untersuchte, ihn griff, seinen Wert abschätzte! Außer im Fall einer Infektion ließ er dabei bewusst alle Details außer Acht, um den Patienten an die mit der Vorbereitung des Stumpfes beauftragten Ärzte und Masseure zu übergeben, die Massagen und Bewegungsübungen durchzuführen hatten. Viele Beschwerden, deren vorausgehende Analyse den auf die Narbenbildung, die Blutgefäße oder die Nerven zurückgehenden Ursprung gezeigt hätte, verschwanden durch diese direkte Behandlungsmethode, nämlich die Muskelfunktionen durch sämtliche Mittel erneut zum Leben zu erwecken. Ich habe nur einige wenige Fälle gesehen, wo die gesamte Kineplastik versagt hatte, weil sich eine Arthritis bis in die Wurzel des Gliedes erstreckt hatte. Bei diesen Patienten kam es zu einer progressiven Muskelsklerose, die den Stumpf völlig unbrauchbar machte. Ich sah recht wenige Kranke, die eine Prothese trugen und an einem Neurom oder an vasomotorischen Störungen litten.

Diese direkte, synthetische Sichtweise auf die Stümpfe und ihre Beschwerden sowie der sich daraus ergebende ganzheitliche Blick hatten etwas Reizvolles und passten gut zum Geist und zu der Kühnheit seines Urhebers.

Und doch liegt auf der Hand, dass eine analytische Recherche unerlässlich ist, um die Grundlagen der Forschung zu erweitern und die Verbindung mit anderen laufenden Studien, insbesondere jene in Bezug auf Kreislauf- und Nervenbeschwerden, herzustellen.

Auf dem Gebiet der Stümpfe und Apparate setzte Sauerbruch übrigens seine Forschungen fort, allerdings eher seitens der Prothesen als der Stümpfe selbst. Mit seinen Mitarbeitern versuchte er zum Beispiel, den Biege- und Streckbewegungen der Finger mehr Kraft zu verleihen, indem er die verschiedenen Steuerungshebel der Prothesenelemente anders anordnete, das Prinzip der kommunizierenden Gefäße anwendete, wo der Hub der Muskelmassen zu kurz war, und schließlich elektrische Kraft hinzuzog. Durch Verwendung anderer Rohmaterialien arbeitete er schließlich auch an der Verbesserung der Prothese selbst. Eines Tages brachte ihm ein Mitarbeiter eine Hand aus sehr feinem Gummi, die der Haut in Farbe und Haptik täuschend ähnlich war (obwohl ohne normale Körperwärme) und die der beweglichen Prothese übergezogen werden sollte.

Um zu zeigen, auf welchem Gebiet die Entdeckungen von Sauerbruch entstanden, möchte ich noch auf ein weiteres originelles Werk hinweisen. Er hatte die Idee, in Fällen, in denen Knochenschädigungen des Oberschenkels den Chirurgen zwangen, ein großes Stück Knochen zu opfern, den Oberschenkelknochen durch Kippen des Unterschenkelknochens zu ersetzen. Dazu musste natürlich der Fuß des Beins geopfert werden![87]

Da Sauerbruch in den letzten Jahren unmittelbar in politische Probleme, in die Organisation universitärer Strukturen Deutschlands sowie in medizinische und chirurgische Entscheidungen eingebunden war, hatte er kaum Zeit, neue chirurgische Forschungen durchzuführen; eine Ausnahme bildeten die Stumpfprothesen. Er erinnerte unablässig daran, dass nicht die Entdeckung dieser oder jener Operation oder dieser oder jener Krankheit wichtig war, sondern vielmehr die Gestaltung des menschlichen Lebens selbst, die Organisation der Massen. «Es gilt», sagte er, «dem mechanischen, chemischen und technischen Einfluss in der Medizin wie auch in allen anderen Bereichen zu widerstehen.» Aber was setzte er an dessen Stelle? Immer wieder Fragen der chirurgischen Mechanik! (Randbemerkung des Verfassers: Reaktion von Sauerbruch gegen die chemische Laboranalyse und somit Betrachtung des Menschen in seiner Gesamtheit. Gesamteindruck.) In Wirklichkeit wäre er wohl gern zur praktischen Medizin zurückgekehrt, zur medizinischen Praxis, zur medizinischen Kunst ohne Labor, ohne Radiografie und ohne chemische Heilverfahren. Er hätte sich gern wieder der klinischen Arbeit zugewandt und bedauerte, dass diese den deutschen Ärzten völlig fehlte. «Diese Neuorientierung hat uns in der Medizin wie auch in allen anderen Disziplinen in die Irre geführt und durch exzessive Materialisierung und Technisierung auch den Staat in die Irre geleitet.» Und er schloss daraus: «Die deutsche Elite war nicht in der Lage, diesem Einfluss zu widerstehen, das Maß zu wahren, auf der menschlichen Ebene zu bleiben; daher die Katastrophe.» Deshalb dachte er auch, dass die deutsche Kultur es nicht verdiente, verteidigt zu werden, und dass man sie der Vernichtung durch die Slawen ausliefern könnte; sie wird später ohnehin größer und nobler wiederauferstehen.

Im Grunde sehen wir, dass die Schule von Sauerbruch, die erste deutsche Schule, die die deutsche medizinische Wissenschaft der damaligen Zeit widerspiegelte und die die deutsche Medizin und Chirurgie in diesen letzten dreißig Jahren weitgehend geprägt und beeinflusst hatte, in erster Linie eine technische Schule war:

Die Technik des Operationssaals, die rigide Strukturierung der chirurgischen Handgriffe, ihrer Gehilfen und Instrumentenschwestern; die Fülle von Instrumenten, die Verwendung von Spezialinstrumenten für jeden einzelnen Handgriff während der Operation; und auch in der Forschung die technische und materielle Orientierung und das Fehlen physiopathologischer Analysearbeiten.

Es ist merkwürdig zu sehen, was andere Chirurgen im gleichen Zeitraum in Deutschland geleistet haben. Als einer der größten wird Kirschner genannt.[88] Gibt es einen technischeren Genius als den ehemaligen Professor aus Tübingen und Heidelberg? Seine Forschungen wurden fast ausschließlich auf diesen Gebieten durchgeführt: Zugvorrichtung, Visiergerät, um zum Gauer-Ganglion zu finden; auch die Spinalanästhesie wurde von ihm durch die Nutzung physikalischer Prinzipien modernisiert und verändert. So waren die beiden größten Mediziner im Deutschland der Zwischenkriegszeit von der Technik besessen.

Unterdessen blieb man in Frankreich auf der menschlichen Ebene. Die Untersuchung menschlicher Reaktionen stand im Vordergrund. Die Orientierung, die Leriche und seine Schule Frankreich und der gesamten Welt gaben, waren dem diametral entgegengesetzt. Leriche untersuchte die vasomotorischen und vaskulären Reaktionen des Organismus, er untersuchte das Leben, die Physiologie und die Physiopathologie des Gewebes, den Schmerz, die Behandlung der Schmerzen, nicht durch reine chirurgische Handgriffe und Nervenabschnitte, sondern durch physiologische Veränderungen (Novocaininfiltrate). Postoperative Reaktionskrankheiten standen auf der Tagesordnung. In Frankreich kümmerte man sich noch immer um den Menschen, um seine Reaktionen und seine Möglichkeiten. Technik und Instrumentierung waren auf ein Minimum reduziert. In Deutschland hingegen ließen sich die bedeutendsten Mediziner vom Materialismus hinreißen, der den Menschen zur Nebensache erklärte, ihn auf einen vernachlässigbaren Rest reduzierte.

Der Krieg in Berlin

Ich kam am 1. Oktober 1942 in Berlin an. Zu dieser Zeit hatte die deutsche Armee bereits Schwierigkeiten an der russischen Front. Sauerbruch war nicht zugegen. Er war auf einer Inspektionsreise in Russland.

Ich wurde von Paul Gohrbandt[89] empfangen, dem offiziellen Stellvertreter von Sauerbruch. Als typischer Pommer war er von massiger Statur, etwas dicklich, hatte breite Schultern und langsame, weiche Bewegungen. Seine Stellung gebot ihm Höflichkeit und Diplomatie, da er des Öfteren von Sauerbruch geschickt wurde, die ersten Schwierigkeiten mit der Militär- bzw. Zivilverwaltung der Universität zu begradigen. Für einen Norddeutschen war er außergewöhnlich psychologisch, besaß viel Feingefühl, war intelligent und verstand es, sich seiner Qualitäten wirksam zu bedienen. Er liebte die Freuden der Tafel und gute Weine. Doch ging seine Diplomatie mitunter ein wenig zu weit und oft war seine Durchtriebenheit allzu leicht durchschaubar. Er trug ein Monokel. Offiziellen Vertretern gegenüber verhielt er sich häufig ein wenig unterwürfig. Gegenüber seinen Untergebenen war er freundlich und schlug nur sehr selten einen verächtlichen oder paternalistischen Ton an, den man in Frankreich so sehr verabscheute. Er war kein Anhänger Hitlers und ich hörte ihn niemals mit «Heil Hitler!» grüßen. Er war aus gesundheitlichen Gründen aus der Armee ausgeschieden und hatte seinen Grad als Reserveoffizier verloren. Er beschäftigte sich kaum mehr mit Chirurgie, ebenso wenig mit Forschung. Als Chef der Poliklinik arbeitete er täglich von acht bis zwölf/dreizehn Uhr. Danach war er frei. Jeden Tag erstattete er Sauerbruch Bericht.

Er empfing mich ohne unnötige Fragen und versuchte, freundlich zu sein. Ich erhielt das Zimmer eines abwesenden Assistenten. Auf dem harten und schmalen Sofa schlief ich schlecht. Ich wollte mich nicht beschweren. Erst zwei Monate später wurde mir bei einer zufälligen Inspektion sofort eine Einzimmerwohnung gewährt.

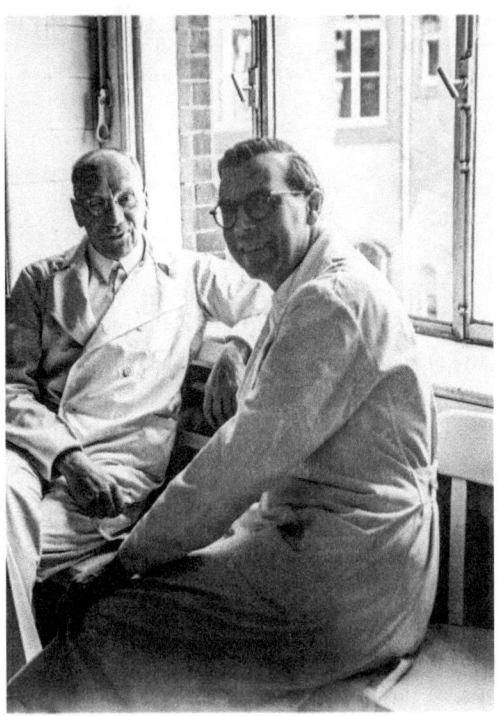

Abb. 22: Adolphe Jung mit Ferdinand Sauerbruch, ca. 1943/44.
Quelle: Bildarchiv des Instituts für Geschichte der Medizin und Ethik in der Medizin, Charité – Universitätsmedizin Berlin.

Im November 1942 kehrte Sauerbruch von einer Inspektionsreise an der russischen Front zurück. Zu jener Zeit waren die deutschen Streitkräfte bekanntlich sehr weit in die Ukraine und Weißrussland vorgedrungen. Gleich nach seiner Rückkehr führte ich mit Sauerbruch ein Gespräch darüber. Er erzählte mir zunächst liebevoll von Gosset, für den er eine wahrhafte Sympathie hegte… Dann, ohne jeglichen Übergang, huldigte er Leriche, zweifelsohne einem der größten Forscher seiner Zeit. In seinen Erzählungen über Russland hielt er sich nie bei den Institutionen und der Lage der deutschen Armee auf. Sie war stark und der Kampfgeist der Truppen und Offiziere vortrefflich. Indes unterließ er es nie, die russischen Institutionen, die russischen Sanitätsdienste und das russische Land zu loben. Was er dort gesehen hatte, hatte ihn sichtlich beeindruckt. Vor dem Krieg hatte er die russischen Institutionen kaum gekannt.

Seine Ansichten beeindruckten mich zutiefst. «Mir scheint», sagte er, «dass die medizinische Wissenschaft in Russland und die russische Medizin an sich heutzutage der unseren weit überlegen sind.»

Er sah bereits die großen Entwicklungsmöglichkeiten der Wissenschaft. Auf meine Frage bezüglich seiner Kriegsprognose antwortete er, allerdings erst nachdem er sich vergewissert hatte, dass die Türen gut verschlossen waren, und nachdem er den Hörer des Telefons abgenommen hatte, um etwaige im Apparat angebrachten Mikrofone unschädlich zu machen.

«Unsere Streitkräfte waren im Ersten Weltkrieg insgesamt durchaus weiter als heute. Das hat sie nicht daran gehindert, besiegt zu werden und alles erneut aufgeben zu müssen. Wir werden nicht siegen», betonte er. «Wir werden besiegt werden. Jetzt», fuhr er fort, «sagen Sie kein Wort hier, schweigen Sie: Es gibt viele Nazis hier in der Klinik.»

Einige Tage später fragte er mich nach meinen Absichten. «So schnell wie möglich nach Hause zurückkehren», antwortete ich. «Sie wissen, dass das unmöglich ist. Allerdings brauchen Sie jetzt eine Aufgabe. Wollen Sie sich um meine Privatpatienten kümmern?»

Ich nickte. So kam es, dass ich mich um gut dreißig Patienten kümmerte, darunter zählte gut die Hälfte zur Thoraxchirurgie, der Rest der Patienten kam aus seiner gut besuchten Sprechstunde. Es gab jedoch auch Amputierte, denen eine Prothese angelegt werden musste.

Erste Bekanntschaften

Ich wurde am 31. Dezember 1942, am Silvesterabend, von Sauerbruch eingeladen. An diesem Abend waren bei ihm nur er, seine Frau sowie ein großer Berliner Anwalt namens Levinski,[90] ein wahrhaft herausragender Geist, und dessen Gattin. Letztere hatte aufgrund ihrer jüdischen Verwandtschaft unter den Nazis gelitten. Levinski und seine Frau rauchten ununterbrochen; sie gaben zu, sich jeweils über fünfundsiebzig Zigaretten am Tag anzustecken. Da saß eine erbitterte antinazistische Gesellschaft am Tisch. Levinski sprach nur von den Kriminellen an der Spitze der Regierung. Hitlers Name wurde nicht ein einziges Mal ausgesprochen. Wenn sie über ihn sprachen, sagten sie «Schipanowski», der «*Oberste*» oder «Er»!

Kurz vor Mitternacht erhob sich Levinski und hielt eine Neujahrsrede, aus der mir folgende Worte in Erinnerung geblieben sind, die ich am gleichen Abend notiert habe: «Wir werden von einer Bande Krimineller regiert. Sie haben sich in Deutschland eingenistet und haben über alle und alles eine außerordentliche materielle und spirituelle Macht. Durch ihren Geist und ihre Macht finden wir sie überall um uns herum, in unserem Berufsleben und in unserem Privatleben. Sie leisten einen hartnäckigen Kampf, um in unsere Gedanken einzudringen. Wir müssen uns tagtäglich, stündlich gegen den Einfluss dieses grotesken und blutrünstigen Regimes zur Wehr setzen.»

«Das ungleiche Machtgefüge und die herannahende Katastrophe lösen in uns ein wachsendes Gefühl der Verzweiflung aus. Lasst uns hoffen, dass diese entsetzliche und verbrecherische Phantasmagorie im anbrechenden neuen Jahr ihr Ende finden wird.»

Feierlich erhoben wir unsere Gläser und tranken auf das neue Jahr. Die Stimmung war gedrückt. Die Damen Sauerbruch und Levinski zitterten vor Angst und Schrecken. Sauerbruch war angespannt und schwieg. Ich selbst fühlte mich wie zugeschnürt und zerschlagen. Frau Sauerbruch und Frau Levinski schalteten das Radio an und suchten fieberhaft Radio London. Ergriffen hörte diese kleine Gesellschaft die Glocken des Big Ben der Westminsterabtei.

Damals befand sich in Sauerbruchs Klinik ein junger Schweizer namens Wiederkehr, Sohn eines Arztes. Der junge Mann war erst seit Kurzem in Berlin. Er war ehrlich bemüht, sich dem Milieu der Assistenten in der Klinik anzupassen; er war jung und gescheit. Er spürte sehr wohl die Unterschiede und Gemeinsamkeiten zwischen seinem alemannischen Land und dem Deutschen Reich. Er war unglücklich. Eines Tages kündigte er unvermittelt an, er müsse zurückkehren, um die Patienten seines kranken Vaters zu versorgen. In Wahrheit trat er eine Stelle als Assistent von Professor Jentzer in Genf (Direktor des Chirurgischen Universitätsklinikums)[91] an.

2. März 1943. Berlin wurde heftig von amerikanischen Luftstreitkräften bombardiert. Zehn Minuten nach dem Fliegeralarm hörte man das Feuer der Flugabwehr. Es war ein ohrenbetäubender Lärm. Der Flugalarm dauerte knapp eine Stunde. Es fielen viele Brandbomben. Die Charité selbst wurde nicht bombardiert, aber ringsherum wüteten Brände. Auf dem Karlsplatz brannte ein Dutzend Häuser. Überall fielen Bomben. Es brannte in allen Vierteln.

Am nächsten Morgen fuhr ich mit dem portugiesischen Konsul, dem Grafen de Duarte, mit dem Auto bis nach Grunewald, wo er eine Villa am Halensee bewohnte. Zahlreiche Villen im Westen Berlins und im Grunewald wurden beim Luftangriff zerstört. Nur wenige, aber große, bestimmt zwei Tonnen schwere Bomben waren hier abgeworfen worden und hatten die Gebäude vollständig zerstört.

Zu jener Zeit befand sich in Sauerbruchs Klinik eine Patientin, die an einem Lungenleiden erkrankt und bereits in Wien operiert worden war. Sie wurde an Sauerbruch überwiesen, der sie erneut operierte. Es handelte sich um Frau Zucca Bratianu, die der Familie des ersten rumänischen Königs entstammte. Diese Familie spielte seither eine große und konstante Rolle in Rumänien und stellte stets einen Bratianu als Minister und Regierungsmitglied.

Die Freundschaft zu Frankreich war in dieser großen Familie eine Tradition, die auch die dreißigjährige Frau Bratianu pflegte; sie war von großer natürlicher Schönheit und außergewöhnlicher Intelligenz. Sie hatte dunkle, weit auseinanderstehende, aber wache Augen, einen breiten, wohlgeformten Mund und eine klare und bezaubernde Art zu sprechen; in ihrer Anwesenheit wurde jedes Gespräch zum Fest.

Frau Bratianu war von den deutschen Sitten nicht angetan. Was sie an den Deutschen anzog, war deren Geisteshaltung, ihr Fleiß und eine gewisse Ehrlichkeit, die sie sowohl in einfachen wie in gebildeten Deutschen sah. Selbstverständlich hasste sie das Hitlerregime und machte keinen Hehl daraus. Sie warf ihrem Land leidenschaftlich vor, dass es sich in einen Krieg gegen Russland hatte mitreißen lassen.

«Die Russen werden uns besiegen», sagte sie bereits damals.

Eines Abends in der Klinik, sie hatte soeben Proviant aus Rumänien erhalten, lud sie Frau Sauerbruch und mich sowie andere Personen, einen Deutschen und eine ausländische Patientin, zu einem kleinen Abendessen (es wurde nur französisch gesprochen) im Büro von Professor Sauerbruch ein. Wie in jedem offiziellen Büro hing auch hier über dem Sofa ein großes Portrait von Hitler. Nach dem Essen und einem Toast auf den Sieg der Alliierten schmetterte Frau Bratianu ihr Glas gegen das Portrait von Hitler, und, da sie ihr Ziel verfehlt hatte, noch ein zweites hinterher. Der deutsche Gast, ein Nazi-Gegner, erblasste. Frau Bratianu rief: «Schade, ich konnte leider den Teufel nicht austreiben!» Der Teufel war ihr in Gestalt von Hitler erschienen und sie wollte ihn mit dem Wurfgeschoss aus Glas vertreiben!

Die Zuneigung, die die Prinzessin für uns Franzosen hegte, äußerte sich mehrfach. Auf dem Grundstück des Krankenhauses arbeitete ein Dutzend französischer Gefangener an einem Klinikanbau. Die Werkstatt der orthopädischen Bandagisten im Erdgeschoss der Klinik erwies sich als zu klein und es wurde mitten im Krieg (1942–43) beschlossen, neben der Klinik ein kleines einstöckiges Gebäude mit einem Dutzend Räumen anzubauen. Die Gefangenen wurden dem Maurermeister unterstellt. Zu dieser Zeit fanden die ersten Räumungs- und Fundamentarbeiten statt. Nachts schliefen und aßen die Gefangenen in einer kleinen Holzbaracke, die aus nur einem Raum bestand. Morgens um acht verließen sie ihre Baracke und begaben sich ohne Hast zu ihrer Arbeitsstätte, wo sie, ausgenommen einer Mittagspause zwischen zwölf und eins, bis siebzehn Uhr durcharbeiteten. Sie waren ordentlich gekleidet und sahen trotz ihrer Magerkeit und ihrer betrübten und desillusionierten Gesichter nicht allzu schlecht aus. Sie waren fleißig, ohne jedoch übereifrig zu sein, korrekt und verstanden es, weder hochmütig noch unterwürfig zu wirken. Das machte sie sympathisch. Ich muss sagen, dass ich den Gefangenen gegenüber nie abwertende Worte vernahm. Sie wurden als Vertreter einer Nation bewundert, auf die man, trotz aller offiziellen Order, nicht alle Verbrechen des Jahrhunderts abwälzen konnte. Man sprach ihnen eine gewisse Überlegenheit und menschliches Verhalten zu. Obwohl sie Gefangene waren, wusste man, dass sie sich aus der nationalen Knechtschaft und vom kleingeistigen und exzessiven Chauvinismus befreit hatten. Man wusste, dass unter ihrer Gefangenenkluft ein Herz schlug, und fand Gefallen an ihrer ritterlichen Art. Man sprach ihnen sämtliche Tugenden zu, die den deutschen Soldaten so offensichtlich fehlten. Sie strahlten den Ruhm vergangener Jahrhunderte aus: die geführten und gewonnenen Schlachten des Ersten Weltkrieges, der Geist der Revolution, die Prinzipien der Menschenrechte. Unsere rumänischen, griechischen und italienischen Freunde in der Klinik setzten all ihre Hoffnungen auf eine neue und bessere Welt in sie und ihre Brüder. Unter den Deutschen fragten sich einige: «Warum hassen sie uns?», und andere: «Wie konnten sie sich nur besiegen lassen?»

Einige der Soldaten waren der Ansicht, dass sie viel zu gut behandelt wurden. In Wirklichkeit sah keiner in ihnen die Vertreter einer niederen Rasse. Denn die Unerbittlichkeit des Krieges, die unzähligen Hürden des Alltags, die Unterdrückung, Angst und Schrecken und die Sorgen hatten in allen ein dunkles Verlangen nach bis dahin vernachlässigter Menschenwürde erweckt, statt Hass und harten Widerstand zu schüren.

Frau Bratianu machte jeden Abend bei einbrechender Dunkelheit einen kurzen Spaziergang zur Baracke der Gefangenen, lief um sie herum und reichte einem der Gefangenen durch das geöffnete Fenster ein Päckchen mit einem Großteil der Reserven, die sie alle drei bis vier Wochen aus Rumänien erhielt: Wurst, Konservendosen, Zucker, geräuchertes Fleisch, Brot. Wenn sie nichts für sie hatte, war sie unglücklich. Dann flehte sie die Krankenschwestern um einen Laib Brot an, indem sie vorgab, Besuch zu empfangen. Und tatsächlich fanden wir uns mit einigen sicheren Freunden in ihrem Zimmer ein, und ein jeder brachte etwas mit, sei es Brot, eine Konservendose oder Kondensmilch. Wenn ihr nichts blieb, schenkte sie ihnen, selbst eine große Raucherin, ihre letzten Zigarettenreserven.

Eines Tages, als sie an der Baustelle vorbeilief, flüsterte ihr ein Gefangener, der gerade einen Ziegelstein aufhob, zu: «Jemand hat Sie angeschwärzt, Madame.» Etwas besorgt kam sie sofort zu mir in die Klinik und bat mich um Rat. «Kann ich ihnen also nichts mehr geben?», fragte sie mich. Ich war selbst verunsichert. Ich fürchtete, dass mich jemand bei der Übergabe einer Kleinigkeit beobachtet haben könnte.

«Ich liebe sie doch. Was soll ich machen? Man kann mir doch Nächstenliebe nicht verbieten.»

Wir erhöhten unsere Sicherheitsvorkehrungen und es gab keine weiteren Vorkommnisse.

Im Gegenzug für die durch die Fenster gereichten Päckchen erhielt Frau Bratianu notdürftig eingepackte alte Kleidungsstücke. Es waren vor allem Wäsche und zerrissene oder löchrige Socken. Diese großherzige Frau verbrachte dann einen Teil des Abends damit, die Kleidung unserer Gefangenen zu waschen und zu stopfen.

Und eines Tages wurde sie zu Tränen gerührt. Unter den Gefangenen gab es einen Sänger, der auf der Baustelle mit kräftiger, wohlklingender Stimme französische Chansons sang. An diesem Tag stand sie an einem Fenster im zweiten Stock der Klinik, gegenüber der Baustelle. Unser Mann begann zu singen. Zur Melodie von «*Sous les ponts de Paris*» sang er für sie das charmanteste Madrigal aus fünf Strophen, das die Gruppe für sie geschrieben hatte. Sie besangen ihre Schönheit, ihre Großherzigkeit, ihre Güte, die guten Erinnerungen, die sie in ihnen wachrief, und die Dankbarkeit für ihre Wohltaten. Ich habe diese starke und selbstbewusste Frau nie so gerührt und betroffen gesehen. «Sehen Sie», sagte sie, «welcher Gefangene auf der ganzen Welt wäre je auf einen solchen Gedanken gekommen? Wer wäre in der Lage gewesen, dies mit so viel Witz und Charme vorzutragen?»

Eines Tages, dessen Datum die Oberschwester weder kannte noch voraussehen konnte, kehrte Frau Bratianu von einer Reise nach Rumänien zurück. Sie war zwischen ihrer ersten und einer weiteren Operation zur Erholung in ihre Heimat gereist. Ihr Zimmer war bei ihrer Rückkehr nicht frei, da es einem wohl wichtigen Ungarn zugeteilt worden war, der an einem Lungentumor litt.

Frau Bratianu war wütend, sie mochte die Ungarn nicht. Was sie störte, war weniger, dass sie ein anderes Zimmer bekam, sondern die Tatsache, dass ein Ungar «eine Bratianu» ausquartiert hatte. Es war nichts zu machen! Keine beruhigenden Worte oder Entschuldigungen konnten ihren Zorn bändigen.

Jeder Mensch, sei er auch noch so groß, weitblickend oder intelligent, hat in seinem Innersten Gefühle, die seinen Tugenden widersprechen: die Ambivalenz des menschlichen Herzens ...

Sie konnte sich nicht vorstellen, nachgeben zu können, geschweige denn zu müssen. Im Namen des Königs, seines Volkes und der Familie Bratianu! Energischen Schrittes und mit äußerst korrekten, freundlichen und ihren Groll übertönenden Worten verließ sie die Klinik und ließ sich in einem der großen Hotels Unter den Linden nieder. Sie erhielt eine große Suite im vierten Stock.

Bedauerlicherweise wurde das Zentrum Berlin in dieser Nacht heftig bombardiert. Ich erfuhr, dass ihr Hotel stark beschädigt wurde. Sie hatte keine Anstalten gemacht, sich während des Fliegeralarms in den Schutzkeller zu begeben. Als die ersten Bomben fielen, lief sie auf den Flur und teilte dem vorbeirennenden Aufzugführer mit, dass sie krank sei und in ihrem Zimmer zu verbleiben gedenke, was ihm selbstverständlich völlig gleichgültig war.

Sie schloss sich in ihr Zimmer ein. Zwei Tonnen schwere Bomben fielen in ihrer unmittelbaren Umgebung nieder. Die Nachbardächer brannten. Frau Bratianu gab im Nachhinein zu, vor Schreck gezittert zu haben!

Am nächsten Morgen kam sie zu Fuß in die Klinik. Wir wussten, dass der Luftangriff furchtbar gewesen war und dass sie Todesängste verspürt habe musste. Höchst erstaunt waren wir jedoch, als sie zugab, im vierten Stock geblieben zu sein. Als sie mit ihrem charmanten rumänischen Akzent sagte: «Ach! Das ist doch nichts! Wie steht es um mein Zimmer?» Sie vergeudete keine Minute und keine unnützen Worte, um sich über die furchtbare Aufregung der Vornacht zu beschweren, und zog, zufriedengestellt, zurück in die Klinik. Die Oberschwester hatte das Unmögliche möglich gemacht, um sie in ihr altes Zimmer einzuquartieren!

Der Einberufung entkommen

12. März 1943. Um zehn Uhr morgens erhielt ich per Brief meine Einberufung! Ich sollte noch am selben Abend bei der Gendarmerie vorstellig werden, um als Arzt in einem Gendarmeriekorps nach Polen aufzubrechen. Glücklicherweise intervenierte Sauerbruch! Nach unzähligen Telefonaten wurde die Weisung für nichtig erklärt. Trotz meines französischen Reisepasses und den genauen Angaben, die ich diesbezüglich der Berliner Polizei gegeben hatte, war ich als «*Volksdeutscher*» eingetragen worden und nichts sprach gegen eine Rekrutierung.

Allein in diesem fremden Milieu, musste ich Sauerbruch gegenüber Ruhe bewahren. Er verstand, dass eine Rekrutierung auf keinen Fall und in keiner Hinsicht vorstellbar wäre.

Eines Abends besuchte mich ein junger Elsässer in der Klinik: Jean-Jacques Badina,[92] Sohn eines unserer ausgezeichneten Arztkollegen. Aufgrund unglücklicher Umstände absolvierte er sein Medizinstudium nun in Berlin. Er hielt seine Einberufung in der Hand, am selben Abend um Mitternacht sollte er Soldat der Deutschen Armee werden. Französischer Soldat, ja, aber Soldat der Wehrmacht, niemals! Glücklicherweise hatte der herausragende junge Mann Schmerzen in der rechten Leiste, er klagte seit Tagen über Übelkeit und Appetitlosigkeit. Die Diagnose war eindeutig und er wurde umgehend operiert. Ein «nicht sehr auffälliger» Blinddarm wurde entfernt.

Die Narkose wurde von einer Schwester eingeleitet. Der ausgezeichnete Benedict Hummel und ein junger ehrenamtlicher Schweizer Assistenz assistierten mir während der Operation. Unser Patient zählte in fehlerlosem Deutsch bis vierzehn und ab dann etwas schneller auf Französisch bis fünfzig.

«Seltsamer Student», sagte zu mir einer der Krankenpfleger im Operationssaal. «Wer genau ist dieser Mann?» Schlafende Hunde wurden geweckt. In Zeiten des Misstrauens, der Verdächtigung, der Denunzierung und des Schreckens war jeder Vorfall Grund zur Sorge. Sicherlich würde einer der Anwesenden es als seine Pflicht sehen, den sonderlichen und gefährlichen Vorfall der Polizeibehörde mitzuteilen.

Doch dabei blieb es nicht. Eine Stunde später lief ich mit einem Assistenten an meinem Patienten vorbei, der noch nicht vollständig aus der Narkose erwacht war. Er erkannte mich wieder und sagte laut und mit erfreuter Miene: «Wir machen sie fertig, nicht wahr, Herr Doktor, wir machen sie fertig, wir machen sie fertig!» Ich suchte das Weite. Ich sorgte mich mehr um ihn als um mich selbst. Als er vollständig aus der Narkose erwacht war, fand er seine Kontrolle wieder und unser Patient war wieder ganz gefasst.

Kaum waren seine Narben verheilt, wurden bei dem jungen Mann angebliche Nierenprobleme diagnostiziert, die ebenfalls stationär behandelt werden mussten. Er wurde schließlich in ein Sanatorium verlegt, wo er, dank der Autorität der Klinik, bis Kriegsende wegen eines Schattens auf dem Lungenflügel behandelt wurde.

24. April 1943. Ich erhielt heute von Frau Sauerbruch das wunderbare Buch «The Moon goes down» von J. P. Beck,[93] das in der Schweiz verlegt wurde und von der deutschen Besetzung Norwegens und dem heldenhaften Widerstand der Bevölkerung des Landes handelt.

26. April 1943. Zu dieser Zeit befand sich ein italienischer Generalissimus in der Klinik, der während des Tripolis-Feldzugs in Tobruk verletzt worden war. Er litt an einem Aneurysma am Hals.

Er kam in Begleitung seiner Frau, seines Chirurgen aus Neapel, der in der Uniform eines Stabsarztes erschien, und eines jungen Ordonnanzoffiziers. In ihrem Zimmer stellten sie sofort am ersten Abend Fotografien der königlichen Familie auf einen kleinen Tisch gegenüber vom Bett. Sie waren ganz und gar Antifaschisten. Der General sprach von seinem König und schien Mussolini zu ignorieren. Das Gespräch fand auf Französisch statt und ich diente als Dolmetscher. Ich hatte den Eindruck, dass er wusste, dass vor ihnen eine schwere Zukunft liegen würde und sie geschlagen werden würden. «Genießen wir noch», rief einer der jungen Offiziere, «die letzten schönen Tage des Krieges!» Sauerbruch operierte den Kranken, der einige Wochen später wohlauf nach Hause fahren konnte.

27.4.1943. Am nächsten Tag beschwerte sich Sauerbruch darüber, dass es an jungen Ärzten fehlte, die rangmäßig aufschließen und in den kommenden Jahren vakant werdende Plätze einzunehmen imstande wären. «Es fehlt uns», sagte er, «in Deutschland an jungen Menschen, die ein breites Allgemeinwissen haben und die Probleme überblicken können. Das Labor, die Radiologie und die biologischen Tests haben in der Medizin an Gewicht gewonnen. Das wirkt sich sehr stark auf die Chirurgie aus, die leider, und vor allem hier, in sehr enger Verbindung mit der Medizin steht und von ihr direkt abhängig ist. Deshalb wird der Chirurg wieder wie in alten Zeiten in den Rang eines Barbiers fallen. Es bedarf einer Rückkehr zur Heilkunde am Krankenbett. Sie ist für den Chirurgen eines der Mittel, um seine Ketten zu sprengen. Die klinische Arbeit wird die enge Verbindung zwischen Chirurg und Kranken wiederherstellen und der Chirurgie nicht nur ihr hohes Ansehen wieder verleihen, sondern vor allem eine Quelle von Effizienz und Fortschritt sein.» Damit erkannte er die Vorzüge der französischen Ärzte- und Chirurgenausbildung an.

Aber er meinte, man sollte damit noch weitergehen. Die Zeit für kleinere wissenschaftliche Forschungen über dieses oder jenes Thema wäre vorbei. Seiner Meinung nach war der Ausgangspunkt, das Fundament, auf Sand gebaut. Es wäre gerade durch die Entwicklung der Medizin in diesen letzten Jahren verzerrt worden. Der Chirurg sollte seine Grundlagen und Ansätze ändern. Die Forschungen der nächsten Jahre sollten diese neuen Grundlagen anerkennen.

Doch würde Deutschland das aus eigener Kraft schaffen? Das war für ihn nicht offenkundig. Die allzu materialistische Entwicklung, die übertriebene Spezialisierung, die Anforderungen der Forschung im weitesten Sinne des Wortes hatten den Studenten von Anfang an dermaßen eingeengt, dass es nur wenigen von ihnen später gelungen war, sich davon frei zu machen. Zwei Umstände waren dabei erschwerend: ein fehlender Gedankenaustausch mit anderen Ländern durch das Reiseverbot sowie der den Menschen eingehämmerte Glaube an die Überlegenheit des Deutschen in Vergangenheit und Zukunft. Die den Werken der Partei gewidmete Zeit (Leibesübungen, Sport, politische Versammlungen), die einen nicht wiedergutzumachenden Zeitverlust darstellten, führten dazu, dass der Student, der Assistent, der junge Professor sich auf eine schiefe Ebene begab, von der aus es kein Davonkommen mehr gab. Die Mehrheit nahm diese Gefahr gar nicht wahr. Diejenigen, die sie erkannten, durften aber deren Gründe nicht öffentlich anprangern. Und die wenigen Personen, die all das verstanden, wussten keine Abhilfe.

«Unsere Führer», bemängelte Sauerbruch, «glauben nach dem Sieg auf all das wieder zurückkommen zu können. Später, so glauben sie, können sie der Jugend neue Wege vorschreiben.» Abgesehen davon, dass Sauerbruch daran zweifelte, solange die Partei an der Macht bleiben würde, verwarf er diese Argumentation, weil es seiner Meinung nach gerade eben all das war, was den Sieg verhinderte und Deutschland unweigerlich in den Untergang führen würde.

28. April 1943. Sauerbruch kam mit der Frage der vakanten Plätze für Chirurgen und Direktoren an Universitätskliniken auf mich zu. Ich tat so, als verstünde ich seine Beharrlichkeit nicht, bis ich ihn nach direkten Angeboten daran er-

innerte, dass ich in meine Heimat zurückzukehren beabsichtigte und dass ich keine Stellung an einer deutschen Universität annehmen würde.

Es folgte eine Diskussion über Laval[94]. Hatte der nicht dem Elsass den Rücken gekehrt? Ich musste es bejahen. Aber es gab die anderen, in Afrika, in England, mit De Gaulle. Und es gab vor allem das Elsass, das Frankreich nie entsagt und ihm stets die Treue bewahrt hatte.

9. Mai 1943. Unter den Patienten der Klinik befand sich der Armeegeneral Beck, der vor dem Krieg Generalstabschef des Heeres war. Als junger Oberleutnant war er, erzählte er mir, im Elsass stationiert gewesen. Er behielt eine bleibende Erinnerung daran. Er wusste, dass das Elsass Frankreich liebte. Er verstand das und war der Meinung, dass sich in dieser Hinsicht nichts ändern würde. Er gab mir unverblümt zu verstehen, dass dieser Krieg der Krieg Hitlers war und dass Deutschland mit seinem Führer die volle Verantwortung dafür zu tragen hatte.

Vor dem Krieg war Beck, erzählte er mir, in Berchtesgaden zum Führer geordert worden. Im Laufe des Gesprächs tat Beck Hitler seine Abneigung gegen einen Krieg kund, der in seinen Augen nicht gewonnen werden konnte. Zum einen schien ihm Italien nicht verlässlich zu sein, zum anderen sah er bereits voraus, dass dieser Krieg wie schon der vorhergehende in einen Weltkrieg ausarten würde. Hitler entließ Beck und versetzte ihn in den Ruhestand. Das Bemerkenswerte bei der Unterredung war, dass Beck von Hitler in keiner Hinsicht beeindruckt war. Er sprach ihm jegliche Anziehungskraft ab. Zumindest zu Anfang musste Hitler mit Beck wohl über Militärisches gesprochen haben; die Unkenntnis, die er dabei an den Tag gelegt hatte, nahm Beck jegliche Illusion. «Überdies», sagte mir Beck, «sprach ich zwar mit Hitler, aber ich verstand ihn nicht. Es war mir nicht möglich, ihm zu folgen. Es war mir nicht möglich, seinen Gedanken zu folgen, mich darauf zu beziehen, um eine Antwort zu formulieren. Sprachen wir», sagte er mir, «zwei verschiedene Sprachen? Uns verband nichts, es gab keine gemeinsame Basis, keine Möglichkeit der Annäherung, keine Empfindung oder Sympathie. Nichts verband uns, nicht einmal sein angeblicher Patriotismus, seine angebliche Arbeit für das Volk. Seine diesbezügliche Sichtweise schien mir völlig falsch. Alles trennte uns: allgemeine, militärische und kulturelle Fragen. Empört verließ ich sein Arbeitszimmer und wiederholte mir innerlich: «Einer von uns ist kein Deutscher, aber ich glaube nicht, dass ich das bin.» Weiter dachte ich: «Einer von uns beiden ist verrückt, und auch da glaube ich nicht, dass ich es bin!»

«Schauen Sie», sagte mir Beck eines Tages und deutete auf zwanzig oder dreißig alte und neue Bücher über die unterschiedlichsten Themen, die auf seinem Nachttisch lagen, «unsere Literatur ist eine Staatsliteratur. Das ist eine Tatsache und nicht erst seit dem Krieg, das war schon immer so. Das wird uns nämlich ins Verderben führen. Was die Autoren des beginnenden 19. Jahrhunderts über die Einheit, Stärke und Macht Deutschlands ersonnen haben, muss wohl in den Köpfen der derzeitigen Führungskräfte zu einer Realität geworden sein.»

10. Mai 1943. Sauerbruch bat mich, ihn nach Küstrin zu einer Kranken zu begleiten, die an einer Bauchfellentzündung litt. Es handelte sich um eine perforierte Gallenblasenentzündung. Wie immer machte Sauerbruch entlang des Rippenrandes einen sehr langen Wellenschnitt nach Kehr[95]. Eine rasche Operation trotz der großen Schwierigkeiten, sich an der Aortagabelung zu orientieren. Drainage bei Kontakt. Große Menge von Gazestreifen.

26. Mai 1943. Professor Brandt[96] stattete Sauerbruch einen Besuch ab. Brandt, frisch ernannt, war inzwischen zur bedeutendsten Persönlichkeit im Bereich der Medizin in Deutschland geworden. In der Tat gab es während des Krieges, vor der Nominierung von Brandt, innerhalb der Regierung einerseits einen Chef des *Sanitätswesens der Wehrmacht*, der zuständig war für die vier Gesundheitsdienste der Landstreitkräfte, der Luftwaffe, der Marine und der SS. Zu den Militärführern gehörten: Handloser,[97] Gebhardt,[98] Erwin Gohrbandt.[99] Andererseits gab es einen Chef für den gesamten zivilen Gesundheitsbereich: Conti.[100]

Handloser war ein General mittleren Alters, rundlich, den ich häufig in der Klinik zu treffen Gelegenheit hatte, wo sein 18-jähriger Sohn wegen eines mediastinalen Abszesses in Behandlung war. Der junge Mann, ein einfacher Soldat, war an der Kaukasusfront am Kuban[101]-Brückenkopf durch einen intrathorakalen Granatsplitter verletzt worden. Der Splitter war retrosternal. Ein lebensbedrohlicher mediastinaler Abszess hatte sich gebildet. Zehn Tage nach seiner Verletzung wurde er per Bahn, dann per Privatflugzeug in die Klinik von Sauerbruch gebracht. Seine Temperatur schwankte zwischen 38° und 41°. Sauerbruch operierte ihn. Nach sechs Wochen konnte er die Klinik wieder verlassen.

Handloser fehlte es an Format, seine Kenntnisse waren mittelmäßig. Ich musste nicht enden wollende Befragungen über die Behandlung und die Krankheit seines Sohnes erdulden. Nazi aus Überzeugung, sagte er mir eines Tages, als er am Ende eines kurzen Gesprächs meinen Widerstand gegen die vorherrschenden Ideen spürte: «Auf Wiedersehen und kommen Sie zur Vernunft!» Ich war fassungslos.

Karl Gebhardt von der SS[102] war von einem anderen Kaliber. Dick, gut genährt, aktiv und lebhaft, wie er war, kam er ab und an auf einen Besuch zu Sauerbruch. Ich hatte eine heftige Abneigung gegen diese Person mit ihrem groben, geschäftigen und ruhelosen Gebaren, die ihrem leicht unflätigen und vielleicht sogar verweichlichten Gehabe auch noch ein falsches und hämisches Lächeln beigab. Sauerbruch fand Gefallen daran, es seinem ehemaligen Assistenten zu sagen. Gebhardt leitete in Hohenlychen, unweit von Berlin, ein großes Krankenhaus für plastische Chirurgie und Orthopädie sowie für die Rehabilitation Verwundeter.

Sauerbruch erhielt am Ende des Krieges eine entsetzliche Nachricht: Gebhardt hatte an den Internierten der SS-Lager grauenhafte Experimente[103] durchgeführt. Nach dem, was Sauerbruch mir sagte, hatte er Empyeme[104] im Knie provoziert. Nach dem Krieg wurde er als Kriegsverbrecher für schuldig erklärt und hingerichtet.

Der Annehmbarste der Gruppe war Erwin Gohrbandt (Bruder von Paul Gohrbandt, seinerzeit Leiter von Sauerbrauchs Poliklinik). Es hieß, er sei Nazi, doch bekam er ohne politische Intervention einen Lehrstuhl; er war der Einzige, der sich in seinen Forschungsarbeiten und die Arbeiten seiner Schule durch hohe professionelle Qualität auszeichnete. Er wurde übrigens nach der Befreiung von Berlin durch die Russen als Assistent Sauerbruchs akzeptiert, als dieser von der russischen Militäradministration zum Leiter des Gesundheitsdienstes der Stadt Berlin ernannt worden war.

Conti, ein kleiner junger Mann, bescheiden, anspruchslos und bar jeglichen medizinischen Wissens schuldete seine außergewöhnliche Stellung der einfachen Tatsache, dass er, chronologisch gesehen, als erster Berliner Arzt der Nazipartei beigetreten war. Er war selbstverständlich überzeugter Hitleranhänger. Jede seiner Reden waren Hymnen an die Naziorganisation und an ihren Führer und von einer verblüffenden Naivität und Einfalt. Er hatte eine hohe und dünne Stimme, seine Handbewegungen waren schlicht und gleichförmig. Man verstand sehr leicht, dass dieser Mann mit einem so begrenzten Weltbild und bar jeglichen Fach- und Allgemeinwissens, dem Hitler'schen Chauvinismus völlig verschrieben, die gesamte medizinische Zunft in den Ruin treiben konnte.

Doch wenden wir uns erneut Brandt zu. Er fungierte bei Hitler als allgemeiner Berichterstatter und Anweisungsbefugter in zivilen und militärischen Gesundheitsfragen. Er löste eigenhändig sämtliche Streitfälle und Schwierigkeiten, die sich zwischen den zivilen Stellen und denen des Militärs auftaten, und legte sie bei. Brandt war 43 Jahre alt. Er behauptete gern, ehemaliger Straßburger zu sein, da er vor dem ersten Weltkrieg und bis 1918 das Straßburger Gymnasium besucht hatte.

Er verdankte seine Position dem Zufall eines Autounfalls, der sich in der unmittelbaren Umgebung des Führers ereignet hatte. Dabei bot sich ihm die Gelegenheit, in die Nähe Hitlers zu gelangen und dessen Wertschätzung zu erlangen. Sehr rasch rückte er im Universitätsbetrieb auf und wurde stellvertretender Professor des Dekans der medizinischen Fakultät von Berlin[105], der selbst ein hoher Nazi war und durch die Gnade der Partei berufen wurde.

Eines Tages kam Brandt, den Sauerbruch gut kannte, duzte und trotz der medizinischen Wissenslücken mit Nachsicht behandelte, in die Charité, um einige Fragen der Personalbesetzung zu besprechen. Sie führten ein langes Gespräch. Sauerbruch sagte ihm – selbstverständlich schonungsvoll, wie er es immer mit den Leuten von der Partei hielt, vor allem wenn sie aus dem Umfeld von Hitler kamen:

«Die Zukunft Deutschlands steht auf dem Spiel. Deutschland kann den Krieg nicht gewinnen. Wir riskieren einen fortdauernden Kriegszustand, der unserer kulturellen und moralischen Entwicklung schaden wird. Unser Land wird, wenn wir nicht aufpassen, für lange Zeit in den Ruin getrieben. Glauben Sie selbst noch an den Sieg? Wäre es nicht besser, wir träfen Vorkehrungen, um die Niederlage und den totalen Ruin unseres Landes zu verhindern?»

Brandt antwortete wörtlich: «Mit nüchsternsten [sic] Augen gesehen [ist es] ernst [und] ein Sieg unmöglich, aber der Glaube soll uns genügen und wird uns bewahren.»[106] Sauerbruch kam in einem Gespräch, das ich mit ihm hatte, nicht darüber hinweg. «Sie haben Augen, sehen aber nicht.»

Nachdem mich Sauerbruch Brandt vorgestellt hatte, sprach dieser übrigens lange mit mir über die Karrieremöglichkeiten, wobei er die Zahl der vakanten Lehrstühle hervorhob. Man konnte keinen direkten Druck mehr auf mich ausüben, um mich zu nötigen, angesehene Universitätsposten anzunehmen. Ich veranlasste Sauerbruch, ihm zu sagen, dass ich französischer Professor und mein Platz im Elsass sei.

Stätten des Widerstands

29. Mai 1943. Ich wurde der Baronin von W., Präsidentin des Roten Kreuzes[107], vorgestellt. Sie war eine vehemente Nazigegnerin und wusste, dass sie von einem Tag auf den anderen abberufen werden konnte. Aus Propagandazwecken ließ man sie wohl noch vorübergehend auf diesem wichtigen Posten. Tatsächlich sollte sie ein Jahr später ihren Posten verlieren. Sie erzählte mir von einer antifaschistischen Untergrundbewegung in Studentenkreisen und von dem Unglück, das einem Studenten aus ihrem Freundeskreis passiert war. Die Gestapo hatte wohl die Wohnung des Studenten durchsucht. Seine Schwester wohnte bei ihm.

Als die Gestapo kam, wurde er durch einen Freund gewarnt und konnte über die Terrasse und den Dienstaufgang eines Nachbarhauses flüchten, in einem Köfferchen nahm er die ihn belastenden Dokumente samt Flugblättern mit. Die Gestapo durchsuchte seine Wohnung. Der Student kam nie wieder. Er, seine Schwester und der Freund waren verschwunden.

An mehreren Stellen wurden Plakate aufgehängt. Eine hohe Belohnung jedem versprochen, der Informationen über sie liefern könnte. Zwei Tage später hatten der Student und seine Schwester mit ihrem Köfferchen erneut die Wohnung gewechselt. Am Abend gab es einen Fliegeralarm. Die jungen Leute begaben sich in einen öffentlichen Schutzkeller. Unter den Schutzsuchenden gab es zwei Männer, die sie erkannten und denunzierten.

Sie wurden verhaftet. Die Männer bekamen ihre Prämie und der Student wurde noch am selben Tag hingerichtet. Seine Begleiter wurden zum Tode verurteilt, aber das Urteil wurde nicht sofort ausgeführt.

Bei der Baronin, der Präsidentin des Roten Kreuzes, arbeitete noch eine Dame aus demselben Kreis, gut erzogen und nicht weniger nazifeindlich, die mit der Überwachung des Schriftverkehrs zwischen der Heimat und der Front beauftragt war. Sie hatte gerade einen Brief gelesen, den eine Frau an ihren Mann, einen Offizier an der russischen Front, verfasst hatte:

«Ich weiß sehr genau, dass die Männer ihren Frauen nicht treu bleiben können, aber wenn du mich schon mit einer Ukrainerin betrügst, suche dir die junge und schöne aus, aber vergiss nicht, dass du mir danach das blutige Hemd deiner Partnerin schicken musst; sie darf nicht überleben!...»

30. Mai 1943. Ich hatte eine Diskussion mit Sauerbruch über die Rechte und Pflichten eines Klinikdirektors. Für ihn bestand die wesentliche Pflicht

darin, die individuellen Begehren der Klinikassistenten zu unterdrücken und gegebenenfalls zu lenken. «*Leistung zwingt zum Biegen!*» Damit meinte er die zahlreichen Mitarbeiter und Assistenten, darunter mehrere Professoren und zahlreiche fähige Assistenten, einige davon mit häufig unmäßigen Vorstellungen und mitunter vielleicht auch skrupellos in dieser Zeit des Fanatismus und der Unterdrückung. Und so gelang es Sauerbruch, in diesem abgeschlossenen Bereich seiner renommierten Klinik eine Art tragbarer Harmonie zu erhalten.

1. August 1943. Wir hatten in Berlin soeben von den sechs oder sieben aufeinanderfolgenden Bombardierungen auf Hamburg gehört. Wir wussten, dass die Zerstörungen enorm sein mussten; das Feuer tobte in der Stadt und war kaum zu bändigen. Viele Menschen waren verbrannt oder erstickt, vor allem in den engen Vierteln der Stadt. Wir erfuhren, dass es verboten war, die Stadt zu betreten bzw. zu verlassen, dass es die Gefahr einer Epidemie gab. Die Berliner Bevölkerung war von Panik ergriffen. Goebbels inserierte in den Zeitungen und ließ in den Straßen öffentlich einen Appell an die Berliner anschlagen, indem er sie aufforderte, die Stadt zu verlassen, falls sie die Möglichkeit hatten und nicht durch ihre Arbeit an die Stadt gebunden waren, man empfahl ihnen, sich entweder zu ihren Verwandten aufs Land oder in eine der für die Berliner Bevölkerung vorgesehene Region zu begeben: die Mark Brandenburg, Ostpreußen oder Westerland (Westpolen)!

Ich machte die Bekanntschaft des Prälaten Schreiber[108], eines ehemaligen Abgeordneten der Zentrumspartei und Ministers unter Stresemann[109]. Von den Nazis verfolgt, hatte er von den Konzentrationslagern Kenntnis gehabt und lebte derzeit versteckt. Wegen unklarer Bauchschmerzen kam er zu einer Untersuchung und Behandlung in die Klinik. Er erzählte mir von seinen elsässischen Bekanntschaften, von Ernst[110], der von den Deutschen zum Bürgermeister von Straßburg ernannt wurde und der vor dem Krieg an der Spitze des elsässisch-lothringischen Hilfsdienstes in Frankfurt stand. Er erzählte mir von den Propagandadiensten, die schon seinerzeit im französischen Elsass aktiv waren.

«Briand», sagte er mir, «forderte von Stresemann, im Gegenzug zu beträchtlichen Zugeständnissen, die Frankreich Deutschland gewährte, jegliche deutsche Propaganda im Elsass zu unterlassen. Was ihm von Stresemann feierlich zugesagt wurde. «Von da an», sagte mir Schreiber, «wurde die Indoktrinierung sehr schwierig.» Die Nachrichten- und Propagandadienste konnten nicht mehr einzeln vergütet werden; das Geld musste auf Privatkonten im Ausland überwiesen werden. Und Schreiber gab mir schließlich einige Namen von bekannten Leuten, die aus dem Propaganda- und Nachrichtendienstfonds Gelder vom Reich erhielten.

Unter dem Bombenhagel

Im Dezember 1943 gab es eine Woche lang die erste Reihe von fünf aufeinanderfolgenden Bombardierungen. Sie erfolgten abends und in der Nacht. Jedes Mal waren wir für zwei oder drei Stunden im Schutzraum. Verschiedene Viertel waren betroffen. Der erste Bombenangriff war der verheerendste für die Charité.

Ich befinde mich mit einigen Ärzten, Krankenpflegern und Krankenschwestern im Bereitschaftsraum. Soeben ist der Alarm ausgelöst worden. Es ist halb acht am Abend. Plötzlich höre ich den Bombenalarm der Flugabwehr und ihren höllischen Lärm. Ab und an ein dumpfes Grollen, begleitet und gefolgt von Erschütterungen und Schwingungen des Schutzraumes, macht uns klar, dass schwere Bomben auf die unmittelbare Umgebung der Klinik fallen. Meine Frau ist an meiner Seite. Da ich meine Familie lange nicht gesehen hatte, war meine Frau, die meine Kinder in guter Obhut im Elsass gelassen hatte, für eine Woche nach Berlin gekommen.

Wir verlassen den kleinen Raum und gehen in den großen Operationssaal. Es sind nur wenige Menschen im Schutzbunker. Es ist der erste große Bombenangriff und die meisten Leute bleiben in ihren eigenen Kellern, so ungeschützt und unsicher sie auch sind. Sauerbruch befindet sich im großen Saal. Alle sind blass und nervlich angespannt. Plötzlich ein lautes Geräusch und eine Erschütterung des Schutzbunkers, dann ein zweites Mal, ein drittes und viele weitere Male; bei jedem Bombenfall wurden das Grollen und die Schwankungen des Bunkers stärker. Ich hielt den Atem an. Ein furchtbarer Krach und eine gewaltige Erschütterung bringen alle ins Wanken. Es war eine Dauerbombardierung. Die nächste Bombe würde auf unseren Bunker fallen. Zum Glück war es die letzte dieser Reihe! Sie fällt fünfzig Meter von der Klinik entfernt auf das Pförtnerhaus, am nördlichen Eingang der Charité.

Als wir nach dem Ende des Alarms den Schutzkeller verlassen, sehen wir, wie schwer die Klinik beschädigt wurde. Alle Fenster sind zerbrochen, die meisten Fenster- und Türrahmen herausgerissen. Die Vorhänge und Tarntücher heruntergerissen. Die Schränke offen und umgeworfen, Verkleidungen von den Decken und Wänden heruntergefallen.

Ein starker, rauch- und rußgeschwängerter Wind pfeift durch die Korridore und die von allen Seiten offenen Zimmer. In meinem Zimmer in der vierten Etage herrscht ein völliges Durcheinander. Die Hautklinik gegenüber der Chirurgischen Klinik brennt lichterloh. Flammenwirbel dringen aus allen Fenstern und Dächern. Der Wind facht das Feuer noch an und die Funken stieben bis zu unserer Klinik. Zu jeder Zeit konnte unsere Klinik Feuer fangen. Es begann fein zu regnen.

Vom Dach aus sehen wir um uns herum überall Flammen. Mehrere Gebäude der Charité waren betroffen: die Kinderklinik, die Anatomie-Pathologie, die Dermatologie, die Gynäkologie, die Villa des Direktors, das Pförtnerhaus am Nordeingang der Charité, von dem nichts übrig blieb, nicht einmal die Menschen, die sich während der Bombardierung dort in Sicherheit gebracht hatten.

Die ganze Nacht über arbeitet das Klinikpersonal an der Behebung der Schäden. Doch für die Schadensbegrenzung an der Hautklinik wurde nichts unternommen. Der Direktor[111] setzte seine Behandlungen in einer Baracke fort. Er war ein überzeugter Nazi und beging bei der Ankunft der Russen in Berlin Selbstmord. Meine Frau und ich ruhen uns wenige Stunden aus und versuchen um sechs Uhr morgens, als es noch dunkel war, zum Potsdamer oder Anhalter Bahnhof zu gelangen. Die Straßen leuchten im Feuerschein. Wir laufen auf der Fahrbahnmitte, über Scherben, Holzreste und Schutt hinweg. Die Häuser am Straßenrand waren entweder in sich zusammengefallen oder brannten. Hie und da versuchen Soldaten oder Feuerwehrmänner mit einer Wasserpumpe die Brände zu löschen. Das Wasser kam aus der Spree über lange Schläuche, die im Fluss hingen, denn die normale Kanalisation hatte, kaum eine Stunde nach den Bombardierungen, keinen Druck mehr. Es gab gerade einmal in den Kellern ein wenig Wasser. Der Bahnhof Potsdamer Platz brennt. Der Zugang zum Platz selbst ist untersagt, so gehen wir zum Anhalter Bahnhof[112]. Dieser ist weniger beschädigt. Ein Zug steht im Bahnhof: Es ist der Zug vom Vorabend, der noch nicht abgefahren war. Sämtliche Brücken der Gegend wurden zerstört. An eine Abfahrt war nicht zu denken.

Wir gingen in die Klinik zurück. Alle Patienten befinden sich in den Kellern. Die Wäsche- und Reserveräume wurden geleert und die Krankenbetten dort untergebracht. Auch auf den Korridoren stehen lange Bettenreihen, ohne Unterschied für Männer, Frauen und Soldaten. Ein General, dessen zu schnell

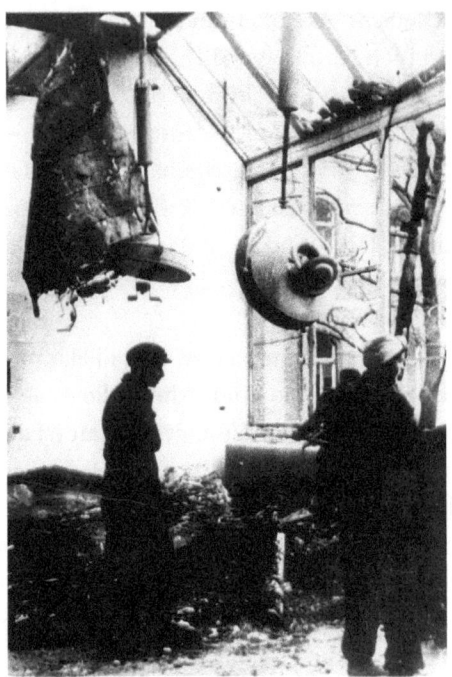

Abb. 23: Innenansicht des Operationssaales der zerbombten Chirurgischen Klinik, 1940er Jahre.
Quelle: Bildarchiv des Instituts für Geschichte der Medizin und Ethik in der Medizin, Charité – Universitätsmedizin Berlin.

fahrender Wagen in der Dunkelheit der Nacht in ein Granatenloch gefallen war, musste am Knie operiert werden. Er liegt in einem kleinen Zimmer zwischen zwei Frauen, wovon die eine an einem Lungenabzess litt.

Das Essen ist leidlich. Tagelang gibt es nur Suppe. Erst als die Küchen wiederhergerichtet wurden, gab es wieder zufriedenstellende Mahlzeiten.

An den darauffolgenden Tagen gab es wieder Luftangriffe. Obwohl selten Bomben in unser Viertel fielen, wurde die an die Fenster genagelte Pappe wieder heruntergerissen, die die Scheiben ersetzte. Es ist kalt. Es steht außer Frage, Berlin zu verlassen, da nichts über die Züge bekannt ist. Es fuhren nur wenige Züge, und wenn, dann vom Stadtrand, mehr als zwanzig Kilometer vom Zentrum entfernt. Nach acht Tagen schließlich gehen einige Züge in Richtung Westen, und meine Frau kann nach Hause fahren. Ich bekomme keine Erlaubnis, sie zu begleiten.

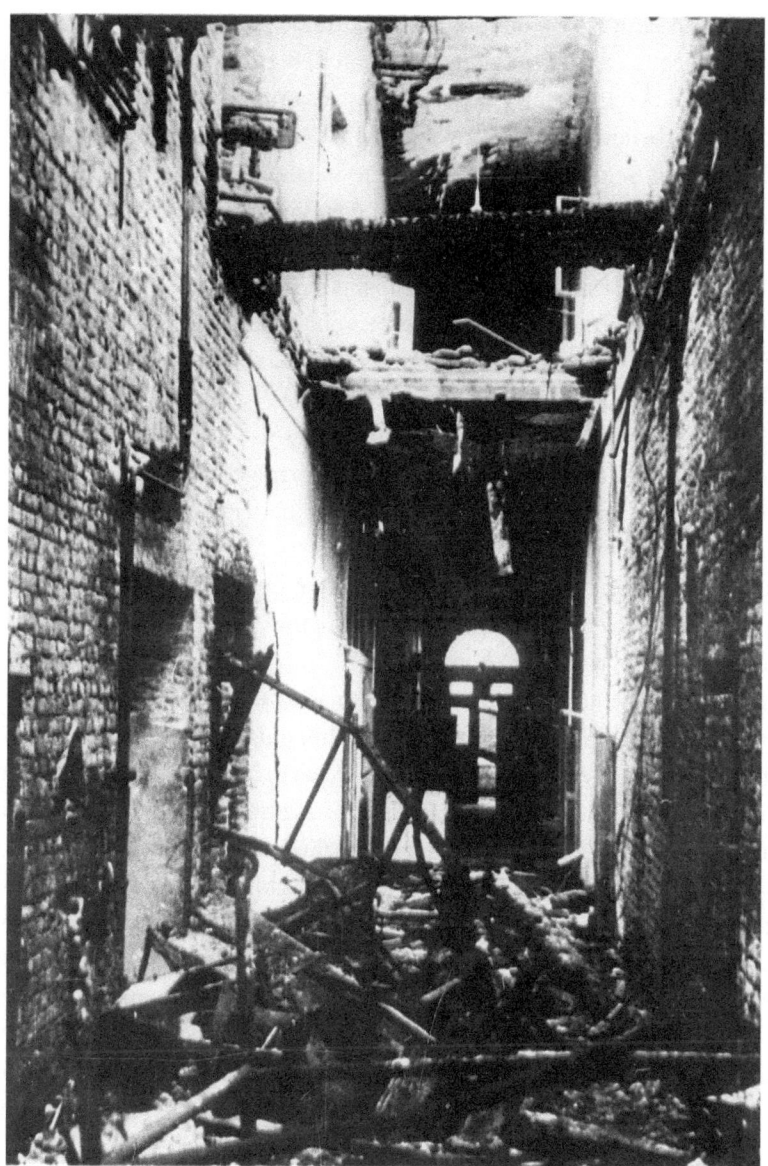

Abb. 24: Zerbombte Chirurgische Klinik, 1940er Jahre.
Quelle: Bildarchiv des Instituts für Geschichte der Medizin und Ethik in der Medizin, Charité – Universitätsmedizin Berlin.

Es folgen einige Tage ohne Bombardierungen. Das Klinikpersonal atmet auf und macht sich wieder an die Arbeit. Studenten- und Gefangenengruppen sammeln die beschädigten Fensterrahmen zusammen. Sie arbeiten pausenlos, um die Scherben und den Kitt zu entfernen. Dann setzten Handwerker, denen Gefangene zur Seite standen, wieder neue Scheiben ein.

Acht Tage später nahm das Leben an der Chirurgischen Klinik fast wieder seinen normalen Lauf.

Januar 1944. Erneute Bombardierungen in Berlin.

Die Klinik wurde direkt in Mitleidenschaft gezogen. Die Station für die Privatpatienten, die Bibliothek, der Operationssaal, alle Bedachungen waren abgebrannt. (Ich spare mir die Details.)

Sehr schnell wurde alles wieder instandgesetzt. Die Dächer vollständig abgetragen und durch zementierte, terrassenförmige Abdeckungen ersetzt.

Pfingsten 1944: Der Katastrophe nahe. Ich hatte gerade ein Gespräch mit Sauerbruch, in dem er mir mitteilte, dass er Herrn Max Planck[113], den für seine Quantentheorie bekannten deutschen Physiker, operieren soll. Der 86-Jährige lebte im bayrischen Amorbach und litt an einer Hernie, die sich zu einem Bauchwandbruch ausweiten konnte.

Planck wollte unter keinen Umständen nach Berlin fahren. Er fürchtete die Reise und den Aufenthalt in der Stadt, die ihm aufgrund der starken Bombardierungen durch die Alliierten nicht sicher schien. Zugreisen wurden immer gefährlicher. Jede Nacht gab es Angriffe auf Bahnhöfe, Schienen, Brücken und fahrende Züge, was jede Reise lang und beschwerlich machte. Sauerbruch willigt ein, Planck in Amorbach zu operieren, und bittet mich, ihn zu begleiten. Mit seiner Erlaubnis dürfte ich anschließend einige Tage zu mir nach Straßburg fahren, während er anschließend in die Schweiz, nach Zürich weiterzureisen gedachte, um dort einen aus Südamerika kommenden Diplomaten zu operieren und selbst einige Tage dort zu verweilen. Er erhielt von der Regierung die Erlaubnis, mit dem Auto zu fahren, und bekam für die Hin- und Rückfahrt bis zur Schweizer Grenze die nötige Menge Benzin; er gedachte auf dem Hinweg über Amorbach zu fahren.

Wir fahren eines frühen Morgens mit dem Auto los, in dem Sauerbruch und seine Frau, der Sohn[114] und die Schwiegertochter[115] von Max Planck und ich sitzen. Es war ein leistungsstarkes Auto, Sauerbruch saß neben dem Chauffeur, ab und an übernahm er jedoch selbst das Steuer.

Der Sohn von Planck, ein großer, ungefähr 54-jähriger Mann, war unter Stresemann Unterstaatssekretär gewesen. Als Hitler die Macht übernahm, gab er seine diplomatische Karriere auf und ging in die Industrie. Die Regierung warf ihm vor, seinen Posten verlassen zu haben. Da er sich weigerte, der Partei beizutreten, galt er als verdächtig und stand unter ständiger Überwachung. Er hatte in China, in Peking gelebt und gehörte deshalb zu jenen Deutschen, die herumgereist waren und die Welt so sahen, wie sie war.

Die Gestapo hatte ihn vorgeladen, einbehalten und eingesperrt, ohne seinem Vater oder seiner Frau die geringste Erklärung weder über die Motive noch über den Ort seiner Verhaftung mitzuteilen. Nach einigen Tagen erschienen mitten in der Nacht Beamte der Gestapo zur Hausdurchsuchung bei seiner Frau, die in ständiger Todesangst lebte und des Öfteren erklärt hatte, dass sie es nicht überleben würde, wenn ihrem Mann etwas passierte. Die Beamten teilten Frau Planck mit, dass sich ihr Mann das Leben genommen hätte und dass sie am nächsten Tag zur Identifizierung der Leiche ins Leichenschauhaus kommen sollte. Frau Planck, selbst Ärztin, hatte trotz des fürchterlichen Schmerzes, der ihr die Kehle zuschnürte, das unbestimmte Gefühl, dass alles nur eine Lüge sei.

«Warum begleiten Sie mich nicht selbst ins Leichenschauhaus?», fragte sie.

«Das ist nicht unsere Aufgabe.»

«Wie hat sich mein Mann umgebracht?»

«Überzeugen Sie sich doch selbst im Leichenschauhaus.»

Die beiden Großmäuler gingen auf und davon. Sie kleidete sich in aller Eile an und begab sich vor Ort. Von Herrn Erwin Planck war dort nichts bekannt. Frau Planck suchte vergeblich sämtliche Leichenschauhäuser und Krankenhäuser auf. Einige Monate später kehrte er wieder nach Hause zurück. Er sprach kein Wort. Er war in einem Lager interniert worden und galt weiterhin als verdächtig. Später, nach dem missratenen Attentat gegen Hitler wurde er erneut eingesperrt und durch Erhängen exekutiert.

Unsere Reise verlief nicht ohne Zwischenfälle, wie wir sehen werden. Amorbach lag bei Würzburg und Sauerbruch nahm die Bamberger Autobahn. Wir sollten noch am selben Abend ankommen. Die Autobahn wurde durch das Militär bewacht. Wir kamen in regelmäßigen Abständen an Militärposten vorbei. Plötzlich machte einer der Posten ein Zeichen zum Anhalten. Sauerbruch, der rasant fuhr, drosselte das Tempo, ohne jedoch anzuhalten, und auf der Höhe der Wache machte er zum Gruß eine Handbewegung.

Am nächsten Posten, 30 Kilometer weiter, werden wir von einem Soldaten mit geschultertem Gewehr angehalten. Kaum kam der Wagen zum Stehen, stürmen zehn Soldaten beiderseits der Straße aus ihrem Versteck. Den Gewehrlauf nach vorn gerichtet, zum Töten bereit, umstellen sie den Wagen. Barsch wird Sauerbruch aufgefordert, aus dem Auto zu steigen. Der leitende Unteroffizier teilt uns mit, dass wir alle auszusteigen hätten und dass Wagen und Personen durchsucht werden würden. Ich glaubte ohnmächtig zu werden. In meiner Manteltasche hatte ich einen langen Bericht an meine Vorgesetzten bei der *Résistance*, der von erheblichem militärischem Interesse war. Außerdem hatte ich vier Originaldokumente aus dem Ribbentrop-Ministerium bei mir. Fritz Kolbe[116], einer seiner Sekretäre und vehementer Regime-Gegner, hatte sie mir übergeben; sie enthielten höchst wichtige Details über die Spionageabwehr im Ausland, wie etwa in der Türkei oder in Skandinavien. Ich trug sie bei mir, alles in einem Umschlag und im Einband einer alten russischen Grammatik, die mir später noch beim Kontakt mit den Russen nützlich sein sollte.

Ich musste sie Robert Jung, meinem Bruder, zukommen lassen, der enge Kontakte zum Netzwerk der *Résistance* in Paris hatte. Ich sah mich schon verhaftet, auf der Stelle erschossen oder erhängt, meine Familie getötet. Ich drehte mich um und sah hinter mir den Sohn Planck starr und bleich. In der Zwischenzeit breitete Sauerbruch vor den Soldaten all seine Papiere aus, was die Soldaten von uns ablenkte. In schroffem Tonfall begann er zu sprechen:

«Sind Sie verrückt», schrie er die Soldaten an, «was wollen Sie von mir?»

«Wir haben Befehl, Sie zu durchsuchen.»

«Und Sie glauben wohl, dass ich mir das gefallen lassen werde? Woher haben Sie diesen Befehl?»

In der Zwischenzeit stößt ein Leutnant schweren und gemächlichen Schrittes dazu. Er ist ein älterer Mann, er sieht nicht übelwollend aus, hatte gewiss nie die Offiziersschule besucht; er lässt sich von Sauerbruch die Papiere zeigen.

«Wie», so ruft er aus, «sind Sie etwa der berühmte Chirurg?»

«Ja, ich bin sehr wohl Chirurg und das sind meine Assistenten.»

«Welche Ehre für mich, Sie kennenzulernen! Seit Langem wollte ich Sie aus der Nähe sehen. Haben Sie nicht vor ungefähr zehn Jahren das Leben einer meiner Verwandten gerettet?»

«Das ist möglich», antwortete Sauerbruch, «ich habe viele Menschen operiert. Wollen Sie mir nun bitte erklären, was diese Verhaftung zu bedeuten hat?»

«Gern, doch erlauben Sie zunächst, dass ich meinen Männern einige Befehle erteile?»

Er wendet sich an die Soldaten und bedeutet ihnen, die Durchsuchung des Wagens einzustellen und die Mitfahrenden nicht mehr zu belästigen. Ebenso hielt der Unteroffizier, der sich in diesem Augenblick den anderen Wageninsassen zuwenden wollte, um deren Identität zu überprüfen, auf Befehl des Leutnants inne. Ich atmete auf. Ich fasste mich und sagte dem Unteroffizier, dem ich, ohne zu zittern, eine Zigarette anbot:

«Schöner Tag heute für eine Autofahrt, nicht wahr?»

«Folgendes ist passiert», wandte sich der Leutnant an Sauerbruch.

«Sie haben am letzten Posten nicht angehalten; ganz im Gegenteil haben Sie auf das Gaspedal gedrückt und sind schnell weitergefahren. Der Wachposten glaubte zwei Generäle auf den Vordersitzen und mehrere Zivilpersonen im Auto erkannt zu haben. Als der Wagen schließlich vorbeifuhr, konnte er nicht die Kennzeichennummer des Wagens erkennen, die Sie versteckt hatten. Hier, sehen Sie.»

Er läuft um den Wagen herum, um uns zu zeigen, dass die Nummer tatsächlich nicht erkennbar war, weil sie unter dem Zipfel einer Decke versteckt war, die von einem Koffer auf dem Gepäckträger herunterhing. «Deshalb wurde uns ein Wagen gemeldet, der mit zwei Generälen und zahlreichen Zivilpersonen auf der Flucht in Richtung Süden war und den wir unter allen Umständen anhalten und das Auto samt Personen durchsuchen sollten.»

Scheinbar machte sich auf den deutschen Straßen etwas Nervosität breit!

Am Abend kamen wir in Amorbach an, einer kleinen, in den Bergen verlorenen Stadt zwischen Würzburg und Heidelberg. Es gab hier zwei wunderschöne barocke Kirchen und ein Schloss voller Erinnerungen an Napoleon, der sich hier aufgehalten haben soll. Auch der Schlossherr schien aus der Zeit Napoleons zu stammen!

Der Physiker Max Planck, den wir noch am gleichen Abend sahen, war ein Mann von mittlerer, eher kleiner Statur, ausgesprochen lebhaft wirkend, mit hellen, forschenden Augen, die sich nicht abwandten, sobald sie sich auf einen gerichtet hatten. Um seinen Mund herum war ein Zug von Gutherzigkeit zu erkennen. Er hatte nichts Greisenhaftes. Er spricht offen über seine Krankheit und diskutiert mit uns über Wissenschaft und Politik. Er erschien keineswegs müde.

Die Behandlung des Leistenbruchs fand am nächsten Morgen unter Lokalanästhesie statt. Es handelte sich um eine rechtsseitige *hernia inguinalis*, die ein irreduzibles Stück des Omentums einschloss, das befreit und verkürzt werden musste. Beutelresektion. Natürlich waren die umgebenden Gewebe nicht in gutem Zustand. Wir vernähten es so gut es ging.

Am vierten Tag war Planck sehr müde. Er hatte keinen Appetit. Sein Puls ging ein wenig schnell. Wir machten ihm eine Bluttransfusion. Der Patient kam sichtbar zu Kräften. Da er an einer Arthritis der Wirbelsäule litt, spritzte ich ihm Novocain, wie es auf der Station meines ehemaligen Lehrmeisters Leriche üblich war. Sein Appetit stellte sich wieder ein. Am siebenten Tag stand er auf.

Er war ein großer Musiker und las in seinem Bett Partituren von berühmten Opern. Auf unser Bitten hin hielt er uns einen fünfzehnminütigen Vortrag über die Quantentheorie.

Jeden Tag in Amorbach traf ich seinen Sohn, den einstigen Diplomaten. Wir hörten Nachrichten im Radio und fragten uns, wann die Landung der Angloamerikaner erfolgen würde.

Meine Frau besuchte mich mit unserem zweiten, sechsjährigen Sohn und wir fuhren gemeinsam nach Straßburg zurück. Die Reise war beschwerlich. In Heidelberg, wo wir umsteigen mussten, verbrachten wir eine Stunde im Schutzraum des Bahnhofs, wo über unsere Köpfe eine Reihe amerikanischer Bombenflugzeuge hinwegflog, die an diesem Tag glücklicherweise nicht diesen Schienenabschnitt beschossen. Im Zug dann erlebten wir einen anderen unangenehmen Moment und mussten einen Angriff befürchten.

Wir mussten des Öfteren umsteigen, weil die Gleise beschädigt waren. Bei einem der Fliegeralarme, unter dem Krach zahlreicher Flugzeuge über dem Zug, zerriss und vernichtete ich eines der Blätter, die ich in der Rocktasche trug. Als die Gefahr vorbei war, verwahrte ich, was mir noch übrigblieb. Ich war beunruhigt, da ich noch immer den größten Teil der kompromittierenden Dokumente bei mir trug.

6. Juni 1944: Die Landung der Alliierten in der Normandie. Es war vorhersehbar. In der Klinik und in der Stadt waren alle ruhig. Frau Sauerbruch freute sich sichtlich. Ein Anruf von Marlyse, meiner Frau. Sie erzählte, dass es Catherine, meiner Tochter, nicht sehr gut ging. Sie wusste noch nichts von diesem ersten Schritt in Richtung Befreiung.

23. Juni 1944: Die Hölle der Fliegeralarme. In Berlin, an diesem Tag um 9.15 Uhr, Alarm wie schon am Vortag. Der Schutzkeller ist voller Menschen. Es gibt nirgendwo mehr Platz. Bei jedem Alarm werden alle Krankenbetten in den

unterirdischen Operationssaal gebracht. Im Operationssaal selbst werden die Tische entfernt und an die zwanzig Betten eng aneinandergestellt. Zwischen den Bettreihen liegen zuhauf andere Kranke auf Tragen, dann schließlich die Krüppel. Im Sterilisationsraum halten sich die Schwestern und Krankwärterinnen auf, und bei ihnen stehen fünf bis sechs Kinderbetten. Die Ärzte halten sich im Vorbereitungsraum auf. In der Eingangshalle, auf der Rampe, die in den unterirdischen Schutzraum führt, drängen sich die Familien des Klinikpersonals, Eltern, Frauen und Kinder der Krankenschwestern, dazu kommt noch das gesamte Büropersonal der Charité. Trotz einer Absperrung, die die Krankenschwestern unserer Klinik gebildet haben, um die Menschen daran zu hindern einzutreten, ist der Schutzraum zum Bersten voll und es ist unmöglich, einzutreten oder herauszukommen.

Trotz der Belüftung wird die Luft nach kurzer Zeit schlecht. Es ist heiß und die fehlende Bewegung, die Tatsache, aufgrund fehlender Stühle stehen zu müssen, ist ermüdend und alle fühlen sich der Ohnmacht nahe, sollte diese schwierige Lage anhalten.

Im Mittelraum, wo wir Mediziner uns aufhielten, beobachte ich bei jedem Alarm, wie die Professoren Gohrbandt und Hartmann,[117] beides Vertreter von Professor Sauerbruch, stehen bleiben und die für sie reservierten Stühle den kranken und älteren Menschen überlassen. Ihrem Beispiel folgend wagen sich auch die meisten Ärzte nicht zu setzen. Das beeindruckte selbstverständlich die Patienten und die umstehenden Besucher.

Im Mittelraum weilt heute Doktor Holtz[118] unter uns, der zehn Jahre zuvor die A.T.10 erfunden hatte. Er ist krank und die Röntgenaufnahme seines Verdauungstraktes wie auch andere Untersuchungen lassen ihn befürchten, an einem Tumor zu leiden. Holtz leitet in Posen ein großes Forschungslabor, wo die deutsche Universität unter anderem eine wissenschaftliche Fakultät eingerichtet hat.

Gegen 10.30 Uhr, es ist sehr warm. Die Luft ist unerträglich. Das Gedränge der Leute am Eingang des Bunkers wird immer größer, da draußen die Bomben fallen. Im Schutzbunker selbst vernehmen wir nur vage Geräusche der sehr weit entfernten Luftabwehr. Doch plötzlich beginnt nach einem dumpfen Grollen der Schutzbunker zu schaukeln; große Bomben fallen in unmittelbarer Umgebung herab. Die Leute sind ruhig, niedergeschlagen und blass. Niemand spricht. Ein kurzes ängstliches Raunen wird hörbar. Eine riesige Bombe ist ganz in der Nähe niedergegangen. Plötzlich erlischt das Licht. Die phosphoreszierende Deckenfarbe lässt den Raum blassblau schimmern. Nach kurzer Zeit werden einige kleine, an den Akkumulatoren des Schutzraumes angeschlossene Notlampen angeschaltet.

Um elf Uhr ist der Alarm beendet. Ich verlasse den Bunker. Am Himmel erscheint eine Rauchwolke, hinter der die Sonne nur noch als blasse und rötliche Scheibe zu erkennen ist. Ich gehe in die Klinik hoch. Alle Scheiben sind zerborsten, Türen und Fensterrahmen herausgerissen. Die Luft ist raucherfüllt.

Oben auf dem Dach versuche ich mich zu orientieren. In der unmittelbaren Umgebung der Charité toben Feuer. Doch vor allem im Süden und Südosten brennen die Wohnviertel. Man sieht Flammenmeere, von denen gelbe und rote Feuergarben in den Himmel aufsteigen. Dicker Rauch steigt senkrecht gen Himmel und breitet sich anschließend wie ein dicker Teppich über der Stadt aus, der überall und über uns als feiner, rußiger Regen niedergeht.

Wenige Minuten später kommen die Verletzten, darunter ein junges Mädchen von 26 Jahren mit einem Beckenbruch und einer verrenkten Hüfte. Uns gelingt es kaum, ihre Verrenkung zu beheben, ohne die gebrochenen Beckenteile zu verschieben. Sie starb infolge einer venösen Embolie.

In immer schnellerem Rhythmus werden Gruppen zu je vier bis sechs Verletzten gebracht. Nach einer Stunde sind es bereits an die sechzig und die Zahl steigt immer weiter. Die Arbeit im Operationssaal dauert die gesamte Nacht und zieht sich bis in die frühen Morgenstunden hinein.

Gegen zehn Uhr abends will ich einen kurzen Spaziergang zum Bahnhof Friedrichstraße machen, doch komme ich nicht einmal bis dahin. Die Polizei versperrt den Zugang. Die große Eisenbahnbrücke, die über die Spree führt, wurde in der Mitte an einem ihrer Pfeiler getroffen. Sie ist zwei Meter abgesackt; auch ein Zug wurde getroffen, einige Waggons sind entgleist und hängen über dem Geländer. Auf der anderen Seite der Spree sind der Bahnhof und die großen Hotels der Umgebung (das Central und der Wintergarten, der Ranicher Hof) eingestürzt und brennen noch immer.

Währenddessen beginnen überall schon die Aufräumarbeiten. Ärzte und Krankenpfleger, die nicht unmittelbar auf der Station der Verletzten eingesetzt sind, säubern die Gänge, beseitigen die Glassplitter und Gipsstücke, setzen Fensterrahmen und Türen wieder ein; die Krankenhausleitung verteilt große Pappen und Tapetennägel. Die Arbeiten dauern die ganze Nacht.

Niemand ruht, bis sein Arbeitsbereich und das eigene Zimmer nicht gereinigt, repariert und bereit zur Benutzung sind. Eine gewaltige und trotzige

Arbeit, mit der man das Unmögliche möglich machen will. Der einzig gültige Widerstand erfolgt tagtäglich, stündlich. Auch ein nicht geringer Teil Resignation ist dabei. Alle wissen, dass man nichts tun kann. Wir wissen auch, dass jeglicher Versuch des Widerspruchs gegen die ständigen Anordnungen der Regierung unmöglich ist. Wir tun, was wir können: Wir reparieren die Schäden.

Das Erstaunlichste dabei ist, dass das nicht fünf oder zehn Mal passierte, sondern hunderte Male. Wir wussten, dass weitere Luftangriffe folgen würden. Vielleicht in einigen Stunden, in der Nacht oder am nächsten Tag würde eine neue Welle von Bombardierungen folgen und alles erneut zerstören. Die Wahrscheinlichkeit war erschreckend hoch, doch niemand sprach darüber.

3. Juli 1944: Sauerbruchs Geburtstag und Befreiung eines Freundes. Sauerbruch feierte seinen 69. Geburtstag. Professor Hartmann, sein Klinikchef und ältester Assistent, und ich nahmen daran teil. Es gab an die zwanzig Gäste. Ich kannte einige unter ihnen, die ich seinerzeit als Patienten oder Besucher gesehen hatte.

Da war General Beck, den ich bereits erwähnt hatte. Er war vor Kurzem erkrankt und wieder genesen: Ein Tumor (Karzinom) des *Colon ascendens* musste ihm entfernt werden, was er sehr gut überstanden hatte. Er war kaum abgemagert. Trotz der schweren Stunde für sein Land vergaß er nicht sein Lächeln und sprach ohne Zurückhaltung über die militärische Lage und den kontinuierlichen Vormarsch der Alliierten.

Da war Erwin Planck, der Sohn des großen deutschen Physikers Max Planck, von dem ich weiter oben berichtete. Er war ein notorischer Nazigegner, so sehr, dass er auch Antideutscher war. Er sagte mir, dass er nach dem Krieg unter keinen Umständen in Deutschland bleiben würde. Er erwartete ungeduldig das Ende der Feindseligkeiten und war sich dessen sicher, dass dieses nur durch den Preis eines vollständigen Sieges der Alliierten erreicht werden könnte. Da waren Popitz,[119] Professor Hauer[120] und viele andere, alles Nazigegner, alles hochintelligente Leute, die allesamt im Ausland gelebt hatten. Auch hier konnte ich sehen, was ich des Öfteren bemerkt hatte: Der Deutsche, der nie außerhalb seiner Landesgrenzen war, hat ein verzerrtes Urteilsvermögen.

Unter den echten Nazigegnern habe ich praktisch niemanden gefunden, der nicht mehr oder weniger lange im Ausland gelebt und gearbeitet hatte.

Sauerbruch gehörte in Berlin zu einer Art Akademie, der *Mittwochsgesellschaft*, die sechzehn Mitglieder zählte und sich einmal in der Woche abends bei einem der Mitglieder versammelte.

Nach dem gemeinsamen Abendessen gab es gewöhnlich einen Vortrag über ein allgemein interessierendes Thema mit anschließender Diskussion. Beck, Max Planck, Popitz, auch Jessen[121] sowie Sauerbruch gehörten zu dieser ausgesprochen antinazistischen Gesellschaft.

Der letzte Vortrag von Sauerbruch trug den Titel: Mensch und Technik. Einige Wochen zuvor hatte Beck das Thema «Maréchal Foch» ausgewählt, den er sich rühmte, persönlich zu kennen und der seiner Meinung nach einer der großartigsten Männer war, den er jemals getroffen hatte.

Viele Mitglieder der *Mittwochsgesellschaft* waren auch bei Sauerbruchs Geburtstag zugegen.

Nach dem Essen hielt Beck eine Rede, in der er daran erinnerte, dass Sauerbruch am Tage der Schlacht bei Königgrätz, am 3. Juli 1875, geboren wurde.

Anschließend verabschiedeten sich alle voneinander und ich kehrte in die Klinik zurück.

An diesem Tag gab es jedoch ein anderes Ereignis, das mich höchst zufriedenstellte. Mein Freund, Doktor Ernest Brenckmann[122], wurde soeben aus dem Gefängnis in Mannheim entlassen, in dem er fast zwei Jahre gesessen hatte. Brenckmann wurde um sechs Uhr abends entlassen. Seine Frau und seine alten Eltern erwarteten ihn vor dem Gefängnistor. Da ihm die Rückkehr ins Elsass verwehrt wurde, begab er sich in Begleitung seiner Frau in einem überfüllten Zug zu mir nach Berlin.

So kamen Brenckmann und seine Frau nun am 4. Juli 1944 in der Klinik in Berlin an. Ich führte sie in mein Zimmer. Sie erzählten mir ihre Geschichte, die ich in einigen Worten wiedergeben möchte. Brenckmann, Chirurg in Colmar, hatte französischen Gefangenen in Deutschland geholfen, die geflohen waren und über das Elsass nach Frankreich zurückkehren wollten. Er hatte des Öfteren einige von ihnen beherbergt und in ein weiteres Versteck nach Westen in die Vogesen geschickt.

Dieser Transit flog nach der Verhaftung einiger Gefangener auf.

Eines Tages stellte sich bei Brenckmann ein echter Elsässer vor, der sich als französischer Gefangener ausgab und ihn und seine Frau für seine Rückkehr nach Frankreich um Unterstützung und Hilfe bat. Brenckmann, dem es nicht an Erfahrung mangelte, fragte den Gefangenen aus; seine Frau, die in der Zwischenzeit zu ihnen stieß, traute den Aussagen des «Gefangenen» nicht. Sie versuchte, ihrem Mann ihr Misstrauen verständlich zu machen, doch der sogenannte Gefangene setzte die Erzählung über sein Leid fort, um sie zu rühren.

Er zog das Foto seiner Frau und seiner Enkelkinder aus der Brieftasche und sprach mit Tränen in den Augen über das Schicksal der Seinigen, die er seit zwei Jahren nicht mehr gesehen hatte. Er weinte. Er flehte sie an. Schließlich gab das Paar nach. Der Mann bekam nicht nur sein Nachtlager und einen gedeckten Tisch, sondern wurde von Brenckmann auch zum nächsten Versteck geschickt. Doch leider handelte es sich um einen von den Deutschen entsandten Spion, der die verschiedenen Verstecke der geflohenen Gefangenen aufdecken sollte.

Zusammen mit Brenckmann wurden zahlreiche hervorragende Elsässer und Franzosen eingekerkert. Brenckmann und seine Frau, die umgehend voneinander getrennt wurden, konnten die Taten nicht vor ihren Richtern leugnen. Doch sie mussten sich gegen die Anschuldigung verteidigen, einer Organisation zur Unterstützung von geflohenen Gefangenen anzugehören. Brenckmann leugnete den Tatbestand, doch konnte er keine Beweise liefern. Er wurde zu drei, seine Frau zu zwei Jahren Gefängnis verurteilt. Glücklicherweise befanden sich ihre Kinder seit Kriegsbeginn in der Schweiz. Brenckmann war bis dahin im Konzentrationslager Schirmeck[123]. Nach der Verurteilung wurde er nach Mannheim überführt. Seine Frau wurde in Hagenau eingesperrt. Brenckmann saß in Mannheim in einer Zelle in der dritten Etage. Während der Bombardierungen durfte er den Luftschutzkeller nicht aufsuchen; dabei weiß man, wie heftig die Stadt bombardiert wurde, hinzu kommt, dass sich das Gefängnis in der Nähe eines besonders anvisierten Gaswerks befand. Nach einer gewissen Zeit und dank seiner sehr guten medizinischen Kenntnisse, die einigen Inhaftierten und Gefängniswärtern zugutekamen, gewährte man ihm schließlich während der Bombardierungen den Aufenthalt in den Schutzräumen des Gefängnisses.

Mein Freund litt wie alle Gefangenen an Einsamkeit und unter der im Gefängnis herrschenden Todes- und Selbstmordatmosphäre. Die Zukunft schien düster. Er hatte keinerlei oder zumindest sehr wenig Hoffnung, seine Frau und seine Kinder wiederzusehen.

Brenckmann fürchtete vor allem, eines Tages angesichts des Vorstoßes der Alliierten ohne die üblichen Formalitäten von der SS exekutiert zu werden. Des Weiteren legte sein Urteil fest, dass er nach der Entlassung aus dem Gefängnis unter Sonderaufsicht der SS stehen und in ein Lager interniert werden sollte!

Er fürchtete das Lager mehr als das Gefängnis. Aus gutem Grund! Im Gefängnis wurde er zwar streng behandelt, doch war er immerhin jemand, da es ein Register gab und die Gefängniswärter «Beamte» waren.

In den Lagern war der Lagerleiter der absolute Chef über Leben und Tod der Internierten. Die SS selbst besaß im Lager die Rechts- und Vollzugsgewalt. Brenckmann wusste, dass er das nicht überstehen würde.

Seine Frau, die Anfang 1944 gerade aus der Haft entlassen worden war, besuchte mich in Begleitung einer unserer hervorragenden Kollegen, Doktor Duhamel[124], der durch und durch Franzose war, um mich zu fragen, ob es nicht eine Möglichkeit gäbe, Brenckmann aus dem Gefängnis zu entlassen und ihn bei Sauerbruch als Assistenten aufzunehmen zu lassen. Ich übernahm es, mich bei Sauerbruch für ihn zu verwenden, damit dieser sich zugunsten von Brenckmann einsetzte. Dies würde nicht einfach sein. Zunächst einmal galt es, Sauerbruchs Unterstützung zu gewinnen.

Dazu fertigte ich einen umfassenden Bericht über Brenckmanns Arbeiten an. Seit fünfzehn Jahren gehörte er allerdings leider nicht mehr der Fakultät an und hatte sich als praktischer Chirurg niedergelassen. Nichtsdestoweniger waren seine wissenschaftlichen Arbeiten von großem Interesse, insbesondere seine Doktorarbeit über die Funktionen der Magenschleimhaut. Schließlich willigte Sauerbruch nach etlichen Diskussionen und Nachfragen ein, uns zu helfen.

Auf einen ersten Brief von Sauerbruch an den Gefängnisdirektor von Mannheim wurde ihm mitgeteilt, dass Brenckmann für seine Machenschaften gegen den Staat verurteilt wurde und er nicht aus der Haft entlassen werden könne. Dennoch riet er Sauerbruch, sich direkt an den Oberstaatsanwalt in Karlsruhe zu wenden. Sauerbruch verfasste also ein weiteres Schreiben, in dem er darauf bestand, Brenckmann als Forscher für die Klinik zu gewinnen. Die Bitten führten zum Erfolg. Brenckmann wurde freigelassen und konnte sich zu Sauerbruch an seine Klinik begeben.

Am Abend seiner Ankunft trafen wir uns in der Pension Hoeven, wo ich für sie ein Zimmer gefunden hatte. Wir feierten das Ende dieser entsetzlichen Bewährungsprobe und hofften auf einen baldigen Sieg der Alliierten.

In dieser Zeit hielt Sauerbruch eine allgemeine Vorlesung über die Pflichten eines Militärarztes. Eine Reihe junger Studenten des Gesundheitsdienstes sollten nämlich an die Front geschickt werden. Sauerbruch zitierte zunächst Larrey[125], Napoleons Chirurgen, als den größten Militärchirurgen. Er hob besonders hervor, dass Larrey nicht nur einer der größten Ärzte war, sondern vor allem einer der hervorragendsten Männer überhaupt. Er sprach über seine Heldentaten während des Russlandfeldzuges, wo er den Verwundeten seine

Fürsorge angedeihen ließ. Er erzählte auch von Larreys Gesprächen mit Napoleon.

Dann sprach Sauerbruch über die Pflichten des Militärarztes. Er erklärte, dass der Chirurg zu Kriegszeiten dafür sorgen müsste, möglichst viele Leben zu retten, und nicht, wie in Friedenszeiten, für jeden einzelnen Verwundeten die möglichst beste Operation durchzuführen.

Außerdem gemahnte Sauerbruch die Studenten nachdrücklich, nicht ihre medizinisch-wissenschaftliche Berufung zu vernachlässigen. «Sport, Diskussionen über nicht-medizinische Themen und politische Zugehörigkeiten verhelfen Ihnen vielleicht zu gewissen Positionen, doch niemals werden Sie damit Ihr Wissen erweitern», sagte er ihnen wortwörtlich. Die Studenten klatschten Beifall.

20. Juli 1944: Attentat gegen Hitler. Wir erfuhren sofort, dass die sogenannte «Revolte der Generäle» gescheitert und der Führer noch am Leben war. Hitlers Anhänger in der Klinik waren empört und stolzierten mussolinischer herum denn je. Die Gegner senkten den Kopf. Sie schämten sich, ihr Ziel verfehlt zu haben, und fürchteten, dass der Terror nun verschärft werden würde.

Der Tragik der Situation mischte sich ein recht humoristischer Aspekt bei. Der «Heil Hitler»-Gruß wurde von den Gegnern durch «Schade» ersetzt, was heißen sollte: Schade, dass es schiefgegangen ist! Eine sehr aristokratische Dame, Gattin eines vor dem Krieg bekannten Generals, der auf Befehl Hitlers in einem Konzentrationslager saß, weil er am Endsieg gezweifelt hatte, benutzte den zynischen Ausdruck für die Gründe des Scheiterns der Revolte der Generäle folgendermaßen: «Sie haben das morden vergessen!»[126]

In Wirklichkeit konnte eine derartige Revolte auf diese Weise nicht gelingen. Wir erfuhren, dass Graf Claus Schenk von Stauffenberg[127], 37 Jahre, Offizier, die abgelegte Bombe in einer Lederaktentasche mitgebracht hatte. Die Umstände des Attentats sind bekannt. An diesem Tag fand im Hauptquartier eine Konferenz über die militärische Lage statt, an der Hitler und sein unmittelbares Umfeld teilnahmen. Nun fand aber die Konferenz nicht wie vorgesehen im Hauptgebäude statt, sondern in einem kleinen Holzhaus daneben. Die Bombe wurde auf dem Konferenztisch abgelegt. Die Baracke flog in die Luft, Hitler wurde zu Boden geschleudert und an der rechten Schulter verletzt. Einige Personen aus seinem Umkreis wurden getötet. Die Explosion war äußerst stark. Die Baracke wurde komplett zerstört und von Stauffenberg konnte sich unmöglich vorstellen, dass einer der Insassen überlebt haben könnte. Der Offizier sprang in sein Auto, nahm das Flugzeug, kam kurz darauf in Berlin an und verbreitete sogleich in den betroffenen Kreisen die Nachricht, dass Hitler tot sei. General Beck wurde benachrichtigt. Er nahm seinen Koffer, in dem sich seine Uniform und verschiedene Dokumente befanden, und begab sich ins Regierungsviertel in der Nähe der Wilhelmstraße.

Hier sollte die Bildung der neuen Regierung erfolgen. Beck sollte dabei eine sehr wichtige Rolle spielen. Doch in der Zwischenzeit überschlugen sich die Ereignisse. Hitler war nicht tot und die wachhabende SS fasste die abtrünnigen Offiziere. Das Attentat und die unerklärliche Rettung des *Führers* wurden per Telefon nach Berlin gemeldet.

Als sich Beck und die künftigen Mitglieder der Regierung in der Wilhelmstraße einfanden, wurden sie sofort verhaftet. Beck wurde auf der Stelle erschossen. Auch General Olbricht[128] wurde standrechtlich erschossen. Kurz danach ging das Gerücht um, dass er mit seinem Ritterkreuz des Eisernen Kreuzes begraben wurde. Daraufhin wurde er exhumiert und die Medaille wurde ihm abgenommen.

Sauerbruch lebte nach diesem misslungenen Attentat in ständiger Angst. Er fuhr aufs Land, auf das Anwesen seiner Frau bei Dresden, und blieb dort eine gute Woche lang. Denn er hatte über den Versuch Bescheid gewusst, ohne daran beteiligt gewesen zu sein.

Nun bekamen einige seiner vor dem Attentat geäußerten Worte über «Ereignisse von großer Tragweite, die in Kürze eintreten würden» einen Sinn für mich. Fünf Personen aus seinem unmittelbaren Umfeld und enge Freunde, die daran beteiligt waren, wurden erschossen oder gehängt. Einer von Sauerbruchs drei Söhnen, ein Berufsoffizier[129], der den Grad eines Oberstleutnants erlangt hatte, war ein enger Freund von Graf von Stauffenberg. Deshalb wurde er kurz darauf drei Wochen lang inhaftiert und strengen Verhören unterzogen.

Sauerbruch, sehr in Sorge, wandte sich telefonisch oder schriftlich an seine befreundeten Kollegen, die Mitglied der Partei oder der SS waren. Die Zeit drängte. Nun, wo sein Sohn inhaftiert war, konnte die Situation sehr schnell aus dem Ruder laufen. Sein Sohn würde auf alle Fälle nicht so schnell entlassen werden können. Sauerbruch setzte sich sofort mit dem Professor für Neurologie de Crinis[130] in Verbindung, einem Freund von Hitler und einer wichtigen Persönlichkeit der Nazipartei; dann mit Koch[131], Professor für innere Medizin und hoher Funktionär der Nazipartei, und schließlich mit Professor Erwin Gebhardt[132], Allgemeinmediziner (mit dem Rang eines Armeegenerals), zu dem er sich noch am selben Abend begab. Es war zweifellos ihrer diskreten und nachdrücklichen Unterstützung zu verdanken, dass Sauerbruch nicht ins Gefängnis kam und den Repressalien, die dem Attentat folgten, entkommen konnte.

Sauerbruch, der blass und angeschlagen war, beschrieb mir bei dieser Gelegenheit sein Unbehagen. Er misstraute der SS und der Gestapo, die er fürchtete. Zwar hegte er ein gewisses Vertrauen in Hitler selbst. Als es die ersten Umtriebe von Hitler in München gab, hatte sich Sauerbruch, ohne sich um Hitlers politische Absichten zu kümmern, medizinisch um ihn gekümmert und ihm gegenüber lediglich seine Pflicht als Arzt erfüllt. Sauerbruch hatte sich nicht in die Kämpfe dieses neuen Regimes, das er in keiner Weise guthieß, eingemischt. Hitler soll ihm seinerzeit gesagt haben: «Solange ich lebe, wird Ihnen nichts geschehen.»

Diese Überzeugung und dieses Vertrauen auf Hitlers Wort hatten Sauerbruch oft ermutigt, in seine allgemeinen oder medizinischen Vorträge so manch offene oder versteckte Kritik am Regime und den katastrophalen Folgen einzuflechten, die dessen Aufrechterhaltung für das Land haben würde.

Im Übrigen wurden alle seine Reden, Konferenzen und Kurse über Chirurgie überwacht, zensiert und der Gestapo übermittelt. Er musste heute anlässlich des Attentats und des Überlebens des Führers Position ergreifen, um seinen Sohn zu retten.

Wortwörtlich sagte er: «Unsichere und unverantwortliche Männer haben nicht gezögert, gestern einen Anschlag auf den Führer zu organisieren. Das Schicksal hat ihn bewahrt. Wir wollen uns darüber freuen. Es lebe Deutschland und sein Führer.»[133]

Es fiel Sauerbruch nicht leicht, diese Worte auszusprechen. Es war demütigend für ihn. Er sagte mir unverblümt: Es musste sein, um meinen Sohn zu retten.

21. Juli 1944. Brenckmann, seine Frau und ich verließen die Charité, um im Adlon zu Mittag zu essen. Es war unmöglich, sich Unter den Linden und der Wilhelmstraße, das heißt dem Regierungsviertel, zu nähern. Eine Polizeisperre sorgte dafür, dass kein Zivilist oder Militärangehöriger hier Zugang hatte. Hie und da waren Maschinengewehre aufgebaut und Soldaten standen Wache, den Finger am Abzug. Die Straßenbahnen, die hier eigentlich fahren sollten, hielten eine Station vorher an und alle Passagiere mussten aussteigen. Es herrschte eine regelrechte Atmosphäre der Angst. Die fanatischen Nazis waren abscheulicher

denn je und man musste in diesen Tagen noch mehr seine Zunge hüten. Den Verhaftungen folgten einige Tage später zahlreiche Hinrichtungen. Nicht nur in Berlin, sondern landesweit. Die Menschen beruhigten sich nach und nach und das Leben kehrte dem Anschein nach zur Normalität zurück.

11. November 1944. Anruf von Brenckmann aus Eberswalde. Wir freuen uns über die Ereignisse, ohne uns am Telefon darüber äußern zu können. Leclerc[134] hat unerwartet, von Zabern kommend, die elsässische Ebene erreicht und Straßburg befreit!

Ich wusste, dass Colmar noch besetzt war. Brenckmann fragte mich, wie ich entkommen und in das Elsass zurückkehren könnte. Aber die Bahnhöfe waren überwacht, Fahrkarten waren nur schwer zu bekommen, die Züge wurden streng kontrolliert. Jede auch nur ansatzweise verdächtige Person wurde ausgewiesen und in den einigen Wochen zuvor gegründeten Volkssturm rekrutiert.

Sauerbruch verbot mir zu gehen. Am Abend teilte er mir mit, dass die alliierten Truppen bereits die Rheinbrücke überquert und Kehl besetzt hatten. Ich würde es bestimmt nicht mehr bis ins Elsass schaffen. Die Überquerung des Rheins war unmöglich. Ich stand nämlich unter strenger Bewachung in der Klinik, er wusste auch, dass ich mindestens acht Tage bräuchte, um bis zum Rhein zu gelangen. Dann müsste ich mich bis zum Eintreffen der Alliierten in Süddeutschland verstecken. Ich war gezwungen zu bleiben. Sollten sich die Ereignisse überschlagen, sagte ich mir, gäbe es vielleicht trotz der Drohungen der Regierenden eine Kapitulation. Oder, sollten sich die Ereignisse kurzzeitig stabilisieren, könnte ich vielleicht bis zur Schweizer Grenze gelangen.

7. Dezember 1944. Max Planck, der von seiner Operation in Amorbach genesen war, kommt nach Berlin, wo in der Akademie der Wissenschaften ein Empfang zu seinen Ehren stattfindet. Er wohnt im Adlon. Er leidet mehr denn je unter seiner Wirbelsäulenarthrose. Zwar ist die Erkrankung nicht schwerwiegend, aber dennoch schmerzhaft und hindert ihn daran, sich so zu bewegen, wie er will. Ich fahre zu ihm, um ihm Novocain zu spritzen. Danach kommt er auf Einladung von Sauerbruch in die Klinik, er hält eine Konferenz über ein allgemeines Thema, die er mit den Pflichten des Menschen schließt.

Weihnachten oder das Fest der Hoffnung. In der chirurgischen Klinik der Charité wird Weihnachten gefeiert. Bekanntlich ist es in Deutschland das wichtigste Fest des Jahres. Die Vorbereitungen dafür laufen schon seit Wochen.

Die jungen Assistenten rezitieren traditionell einige Verse, um den Chefs, den Assistenten und Krankenschwestern auf liebenswerte Weise einige Wahrheiten oder Kritiken zu sagen, die die Hierarchie ihnen sonst gewöhnlich untersagt. Sie bereiten mit der Oberschwester oft mehr oder weniger lustige oder satirische Geschenke vor. Andere Ärzte führen am Klavier oder auf der Geige Musikstücke mit verschiedenen Gesangseinlagen auf. Die Krankenschwestern beteiligen sich mit Gesängen daran. Es gibt Kuchen und Gebäck. In jedem Krankensaal steht ein großer, reich dekorierter Tannenbaum mit Watte, Silberpapier und Kerzen, der diesem Fest eine regelrecht mystische Atmosphäre verleiht. Der Chef, umringt von seinen Assistenten, geht in großer Runde von Saal zu Saal. Sobald er in der Tür erscheint, singen das Zimmerpersonal und die Patienten ein Weihnachtslied. Dann gehen wir zu jedem Bett und sagen jedem etwas Tröstliches oder Hoffnungsvolles. Die Visite endet im Hörsaal. Dort findet im Beisein des Klinikpersonals, ihrer Familien und der Patienten, die sich bewegen können, ein regelrechtes Festprogramm statt.

Dieses Jahr, da die Alliierten aus dem Westen schon am Rhein und jene aus dem Osten schon an der Grenze zu Deutschland waren, hatte das Fest für die Deutschen einen traurigen, ärmlichen, entzauberten und kalten Beigeschmack. Für uns war es mehr denn je ein Fest der Hoffnung.

Die alten klassischen, so bekannten und über die Jahrhunderte hinweg gesungenen Weihnachtslieder, die sogar im Ausland bekannt und nachgeahmt wurden, waren vom Hitlerregime verboten. Nur die modernen Lieder, die unter dem Regime entstanden waren, durften gesungen werden. Diese, so kann man sich leicht vorstellen, sprachen mehr von der Überlegenheit des deutschen Volkes als von der armen Menschheit, mehr von Macht und Stärke als von Barmherzigkeit und Liebe.

Bei Sauerbruch wurde von den Patienten und Krankenschwestern trotz einiger Bemerkungen über die Unangemessenheit der traditionellen Lieder nie ein einziges modernes Lied gesungen. Dieses Jahr, kein Sarkasmus…

Das übliche Beisammensein im Hörsaal fand auch dieses Jahr statt. Es war ein halbherziges Fest und hatte einen Schimmer von Traurigkeit. Der Hörsaal war schlecht geheizt. Eisiger Wind drang durch die zerbrochenen Scheiben der großen Fensterfront, die Pappteile stopften die Löcher nur ungenügend. Bei jedem Windstoß klapperten die zur Hälfte herausgerissenen Fensterrahmen. Ein feiner Regen mischte sich ins Innere. Viele Lampen waren zerbrochen oder unzureichend ersetzt, und der große Raum war schlecht und ungleichmäßig ausgeleuchtet. Patienten, Krankenschwestern und Ärzte standen mit trauriger Miene in den Reihen. Sie waren hager, sahen verdrossen und resigniert aus.

Unten stand ein gut acht Meter hoher Tannenbaum. Als einzigen Schmuck trug er ein paar kleine Kerzen. Nur die Kinder sahen gut genährt aus; sie waren frisch, rosig und fröhlich. Von einem Klavier begleitet, stimmten sie ein Lied an, dann folgte Sauerbruchs Ansprache.

Er sprach von der Pflicht, der ein jeder im Laufe dieses Jahres nachgekommen ist, und der Befriedigung, dies an jenem Tage sagen zu dürfen. Dann sprach er sein Bedauern darüber aus, den Krankenpflegern und -schwestern keine Geschenke überreichen zu können. Denn in den vorhergehenden Jahren konnte er Medaillen und Zeichen der Erfüllung und Anerkennung überreichen. Doch die Regierung hatte ihm dieses Jahr nichts zugeteilt. Deshalb konnte den die Krankenschwestern, die seit langen Jahren ausgezeichnete Arbeit leisteten, nicht die erwartete Medaille von ihrem Chef überreicht werden. Sauerbruch sprach weder über das Regime noch über seinen Chef.

2. Februar 1945: Das Vorrücken der Russen in Richtung Oder. Es ist ein Tag von außergewöhnlicher Anspannung. Es zirkulieren die merkwürdigsten Gerüchte. Die russischen Luftlandetruppen sollen im Norden und Nordosten von Berlin gelandet sein, insbesondere in Eberswalde. Sie sollen ebenfalls in Landsberg sein.

5. Februar 1945. Zwölf Stunden lang heftige Bombardierungen. Tausend Flugzeuge in vier aufeinanderfolgenden Wellen. Bunker. Schwere Bomben fallen in der unmittelbaren Umgebung. Sämtliche Fenster und Kartons in der Klinik zerstört. Beim Hinausgehen rundherum Brände.

Die Apotheke der Charité wurde getroffen und weitgehend zerstört. Die Leute in Berlin sind fassungslos. Es heißt, die *Reichskanzlei* sei gefallen. In unmittelbarer Nähe soll der Bunker der Gynäkologischen Klinik des Professor Stoeckel[135] in der Ziegelstraße getroffen worden sein.

In der Ziegelstraße, zwischen der Charité und dem Bahnhof Friedrichstraße, befanden sich die große Entbindungsklinik und die gynäkologische Klinik der Fakultät, die von Professor Stoeckel geleitet wurde, der durch seine zahlreichen Arbeiten sehr bekannt war. Professor Stoeckel besaß neben seiner Klinik einen großen halbunterirdischen Schutzkeller mit einem langen Mittelgang, von dem rechts und links zahlreiche Räumen abgingen: ein Vorbereitungs- und Kreißsaal, ein Saal für die Kranken, ein Säuglingssaal usw. Die Decke bestand aus achtzig

Zentimeter dickem Stahlbeton. Es hieß, dass dieser Bunker von Stoeckel schwer getroffen worden sei.

Nach den Bombardierungen habe ich mich mit eigenen Augen davon überzeugt. An diesem Tag war nämlich eine Bombe mitten auf den Bunker gefallen, genau über dem Krankensaal, der an den beiden gegenüberliegenden Wänden jeweils drei Betten hatte. Die sechs Betten waren von Niedergekommenen belegt. Neben der Tür hatte eine Krankenschwester gestanden. Die Bombe war bei der Berührung mit der Decke explodiert, in der nun ein Loch von etwa einem Meter Durchmesser ragte. Mitten im Raum lagen Schutthaufen, Metallteile, Eisenstangen und Drähte.

Es gab allerdings keine Verletzten im Saal. Ich sprach mit der Krankenschwester vor Ort:

«Plötzlich», sagte sie mir, «fiel Schutt mitten ins Zimmer und die Luft war voller dicker Staubwolken. Man konnte nichts mehr erkennen und traute sich nicht zu atmen. Gehört hatten wir nichts, nur gespürt, wie sich der Schutzraum bewegte. Die Frauen hatten einen kurzen Schrei ausgestoßen. Ich rannte in den Korridor und ließ die Tür offen. Nach wenigen Minuten hatte sich die Staubwolke verflüchtigt. Auf den Betten und dem Fußboden lag eine dicke Schuttschicht. Die Kranken und ich hatten geweißte Haare und auf dem Gesicht lag eine dicke Gipsschicht. Wie durch ein Wunder war kein einziger Patient verletzt. Nur eine von sechs hatte ein paar Zementstückchen auf den Fuß bekommen, die nur ein paar Kratzer hinterließen.»

In Wirklichkeit lassen sich die tatsächlichen Folgen der Bombardierungen nie vorhersagen. Da ist nun ein Raum von fünf mal sechs Metern, der von einer Fliegerbombe getroffen wird, die die achtzig Zentimeter dicke Stahlbetondecke durchbohrt und niemanden verletzt! Experten sagten, dass es sich um eine 500-Kilo-Bombe handelte.

7. Februar 1945. Die Russen sind in Frankfurt an der Oder[136] und in Küstrin.

Auf den Straßen Berlins werden mit herumliegenden Gegenständen oder mit Teilen aus zerbombten Häusern Barrikaden gebaut. Alles eignet sich dafür. Große und kleine Mauersteine oder Quadersteine vom Straßenrand; Holzbalken oder Eisenstangen, die aus den umliegenden Ruinen genommen werden. Bäume, sofern es welche gibt, werden gefällt und verwendet. So entstehen zwei Meter breite und ebenso hohe Barrikaden, die die Straße fast vollständig schließen. Gelassen wird ein winziger Durchgang in der Mitte, durch den ein Automobil passt. Links und rechts davon befinden sich auf aufgebockten Schienen jeweils entweder ein Auto oder ein alter Lastkraftwagen, eine Straßenbahn oder ein Karren, die mit Steinen beschwert sind. So reichte es, die Keile zu entfernen, um die beiden Fahrzeuge entsprechend ihrer Lastrichtung bis in die Straßenmitte rollen zu lassen. Alle Straßen, fast alle Kreuzungen und vor allem der Zugang zu den Brücken waren auf diese Weise abgeriegelt. Einige weniger wichtige Brücken, die zum Regierungsviertel führten, waren jedoch von vornherein vollständig verbarrikadiert. Alle Männer und Frauen waren verpflichtet, an diesen Bauarbeiten teilzunehmen. Besonders aktiv waren dabei die Männer aus dem Volkssturm.

Ich traf an diesem Abend einen Nazigegner, der Arzt war; er sagte mir: «Diese Barrikaden sind lächerlich!»

«Ah?»

«Was meinen Sie damit?»

«Die werden sich vierzehn Minuten lang darüber krummlachen. In der fünfzehnten werden sie sie wegfegen!»

Dieses Wort ging durch aller Munde in Berlin. Es hieß auch: «Jedes Auto oder Fahrrad, das bei Nacht und Nebel gegen eine Barrikade fährt, wird wegen Sabotage und Zerstörung der nationalen Verteidigungsmittel verklagt!»

Währenddessen hielt Goebbels eine Radioansprache, um die Bedeutung dieser Barrikaden zu erklären: Es ging darum, den Vorstoß der feindlichen Truppen aufzuhalten! Das Volk jedoch dachte vor allem, dass sie dazu dienen sollte, die Risiken einer öffentlichen Demonstration oder einer Volksbewegung zugunsten einer Kapitulation einzudämmen.

12. Februar 1945. Heute bin ich allein in der Klinik. Professor Sauerbruch ist nicht da, ebenso wenig wie sein offizieller Stellvertreter.

Ein Assistent bittet mich darum, mit ihm zusammen einen Besucher zu empfangen. Ich sehe einen jungen, ungefähr 25- bis 28-jährigen Mann. Bleich, hager und mehr recht als schlecht in einer Leutnantsuniform steckend, mit einem gewöhnlichen Militärmantel. Er wurde vom Propagandaministerium in die Charité geschickt, um Fotos von den Folgen der Bomben auf die Kinder einzuholen.

«Haben Sie verwundete Kinder?», fragte er, «amputierte Kinder oder Kinder, deren Kopf so verbunden ist, dass man nur noch ihre Augen sieht, oder Kinder mit Verbrennungen? Wir benötigen Propagandamaterial über die Folgen der

Terrorangriffe, um zu zeigen, dass die Aliierten das Leben von Kindern missachten. Finden Sie etwas, irgendwas. Die Fotos sind wichtig und müssen für unsere Verteidigung im In- und Ausland eingesetzt werden.»

Ich war wie vor den Kopf geschlagen!

Die Mitglieder des Volkssturms, aus den ältesten Reserveleuten der Charité gebildet, wurden zusammengetrommelt. Ein SS- oder Gestapomitglied hielt eine Ansprache: «Jede Straße, jedes Haus von Berlin ist zu verteidigen; dieser Befehl gilt ebenfalls für die Krankenhäuser, und die Charité bildet dabei keine Ausnahme. Jeder Arzt, jede Krankenschwester hat ihre *Panzerfaust* und muss sich ihrer bedienen. Die Männer werden in den Klinikkellern postiert; aus den Luken heraus ist es leicht, die Russen zu vernichten.»

Diskussion in der Klinik über dieses Thema. Die Mehrheit der Ärzte und des Personals spricht sich offen dagegen aus, die Charité zu verteidigen. Die großen Nazis unter den Assistenten schweigen jedoch. Sauerbruch erachtet seit Langem die Verteidigung von Berlin als unnötig und sagt, alles dafür tun zu wollen, damit Berlin zu einer offenen Stadt erklärt wird.

13. Februar 1945. Von der Leitung kommt der Befehl, alle Kliniken und Institute der Charité ausreichend mit gut sichtbaren roten Kreuzen zu versehen. Das Gelände der Charité soll in seinem gesamten Umfang gekennzeichnet werden. Arbeitergruppen machen sich unverzüglich an die Arbeit. Auf die verschiedenen Seiten der Klinik und auf den Schutzbunker selbst werden rote Kreuze gemalt.

Rote Kreuze alternieren mit roten Vierecken. Es heißt, dass die Russen zwei verschiedene Symbole für Sanitäreinrichtungen und Krankenhäuser haben: das rote Kreuz auf einem weißen Kreis bleibt sämtlichen militärischen Gesundheitsstrukturen vorbehalten. Die zivilen Pflege- und Hospitaleinrichtungen müssen mit einem roten Viereck auf einem weißen Kreis gekennzeichnet werden.

Die Dächer der Klinik und die große flache Oberfläche des Bunkers sind ebenfalls mit riesigen roten Vierecken auf weißem Untergrund versehen.

Die Bevölkerung ist völlig niedergeschlagen. Man spricht viel über die Haltung der Russen in den besetzten Gebieten. Die Meinungen und Informationen darüber sind vollkommen widersprüchlich. Viele sind ihnen gewogen: Sie verhalten sich korrekt, geben der Bevölkerung zu essen, sagen die einen. Die anderen bringen weniger gute Nachrichten mit, vor allem wenn sie von besorgten Parteimitgliedern stammen. Die Russen würden, kaum dass sie ein

Dorf beträten, alle Mitglieder der Nazipartei, der SS oder der SA und alle Mitglieder des Volkssturms erschießen; sie würden alle Frauen ohne Unterschied von Rang oder Alter vergewaltigen; sie würden alle Häuser oder Bauernhöfe plündern. Niemand wagt es, sich zu äußern. Man ist der Meinung, dass die Unterschiede wohl in der Natur der russischen Truppen selbst liegen; so hoffen alle, dass Berlin von den europäischen und nicht von den asiatischen Russen befreit werden wird.

Doch mehr denn je widmet sich jeder seiner medizinischen Aufgabe: Assistenten, Schwestern, Krankenschwestern erfüllen alle ihnen gestellten Aufgaben mit Eifer.

Auf der Straße, in den Straßenbahnen, in der *Stadt-* oder *Untergrundbahn* wird nicht gesprochen. Niemand diskutiert, scherzt oder beschwert sich. Alle sehen resigniert aus und schweigen.

Derzeit wird erzählt, dass Apitz[137], außerordentlicher Professor am Institut für Pathologische Anatomie, während der letzten Bombardierung getötet worden sei. Er war am Abend mit seinem Bruder, der bei Speer[138] arbeitete, dem großen Chef für Rüstungsorganisation und Transport, auf dem Rückweg in die Klinik. Vom Bombenalarm überrascht, begaben sie sich in die ausgezeichneten Kellerräume einer Kneipe, die auf ihrem Weg lag. Eine große Bombe zerstörte den Keller und tötete alle Insassen. Es dauerte mehrere Tage, um den Ort zu räumen und die Opfer zu identifizieren.

Der Dekan der Medizinischen Fakultät von Berlin, Professor Rostock[139], und sein Stellvertreter, Professor Brandt, Reichsleiter des Gesundheitsamtes und Generalberichterstatter beim Führer, beide bedeutende Größen des Regimes, haben Berlin bereits verlassen. Es heißt, sie seien nach Mitteldeutschland, in die Region Thüringen, geflüchtet. Kreuz[140], Rektor und Professor für Orthopädie, ist ebenfalls geflüchtet und soll nur alle drei Wochen nach Berlin kommen. Sauerbruch bleibt.

14. Februar 1945. Dorpmüller[141], Eisenbahnminister, kommt zu Sauerbruch in Behandlung. Er ist über siebzig, autoritär, anspruchsvoll und herablassend. Er wurde bereits zwei Jahre zuvor wegen einer schweren Baucherkrankung operiert. Er kam nun wegen Magen-Darm-Beschwerden. Sauerbruch operiert ihn erneut.

Betroffenheit nach der Konferenz von Jalta, wo sich Roosevelt, Churchill und Stalin trafen. Nicht so sehr, weil beschlossen wurde, den Nationalsozialismus und den preußischen Militarismus mit allem, was damit zusammenhängt, auszulöschen und die Kriegsverbrecher zu bestrafen, sondern weil es auf die völlige Ablehnung von Deutschland insgesamt hindeutet, die Ablehnung jeglichen Kompromisses und jeglicher Diskussion, auf die Deutschland noch das Recht zu haben glaubte.

Die Parteimitglieder verlassen Berlin in großer Zahl. Jedoch vertrauen sie ihre geschätzte Person möglichst wenig den derzeit stark bombardierten Zügen an. Sie nehmen alles mit, was sie wegschaffen können.

Ich bin zu einem Abend bei Sauerbruch in seiner Villa in Grunewald eingeladen, bei dem auch Professor Gohrbandt, sein Stellvertreter, der Konsul Schmitz (Schweiz) und der Minister Zintz, ein hohes SS-Mitglied, zugegen waren. Elektrisches Licht gibt es nicht. Kohlemangel seit einem Monat gebietet strenge Einschränkungen. Es gibt fast den ganzen Tag über keinen Strom; er fließt nur wenige Stunden und abwechselnd je nach Viertel. Daher ist es unmöglich zu kochen, die elektrische Heizung einzuschalten oder Radio zu hören.

Bei Sauerbruch gibt es heute Abend eine einzige große Kerze auf dem Tisch. Auf dem Menü: Tomatensuppe, Gans auf Sauerkraut und Salzkartoffeln.

Um 20 Uhr 45 geht plötzlich das elektrische Licht wieder an. Das ist ein Zeichen, dass ein Alarm bevorsteht. Im Allgemeinen wird der Strom nämlich bei einem Alarm wieder eingeschaltet, damit sowohl die Sirenen, die Keller- und Bunkerbeleuchtung sowie die Radioapparate funktionieren. Und tatsächlich 20 Uhr 55: Alarm. Alle begeben sich in Sauerbruchs Privatbunker, hinter der Villa. Die roten Leuchtraketen der anglo-amerikanischen Flieger, von den Deutschen «Christbäume» genannt, befinden sich genau über uns. So gibt es einen großen Bombenangriff und der Bunker schwankt mehrmals.

Zwei Stunden später hören wir in einiger Entfernung anhaltendes Maschinengewehrfeuer und wir sehen Funken am Himmel. Alle sind nervös. Sollten das die Russen sein? Sollten das die Fallschirmjäger sein? Wir versuchen, dem Rätsel auf die Spur zu kommen. Wir versuchen, die Behörden anzurufen, erfolglos. Schließlich kommt Sauerbruch doch durch und wir erfahren, dass es sich lediglich um feindliche Schüsse am Rande von Berlin handelt!

Wir sprechen kaum über Politik. Die Anwesenheit des SS-Mannes verbietet jegliches offene Wort. Sich widersprechende und falsche Meinungen wechseln sich ab. Sauerbruch gibt Jugenderinnerungen zum Besten.

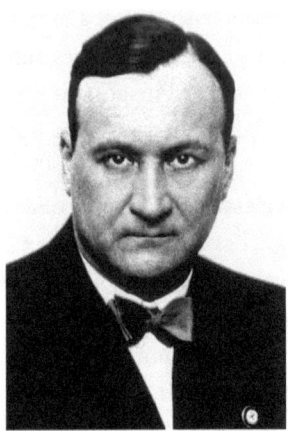

Abb. 25: Max de Crinis in den 1940er Jahren.
Quelle: Bildarchiv des Instituts für Geschichte der Medizin und Ethik in der Medizin, Charité – Universitätsmedizin Berlin.

15. Februar 1945. Ich erhalte gerade über die Schweiz, via Fritz Kolbe, erste Nachrichten von zu Hause. Die Meinigen leben noch immer in Thannenkirch in den Vogesen. Sie sind seit Langem befreit und es geht ihnen gut. Die Glücklichen!

Es heißt, dass soeben 8000 Menschen in einem Konzentrationslager bei Berlin ermordet wurden.

Sauerbruch erzählt mir, dass er ein dreistündiges Gespräch mit Professor de Crinis hatte. Es mag interessant sein, diesen Herren etwas näher zu beschreiben. Gehört er wirklich zu den großen Unterstützern des Regimes und ist er ein persönlicher Freund Hitlers? Es sind auf alle Fälle seine Verdienste in der Partei, die ihm seine Stelle als Direktor der neurologischen Klinik der Charité von Berlin eingebracht haben.

Er war um die fünfzig, groß gewachsen, aber mit einem ovalen Gesicht, einer hohen Stirn, mit schwarz glänzendem, stets sorgsam gekämmtem und gescheiteltem Haar. Er sprach langsam und mit einem starken österreichischen Akzent.

Er war ein Fanatiker des Regimes. Einige Jahre vor dem Krieg hatte er, hieß es, englischen Offizieren auf holländischem Territorium betäubende Injektionen gespritzt und sie auf diese Weise auf das deutsche Territorium bringen können. Der Umstand, dessen Einzelheiten mir nicht bekannt sind, war in den antinazistischen Milieus bekannt und wurde mir von Sauerbruch bestätigt. Er schien mir sehr mit seiner neurologischen Wissenschaft verbunden zu sein. Er nahm sich viel Zeit für seine Patienten. In seiner Klinik praktizierte er die Ventrikulografie und interessierte sich für alle modernen Fragen der Neuropsychiatrie.

Ich sah ihn ab und an, immer wenn ich in der neurologischen Klinik zu operieren hatte. Als die alliierten Truppen in das Elsass vorstießen und am 23. November 1944 Straßburg befreit hatten, sagte mir de Crinis: «Ah!, die werden wir in einigen Tagen schon wieder verjagt haben und das Elsass gehört erneut uns!» Indessen wurde er immer unruhiger, vielleicht machte er sich weniger um das Schicksal Deutschlands Sorgen als um sein eigenes. An der Charité ging das Gerücht um, dass er in der BBC als Kriegsverbrecher genannt wurde.

Heute, am 15. Februar 1945, hatte de Crinis ein langes Gespräch mit Sauerbruch. Es dauerte mehr als drei Stunden und fand in Wannsee statt. Sauerbruch verriet mir einige Details. Er sprach über die Angst von de Crinis, der im Laufe des Gesprächs den Tränen nahe war.

Sauerbruch bestätigte mir, dass 8000 Gefangene in einem Lager bei Berlin getötet worden sind.

Derzeit residiert in der Klinik eine junge, 27-jährige Bildhauerin, Irsa von Leistner[142], die das Propagandaministerium schickte, um eine Büste von Sauerbruch anzufertigen. In den nationalsozialistischen Milieus gilt sie als große künstlerische Hoffnungsträgerin. Sie hat in München studiert. Sie ist wirklich begabt, befindet sich jedoch in den zynischen Händen der Gefolgsmänner von Goebbels, die sie in die Klinik brachten und sie Sauerbruch als bedeutungslose dürre und naive Marionette vorstellten.

Sie steht unter immer strenger werdender Bewachung. Es vergeht keine Woche, in der ihre Beschützer sie nicht über ihr Leben und ihre Tätigkeit in der Klinik befragen. Sie ist extrem arglos, sehr sensibel, sauber und ehrlich, dem Führer aber mit Leib und Seele ergeben. Sie soll ihm nächstens vorgestellt werden, heißt es in ihrem Umfeld. «Sie wollen die Kleine dem Führer in die Hände spielen»[143], sagt mir Sauerbruch.

Sie kann nicht an die deutsche Niederlage glauben. Sie hat absolutes Vertrauen in Hitler und den Sieg. Sie hat übrigens auch seltsame Ideen, insbesondere den Vorschlag, mit leistungsstarken Projektoren ein großes Christuskreuz an

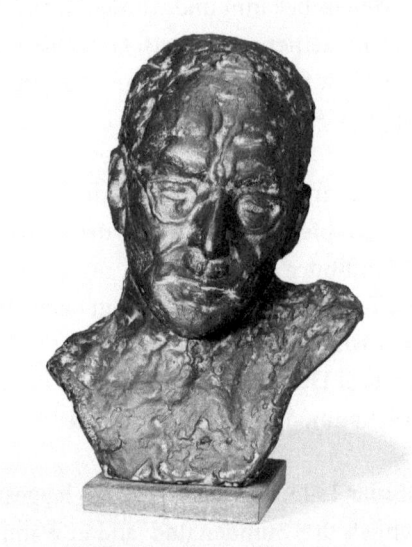

Abb. 26: Sauerbruch-Büste der Bildhauerin Yrsa von Leistner, ca. 1940er Jahre.
Quelle: Foto W. Chodan.

den Himmel zu projizieren, um den Feind vor den Grenzen «zurückzuhalten». Sie erzählt mir davon in ihrer leichtgläubigen Art, spricht auch mit Sauerbruch und sogar mit dem Vertreter von Goebbels darüber.

In der Klinik ist sie nicht sehr beliebt. Sie ist angsteinflößend, wenn sie schlecht gekleidet in ihrem Baumwollkleidchen und zerlöcherten Schuhen, wie abwesend und unbedarft durch die Klinik läuft. Sie wird «*Bombenliese*» genannt, weil sie bei den Bombenanschlägen schon dreimal all ihren Besitz verlor. «Sie zieht die Bomben regelrecht an», sagen die Krankenschwestern der Klinik, «haltet sie fern!»

Zur Anfertigung der Büste von Sauerbruch hat sie sich im Hörsaal eingerichtet, wo der Professor täglich zwischen elf und zwölf Uhr seine Vorlesung hält. Sie hat ihr Werk bereits dreimal zerstört, um ihre Arbeit neu zu beginnen. Ich muss zugeben, dass ich es jedes Mal bedauerte, weil ich die Ähnlichkeit ausgezeichnet fand. Doch gelingt es der Künstlerin immer besser, sich dem Charakter des Dargestellten anzunähern. Und die vierte und letzte Büste, die endgültige, stellt Sauerbruch mit dem Ausdruck eines Eroberers dar, eine Schulter etwas nach vorn geneigt, mit erhobenem Kopf und hartem Blick. Sie hat ihr Modell regelrecht begriffen, und nach und nach stellt das Modell zunächst einen Arzt mit mitfühlendem Blick, einem eher weichen Ausdruck, das zweite Mal einen Denker und dann schließlich den kompromisslosen Eroberer dar, der Sauerbruch in Wirklichkeit auch war.

Heute Abend verbringen wir erneut drei Stunden im Schutzraum.

Alarm.

Bomberverbände nähern sich über Deutschland. Es erging der Befehl, alle Patienten in den Schutzraum oder zumindest in die Keller zu bringen. Zuerst werden die Kinder und Privatpatienten aus dem dritten Stock, dann die Frauen aus dem Saal drei und die Abteilung der Operierten aus dem zweiten Stock und schließlich die Stationen II und IV aus der ersten Etage heruntergebracht. Der Schutzraum ist voll. Es sind zu viele Menschen.

Im letzten Zimmer gibt es sechs Betten, im sogenannten Privatzimmer drei Betten und zehn Sitzplätze und im großen Zimmer zwanzig Betten und Tragen. Ich halte mich in dem kleinen Mittelraum zusammen mit einigen Ärzten auf; neben dem kleinen Wasch- und Vorbereitungsraum befinden sich Frau Hartmann, die Frau des ersten Assistenten von Sauerbruch, und die drei Sekretärinnen von Sauerbruch.

Das andere Zimmer des Bunkers ist voller Angehöriger von Mitarbeitern der Charité. Überall gibt es grelles elektrisches Licht, außer im kleinen Mittelzimmer, wo absichtlich alle elektrischen Lichter ausgeschaltet sind. Damit wird verhindert, dass diejenigen, die sich am Eingang drängen, sehen können, was im hinteren Bereich des Schutzraumes vor sich geht.

Die elektrische Belüftung des Bunkers funktioniert gut und die Luft ist erträglich. Draußen ist die Rampe, die den Kellerflur der Klinik mit dem Bunker verbindet, schwarz vor Leuten. Vor etwa zehn Minuten wurde der Alarm ausgelöst. Wahrscheinlich wird der Angriff in wenigen Augenblicken beginnen. Die schweren Stahltüren am Eingang des Bunkers werden geschlossen. Viele Menschen müssen draußen auf der Rampe und im Klinikkeller bleiben und haben nun dieses fünfstöckige Gebäude über sich, das jederzeit, sobald es von der einen oder anderen Bombe getroffen wird, einzustürzen droht. Plötzlich hören wir das Grollen der Bomben. Alle Geräusche, die wir vernehmen, kommen von den Bomben. Berlin hat praktisch keine Flugabwehr mehr. Die Geräusche kommen näher. Plötzlich schwankt der Bunker hin und her. Bis jetzt hatte ich mich in solchen Fällen mit Kopf und Rücken an der Bunkerwand angelehnt. Nun aber wurden mir Fälle von plötzlich eingetretenen Todesfällen gemeldet, obwohl der Schutzraum nur von außen von einer Bombe getroffen wurde. Ohne dass es Schäden im Bunker selbst gab, fielen scheinbar einige Menschen einfach um, Blut strömte aus Nase und Mund und sie starben an einer Schädelfraktur. Schuld war ein Aufprallmechanismus, der direkt auf den gegen die Bunkerwand gelehnten Kopf übertragen wurde.

An diesem Tag befand sich Professor Koch in der Klinik. Er war ein berüchtigter SS-Mann, Professor für klinische Medizin an der Charité, der von Hitler nach Berlin berufen worden war. Während de Crinis, von dem ich bereits weiter oben sprach, der Meinung war, dass jedes Haus, jede Klinik, jedes Labor verteidigt werden müsste – er soll, so sagt eine sichere Quelle, Waffen in seiner Klinik versteckt haben –, weigerte sich Koch, die Charité zu verteidigen, obwohl er nicht minder fanatisch das Regime unterstützte. Jedenfalls trug er heute Abend entgegen seiner Gewohnheit Zivil und sah überhaupt nicht gut aus!

Heute Abend im Bunker sprach Fräulein von Leistner, die Bildhauerin, über Astrologie. Pluto, der angebliche Stern des Führers, sei seit Weihnachten letzten Jahres verblasst. Der Friedensstern dagegen soll seit einiger Zeit über vielen Ländern und seit dem 15. Februar auch über Deutschland gesehen worden sein!

Heute Abend im Bunker lernte ich auch einen Biologieprofessor kennen, der halbjüdischer Herkunft ist; er erzählte mir, dass sich zurzeit in Berlin nicht weniger als 5000 Juden verstecken würden. Sie lebten seit Monaten und mitunter seit Jahren in Kellern oder auf Dachböden, würden von Freunden oder Bekannten versorgt und trauten sich bei Anbruch der Dämmerung sogar ein paar Schritte auf die Straße.

Am Abend wird in der Charité vor den Mitgliedern des Volkssturms eine Rede gehalten, an der Rasser teilnimmt, ein Techniker im anatomisch-pathologischen Labor des Sauerbruch-Klinikums, ein Mann, der sich durch seine Bescheidenheit, sein Wissen und Urteilsvermögen auszeichnet. Als notorischer Nazigegner wurde er während der Siegeszeiten mit einiger Verachtung behandelt. Er erzählt mir, dass im Volkssturm ein Vortrag über die Verteidigung des Charité-Viertels gehalten wurde.

Ganz Berlin wurde in zahlreiche voneinander abgegrenzte Bereiche unterteilt, die sich eigenständig verteidigen müssen, um den Russen Widerstand zu leisten. Das Gebiet in Form eines Dreiecks, zu dem die Charité gehört, wird im Westen durch den Kanal, im Süden durch die Spree und im Osten durch die

Friedrichstraße begrenzt. Dieser eher kleine Bereich umfasst aber etwa die dreifache Größe der Charité. Dazu gehören neben der Charité auch die Kliniken an der Ziegelstraße, die riesige Polizeikaserne und zahlreiche verstreut stehende Wohnhäuser. Der Kommandoposten für diese Zone soll der *Hochbunker* in der Karlstraße sein.

Dabei handelt es sich um einen riesigen Betonbunker von der Höhe eines dreigeschossigen, quadratischen Hauses mit mehr als zwei Meter dicken Wänden aus Stahlbeton; das Flachdach aus Stahlbeton ist drei bis vier Meter dick. Die Fenster sind bloß schmale, zehn Zentimeter breite und fünfzig Zentimeter hohe Schlitze.

Auf dieser Konferenz hieß es jedoch, dass der unterirdische Schutzraum der Sauerbruch-Klinik vom medizinischen Dienst an den Volkssturm übergeben werden sollte! Die Charité mit ihren Schutzräumen sollte nämlich eine der Säulen des Verteidigungssystems des Berliner Zentrums werden. Auf den Dächern sollten Beobachtungsposten eingerichtet und in den Kellern Maschinengewehre mit Panzerabwehrposten platziert werden.

Bislang hatte der Volkssturm keine Uniform getragen. Alle gingen in Zivil, mit Stiefeln und Rucksack dorthin! In der Siemensfabrik jedoch forderte die SA, die den Volkssturm betreute, deren Mitglieder auf, SA-Uniformen anzulegen: Dies wurde jedoch verweigert! Die SA drohte, die SS zu holen, um sie dazu zu zwingen. Die Drohung trug Früchte. Die Arbeiter fügten sich.

Die Geschichte wurde in der Charité erzählt. Die Richtigkeit konnte ich nicht überprüfen. Aber sie wurde so erzählt und akzeptiert und niemand aus meinem Umfeld stellte ihre Wahrhaftigkeit infrage, dermaßen groß war die Furcht vor der SS.

Glaubt man den Nazigegnern der Klinik, so werden derzeit Listen der Parteimitglieder gefälscht. Die alten Listen werden vernichtet, neue sollen aufgestellt werden, auf denen die Namen hoher Nazis weggelassen und an deren Stelle Regimekritiker registriert werden!

16. Februar 1945. Sauerbruch kommt vom OKW, dem *Oberkommando der Wehrmacht*, zurück und erzählt mir, dass er lebhafte Diskussionen über die Charité geführte hatte. Letztendlich soll das OKW nachgegeben und ihm versprochen haben, dass die Charité nicht verteidigt werden soll. Doch herrscht eine so große Zwietracht zwischen der Partei und der Armee, dass niemand dieses Versprechen des Generalstabs ernst nimmt. Natürlich kann der Generalstab

nicht ignorieren, dass der Krieg verloren ist und diese Diskussionen zu nichts führen. Doch die Parteimitglieder, die SS, der Volkssturm und die Eliten der Hitlerjugend sind die Herren vor Ort und es gibt allen Grund zu befürchten, dass sie sich in den Instituten und Kliniken niederlassen, um jeden Winkel bis zum bitteren Ende zu verteidigen. Da sich jede kleine Zone selbst verteidigt und unter der Führung eines Vertrauensmannes der Partei (SS oder Zivilist) steht, wird die Armee nicht in der Lage sein, auf ihren Ansichten zu beharren.

Unter den Ärzten der Klinik finden lebhafte Diskussionen statt. Wird die Charité verteidigt werden oder nicht?

17. Februar 1945. Sauerbruch teilte uns bei seiner Ankunft in der Klinik um zwölf Uhr mit, dass er gerade bei den nationalsozialistischen Behörden war (bei Goebbels als Gauleiter von Berlin und seiner Gefolgschaft), um sie davon abzubringen, die Charité zu verteidigen. Er hätte eine Zusage von siebzig Prozent, sagt er uns.

Ich habe gerade einen Arzt getroffen, dessen Armeekorps sich in Seelow, zehn Kilometer westlich von Küstrin (oder Kostrzyn) befindet. Er kann nicht mehr in die Stadt zurück, die zu drei Vierteln von russischen Truppen umringt ist. Sie haben die Ablösung der russischen Truppen (aus Flugzeugen) gesehen und mindestens 8000 Wagen auf dem Weg nach Küstrin beobachtet.

Man spricht mit Bestürzung über die Verletzungen von Rudel[144], einem der erfahrensten deutschen Jagdflieger. Er soll im Flug durch ein Schrapnell von der Flugabwehr getroffen worden sein. Als er sich mit seinem Bordgeschütz über der russischen Zone befand, wurde er gefragt: «Was ist los?»

«Das Flugzeug wurde von einem Schrapnell der Flugabwehr getroffen!», dann brach er am Steuerknüppel zusammen, versuchte dennoch sein Flugzeug in die deutschen Stellungen zu bringen. Schwere Knöchelverletzung, die eine Amputation des Beines erfordert. Die Assistenten sprechen teilnahmslos darüber, die von der Partei mit Bedauern.

18. Februar 1945. Ich wage mich aus der Charité heraus und gehe ein paar Schritte in Richtung Stadt. Die gesamte Verteidigungszone der Charité und der Polizeikaserne bis hin zur Ziegelstraße und zur Spree ist von zahlreichen Barrikaden gut abgeschirmt. Besonders gesichert ist die Barrikade an der Brücke vom Lehrter Bahnhof. Sie ist drei Meter tief, zwei Meter hoch und besteht aus Stangen und verschiedenen Trümmerresten, Steinen, Erde und gefällten Bäumen.

Es werden erhebliche Stromsperren angekündigt. Der Strom soll zwischen 9.30 Uhr und 11.30 Uhr sowie zwischen 17 und 19 Uhr unterbrochen werden.

20. Februar 1945. Der Strom wurde zwischen zehn und zwölf Uhr unterbrochen. Kurz vor zehn begann Sauerbruch in einem kleinen, noch relativ intakten Operationssaal im zweiten Stock ein Aneurysma zu operieren. Plötzlich gingen die Operationslampe, die Scheinwerfer und das Absauggerät aus. Der Operationstisch wird ans Fenster geschoben. Joseph, der Laufbursche, bringt die Akkumulatoren und montiert eine kleine tragbare Lampe daran, die Professor Koch, der der Operation beiwohnt, aus der medizinischen Abteilung erhalten hat. Es handelt sich um ein arteriovenöses Aneurysma des Oberschenkelansatzes. Die hypogastrische Vene ist größer als eine Hohlvene.

Dann wird der Strom am Abend von fünf bis sieben unterbrochen. Die Nachuntersuchung findet in völliger Dunkelheit statt. Im Schutzraum wird die Notbeleuchtung durch Akkumulatoren sichergestellt.

Zweimal wird der Alarm ausgelöst! Der Strom für die Aufzüge wird erst fünf Minuten vor dem Alarm bereitgestellt. Die Hälfte der Patienten im Keller bleibt im Dunkeln, da die Zeit nicht ausreicht, um alle Patienten aus den oberen Stockwerken nach unten zu transportieren.

21. Februar 1945. Von elf bis zwölf Alarm. Plötzlich wankt der Bunker. Zwei bis drei Erschütterungen im Innern sind nach allen Seiten zu spüren. Die Leute schreien. Das Licht hält. Rasser, der an der Bunkertür Wache hält, kehrt nach wenigen Augenblicken zurück und schreit: «Die Klinik wurde getroffen!»

Eine große Bombe schlug in den Südflügel ein. Sie durchschlug den Saal für die Kinder, über dem sich die Zimmer der Krankenschwestern befanden, den Saal für die Frauen und schließlich darunter die Männerstation und endete im Küchenflur des Kellers.

Die Krankenschwester vom Kindersaal, Berni, stand dort am Keller ebenso wie der Fahrer der HNO-Klinik. Er wurde getötet. Die Krankenschwester steckt von den Füßen bis zum Bauch in Trümmern und Schutt. Nach einer halben Stunde harter Arbeit gelingt es uns, sie zu befreien. Sie wird in den Operationssaal gebracht: Sie steht unter Schock, ihre Pulsfrequenz beträgt 100. Oberschenkelbruch links, rechts Bruch beider Knochen. Sehr schmerzhafte Folgen. Tropf mit physiologischer Kochsalzlösung, dann Transfusion. Ihr Zustand verschlechtert sich. Laparotomie, totaler Querbruch einer Darmschlinge. Die fünfzigjährige Schwester Berni war eine vortreffliche Frau. Zwei Wochen zuvor hatte sie auf ihrer Kinderstation ein sechsjähriges Mädchen willkommen geheißen, das nicht mehr als seinen Namen wusste und aus dem vom Vormarsch der Russen bedrohten Schlesien evakuiert worden war.

Ich verlasse den Schutzraum, um mich von dem Schock zu erholen. Der gesamte Südflügel der Klinik brennt, ebenso wie das Labor im zweiten Stock. Feuerwehrleute überschwemmen die Klinik. Selbstverständlich ist kein Druck in den Wasserleitungen. Das Wasser wird durch ein langes Rohrsystem aus der Spree gepumpt und auf die Flammen geschüttet.

Von überall strömen in großer Zahl verwundete Menschen in den Bunker. Und was für Verwundete! Am auffälligsten ist die dicke Staubschicht, die sie alle bedeckt. Rundherum nur Feuer.

Ich kehre in den Schutzraum zurück. Ich laufe in die fast völlig zerstörte Küche, um nach einigen Reserven zu suchen, die ich dort gelassen hatte. Die Plünderungen haben bereits begonnen. Reserven und Geschirr waren schon verschwunden.

22. Februar 1945. Die Klinik ist in einem erbärmlichen Zustand. Es wird von einer Evakuierung und Auslagerung in eine andere Klinik oder eine andere Region gesprochen, in Richtung Westen. Der Strom wird von 10 bis 13 Uhr und von 18 bis 21 Uhr gesperrt. In diesem Moment erneuter Alarm. Wir befürchten einen neuen Angriff auf das Zentrum. Er lässt nicht auf sich warten. Die Klinik blieb verschont, doch um uns herum fielen zahlreiche große Bomben.

1. März 1945. Heute stürzten bei einem heftigen Sturm einige hohe Schornsteine der Klinik ein und durchbohrten die Decke des Verbandsaales der Privatstation. Es gab keine Verletzten. Aber ich wohne nur wenige Meter davon entfernt, unter einem ähnlichen Schornstein.

Ich fürchte, dass auch meiner bei einer Windböe einstürzen könnte. Ich steige auf das Dach, um den Zustand des Schornsteins zu begutachten. Er ist rechteckig und erhebt sich mehr als acht Meter über das Dach und hat schon breite Risse. Am Nachmittag herrschte ein heftiger Wind. Ich eilte aus meinem Zimmer, aus Angst, dass der Schornstein in sich zusammenfällt.

Ich finde ein Zimmer im Keller. Ich nehme einen Raum rechts neben dem Eingang, in der Mitte des langen Flures, der sich über das gesamte Gebäude erstreckt. Der Raum ist vier Mal sechs Meter groß. Er hat kein Tageslicht. Das

Fenster, das teilweise aus dem Boden ragt, ist vollständig zugemauert und man hat nur ein schmales Luftloch in diesem großen Raum gelassen. Dort dringt kein Sonnenlicht ein. Es ist kalt. Die Heizung funktioniert nicht. Es ist feucht und nachts schwitze ich trotz der Kälte.

Im Zimmer gibt es ein Bett und ein Sofa, einen Tisch und einige Stühle sowie einen Schrank. Ich wohne allein hier, aber schon haben mich Fräulein Fritsch[145] und die Krankenschwester Martina gebeten, der einen ein Bett und der anderen das Sofa zu reservieren.

Sauerbruch fühlt sich in seiner Klinik nicht mehr wohl. In der Tat sind die Arbeitsbedingungen schlecht. Wir können nur im Bunker operieren. Die Klinik ist weitgehend zerstört, die oberen Stockwerke sind bis auf wenige Räume völlig unbewohnbar. Er will am Dienstag auf die Insel Mainau am Bodensee aufbrechen. Er plant nämlich, dort seine Klinik einzurichten und ein großes Gesundheitszentrum zu eröffnen. Aus diesem Grund hat Sauerbruch Kontakt zu seinen Militärvorgesetzten aufgenommen.

12. März 1945. Sauerbruch ist noch immer da. Eine seiner Sekretärinnen und viele Klinikassistenten behaupten, dass die ganze Geschichte der Insel Mainau nur ein Alibi für seine eigene Flucht (in die Schweiz) ist. Er spricht in aller Ausführlichkeit über seine Projekte auf Mainau. Es soll tausend Betten geben. Alle Kliniken mit sämtlichen Geräten und orthopädischen Werkstätten müssen dorthin gebracht werden. Der Transport soll mit einem Sanitätszug erfolgen, der ihm vom Eisenbahnminister Dorpmüller zur Verfügung gestellt wird, der sich wie bereits erwähnt seit einigen Monaten selbst bei Sauerbruch in Behandlung befindet. In der Klinik gehen unter den Assistenten und Krankenschwestern Gerüchte um, denen zufolge Dorpmüller selbst nur eines will: so schnell wie möglich einen Vorwand finden, Berlin in Richtung Bodensee zu verlassen.

Das mag für Letzteren gut möglich sein, aber was Sauerbruch betrifft, so kann man ihn nicht bezichtigen, fliehen zu wollen, um sich selbst in Sicherheit zu bringen.

Soeben wurde der Befehl erteilt, alle verwundeten oder kranken Soldaten, die in der Klinik stationär behandelt werden, zu evakuieren. In Wirklichkeit gab es zu diesem Zeitpunkt gerade einmal zwanzig Patienten, darunter zehn Soldaten, die alle im unterirdischen Operationstrakt untergebracht waren.

Heute brach bei einem der Patienten eine Wundrose aus. Ich wäre versucht, an diesen Patienten, die seit mehr als vier Wochen Tag und Nacht im Schutzkeller bei schwachem elektrischen Licht oder bei Kerzenschein verbringen, «die Schutzkellerkrankheit» zu untersuchen, oder zumindest deren Auswirkung auf den Kalziumgehalt im Blut und Urin. Eine gewiss interessante, doch im Moment nicht durchführbare Idee!

Es ist acht Uhr am Abend. Ich bin in meinem Zimmer. Es ist kalt. Ich bin in mehrere Decken gehüllt und schreibe beim Licht einer Kerze.

Fritz Kolbe soll am nächsten Montag in die Schweiz reisen. Er ist der Sekretär von Ribbentrop, dessen Namen ich bereits erwähnt habe. Er ist mit verschiedenen Aufträgen im neutralen Nachbarland betraut, und als erklärter Nazigegner spielt er dabei den Alliierten Dokumente und Informationen zu und trifft Allen Dulles[146] in Bern. Er hat es wieder einmal geschafft, einen Dienstauftrag zu bekommen, und die Schweizer gewährten ihm, wenn auch mit einigem Widerwillen, die Einreise.

Ich warte auf den Alarm und die Luftangriffe, die seit acht Tagen jeden Abend zu dieser Zeit erfolgen. Die Kerze brennt langsam, aber sobald es draußen den geringsten Windstoß gibt, flackert sie, da der Wind von allen Seiten durch Wände, Fenster und Türen dringt. Ich träume von meiner Frau und meinen Kindern. Es betrübt mich, allein zu sein, und doch weiß ich, dass es besser ist, sie in Sicherheit in den Vogesen zu wissen.

In diesem Moment heult die Sirene. Was wird sie mir bringen? Ich muss in den Bunker hinuntergehen.

Ich denke an das Wort «*Schicksal*», das «*fatalité*» oder «*destinée*» bedeuten kann und das jeder Deutsche heutzutage unablässig benutzt, um sich selbst oder die anderen in diesen schwierigen Zeiten zu rechtfertigen. Mir scheint, dass dieses Wort oft nur ein bequemer Begriff dafür ist, sich seiner schweren Pflichten und Verantwortung zu entledigen.

13. März 1945. Mir wurde durch einen Boten aus Bern ein Brief von meiner Frau Marlyse überbracht. Ich verbringe meine erste Nacht im Keller. Es ist kalt und dunkel. Es gibt kein Licht.

16. März 1945. Es werden einige Sterilisationsgeräte abgebaut. Sie stehen in verschiedenen Räumen der Klinik, eins unter dem Hörsaal, das andere neben dem Operationssaal.

Der leitende Krankenpfleger, einst ein berüchtigter Nazi, der die Partei nunmehr verunglimpft, demontiert die großen Teile unter dem Hörsaal. Alles wird in große Kartons verpackt und soll nach Konstanz gebracht werden, in

Wirklichkeit spricht man aber mit großem Zweifel und Zögern über diesen Umzug.

18. März 1945. Heftige Angriffe auf Berlin von elf bis dreizehn Uhr.
Ich bin im unterirdischen Block. Ich spürte mehrere massive Bombeneinschläge. Der Blockrundfunk verkündet, dass der Angriff durch zwei große Gefechtsgruppen geführt wird, die jede aus sieben bis acht Einheiten besteht. Dem Radio zufolge fliegen im Moment die 4. und 5. Einheit Luftangriffe über unsere Köpfen hinweg und werfen ihre Bomben auf das Gelände der Charité und ihre Umgebung ab.

Plötzlich spüren wir mehrere große Bomben niedergehen. Wir haben den Eindruck, als ob der Schutzraum wankte. Das elektrische Licht erlischt und gleichzeitig hört das Radio auf zu senden. Wir bleiben noch eine halbe Stunde im Schutzraum. Die Deutschen fürchten sich vor dem Anblick, der sie draußen erwartet. Tatsächlich fielen auf dem Krankenhausgelände selbst hunderte Brandbomben, fast alle in der Nähe der Küchen, die lichterloh brennen, ebenso wie die umliegenden Häuser, insbesondere die Häuser am Robert-Koch-Platz, die im Norden an die Charité grenzen. Dort sind alle Häuser niedergebrannt. Der Boden des Platzes ist mit Brandbomben übersät. Flammen schießen aus allen Dächern und Fenstern. Dicke Rauchwolken zeichnen sich wie mächtige Säulen am Himmel ab. Die Menschen tragen ihr Hab und Gut aus den Häusern heraus und türmen es auf der Straße oder in der Mitte des Platzes auf. Jeder hat seinen Stapel, auf dem er niedergeschlagen sitzt: einige Kinder und Greise.

23. März 1945. Acht Uhr abends: Alarm. Ich gehe in den Bunker hinunter.
Drei große Bomben sind soeben niedergegangen. Der Schutzraum schwankt sehr stark. Alle haben Angst. Eine schreckliche Angst vor dem nahenden Tod, doch kein Schrei wird laut. Plötzlich fällt eine große Bombe, wir senken instinktiv die Köpfe.

Sie ist niedergegangen. Vorbei. Der Bunker hat nichts. Wir gehen nach oben. Die Charité selbst hatte keine großen Bomben auf ihrem Gelände, aber auf die östlich an die Charité grenzende Luisenstraße fiel eine ganze Reihe, und zahlreiche Häuser sind eingestürzt oder brennen.

Die Klinikflure sind erneut voller Gips, Zement und Steine. Türen und Fenster sind beschädigt; die Kartons heruntergefallen und die Fensterrahmen herausgerissen. In meinem Zimmer im dritten Stock, das gerade erst notdürftig repariert worden war, ist die Eingangstür herausgesprungen. Ich hatte die Fenster offengelassen, sodass die Kartons hielten.

Bei Fräulein Fritsch (der Verlobten von Kolbe), im Flur über mir, sieht es entsetzlich aus! Die Zwischenwände sind eingestürzt. Vom Flur aus kann man ins Innere sehen.

In meinem Zimmer sind die Dielen voller Gips, der von der Decke gefallen ist. Das Bett ist mit groben Schuttteilen übersät. In der Badewanne, die ich das letzte Mal vor acht Tagen mit Wasser gefüllt hatte, liegen große Mörtel- und Gipsblöcke. Seit acht Tagen kommt übrigens kein einziger Wassertropfen mehr aus den Leitungen. Die Badezimmerwand ist größtenteils eingestürzt, ihre Teile liegen in der Badewanne.

Obwohl ich einen Raum im Keller belege, in den ich einen Großteil meiner Sachen gebracht habe, verbringe ich den Abend lieber in meinem Zimmer im dritten Stock, wo ich allein bin. Keiner wohnt mehr auf der Etage. Es zieht entsetzlich und es ist kalt. Aber im Keller ist die Luftfeuchtigkeit zu hoch und ich bin nachts schweißgebadet.

Ich habe Zuflucht in meinem Bett gesucht. Es ist zehn Uhr abends. Ich schreibe im Lichte eines elektrischen Lämpchens, das durch eine kleine Batterie betrieben wird und am Fußende des Bettes angebracht ist. Das Licht ist kaum stärker als das einer Kerze. In meinem Zimmer herrscht große Unordnung, weil es nur alle drei Tage gereinigt wird. Ich weiß nicht warum, aber ich fühle mich relativ gut ausgeruht, obwohl ich vor drei Tagen eine Grippe hatte, aber ich habe Angst. Angst vor dem Tod.

Liegt es an den Schornsteinen über meiner Zimmerdecke, die jederzeit einstürzen können? Ist es dieses Gefühl der Unsicherheit, im dritten Stock eines Hauses zu wohnen, von dem ein ganzer Flügel eingestürzt ist, wo es weder Türen, Fenster noch Licht gibt, ist es dieses Gefühl, im Kalten und Feuchten zu leben?

Ich lese gerade ein Buch über Paris. Es ist ein kleines Buch, das die Deutschen für ihre Besatzungstruppen veröffentlicht haben und das größtenteils von französischen Autoren verfasst wurde: Es macht Spaß, es zu lesen!

Es ist fünf Uhr morgens. Eben gehe ich in mein Zimmer hoch. Um vier Uhr gab es einen Alarm, den ich verschlafen habe! Die Sirenen sind nämlich weitgehend kaputt. Oft gibt es keinen Strom; deshalb kann man trotz der fehlenden Fenster die wenigen noch funktionierenden Sirenen durchaus überhören. Plötzlich wurde ich vom Krach eines Flugzeugmotors und der Flugabwehr

(DCA[147], von den Deutschen als «*Flack Flieger Abwehrkanone*» bezeichnet) geweckt. Ich ziehe mich ohne Eile an. Jählings geht in der Ferne eine Bombe nieder. Das Haus zittert, eine weitere Bombe fällt in der Nähe und ich spüre einen Luftschwall. Ich laufe in Windeseile nach unten, um fünf Uhr gehe ich wieder hoch.

21. April 1945. Sonntag. Bis dato hatten wir vierzig Tage lang Tag und Nacht Bombenangriffe durch die amerikanische Luftwaffe. Mehrmals pro Tag bombardierten 500 bis 600 Flugzeuge Berlin. Das wurde als «round day bombing» bezeichnet. Unaufhörliche, pausenlose Bombardierungen, nichts kann mehr geplant werden.

Das Ergebnis: In Berlin gibt es kaum noch Häuser, die nicht betroffen waren. Die meisten sind eingestürzt. Von denen, die noch stehen, kann man in den wenigsten oberhalb der ersten Etage wohnen. Selbstverständlich gibt es kein Telefon mehr, weder Licht noch Wasser, denn selbst bei intakten Leitungen ist der Druck so niedrig, dass man kaum mehr als ein paar Tropfen in den Kellern auffangen kann.

Heute hatten wir die ersten Artilleriegeschosse in Berlin. Die Russen haben nämlich den Stadtrand erreicht. Den ganzen Nachmittag über fielen die Granaten. Scheinbar wird die Achse anvisiert. Die Achse, das ist die große Hauptverkehrsader Berlins in Ost-West-Richtung, deren zentraler Teil «*Unter den Linden*» heißt. Diese Achse, die genau zwischen der Charité und der Reichskanzlei verläuft, hat für die Deutschen eine strategische Bedeutung. Sie ist lang und breit und als die deutschen Behörden die Laternen und Bäume an den Straßenrändern sowie die zur Tarnung mit künstlichem Grün bedeckten Kabelnetze entfernten, wurde sie zu einer hervorragenden Start- und Landebahn für Flugzeuge. Und die Deutschen machten sich das selbstverständlich zunutze. Die Nazimachthaber hatten auf diese Weise nämlich den Flugplatz unmittelbar vor der Reichskanzlei.

Ich wage nicht mehr in den dritten Stock hinaufzugehen. Ich bleibe endgültig in meinem Kellerraum. Wir leben zu viert dort. Kaum habe ich gegen zehn Uhr abends mein Zimmer betreten, Alarm. Wir bleiben bis zwei Uhr morgens im Bunker. Ich lege mich hin. Aber das Artilleriefeuer geht weiter. Ich kann keinen Schlaf finden.

Montag, 22. April 1945 um 17 Uhr. Draußen gibt es einen Höllenlärm. Tiefflieger schießen auf Passanten. Bomben fallen. Es ist fürchterlich!

Seit gestern kommen unaufhörlich Verletzte. Unterschiedslos werden alle in den Operationstrakt gebracht: Soldaten und Zivilisten, Frauen und Kinder, alle verletzt. Auf dem Platz vor der Charité stehen die Menschen trotz der Gefahr immer noch vor der Bäckerei Schlange. Eine Artilleriegranate fiel auf die Menge der Frauen und Kinder.

Wir operieren ohne Unterbrechung. Das gesamte Klinikpersonal ist in zwei Gruppen aufgeteilt, in denen es jeweils einen leitenden Chirurgen, vier Assistenten, drei Narkoseärzte, zwei sterile Instrumentenschwestern, zwei Krankenpfleger, zwei Sekretärinnen und sechs Krankenträger gibt. Jede Gruppe arbeitet zwölf Stunden täglich.

Hartmann arbeitet von Mitternacht bis Mitternacht[148], ich selbst leite die zweite Gruppe, die von zwölf bis vierundzwanzig Uhr arbeitet.

Mittwoch, 24. April 1945. Gestern Abend habe ich bis Mitternacht im Bunker operiert. Dann ging ich nach oben in den Keller, in mein Zimmer. Ab Mitternacht ein schrecklicher Angriff durch Artilleriefeuer und scheinbar Bomben bis halb drei. Um drei Uhr lagen wir bei unaufhörlichem Krach endlich im Bett. Um sechs Uhr morgens schreit Maria Fritsch: «Die Russen sind da, draußen im Flur!»

In Wirklichkeit gab es eine große Diskussion zwischen Verwundeten, Krankenpflegern und Krankenträgern, weil die Verwundeten große Mengen Munition mitbrachten, die ihnen abgenommen und zur Kommandantur geschickt wurden.

Um acht Uhr ging erneut sehr heftiges Artilleriefeuer los. Ich stehe auf und rasiere mich. Dabei fiel eine große, wahrscheinlich von einem isolierten Flugzeug abgeworfene Bombe auf die Zahnklinik, die neben unserer Klinik liegt und vollständig zerstört wurde.

Es kommen massenweise Verwundete in die Klinik. Alle zwei Minuten fällt eine große Granate auf das Klinikgelände. Wann bin ich an der Reihe?

In der Friedrichstraße, die am gleichnamigen Bahnhof entlangführt, wurden zwei deutsche Offiziere an Laternen aufgehängt, mit Schildern um den Hals «Wir haben zu spät zu den Waffen gegriffen.» Sie haben sich nämlich zu spät ihrer *Panzerfaust* bedient, weshalb sich einige russische Panzer dem Bahnhof nähern konnten. Die Russen waren gestern Abend nur zehn Gehminuten von hier im Stadtteil Moabit.

25. April 1945. Gestern habe ich erneut mit meiner Gruppe, namentlich mit Stumpf und Jungfer, bis Mitternacht gearbeitet. Hartmann, mit Plagemann[149] und Wesel, war schon fertig. Ich esse zwischen Mitternacht und zwei Uhr. Dann sinke ich in mein Bett, finde jedoch keinen Schlaf, weil permanent Granaten auf die Charité niedergehen.

26. April 1945. Gestern Abend habe ich wieder bis Mitternacht operiert. Wie immer wollte ich mit Dr. Steinhart, Dr. Schneider, Fräulein Fritsch und Schwester Martina auf mein Zimmer gehen, um etwas zu trinken und die Nachrichten der BBC London zu hören. Aber um Mitternacht musste ich noch einen Gipsverband fertigmachen, denn anstatt der nachfolgenden Gruppe die Arbeit zu lassen, wollte ich es selbst erledigen. Zu meinem großen Glück, denn wir hatten einen schrecklichen Luftangriff durch amerikanische oder russische Flugzeuge. Derzeit wird kein Alarm mehr ausgelöst. Plötzlich, es war genau fünf Minuten nach Mitternacht, schwankt der Bunker wie ein Schiff. Ein Höllenlärm. Eine große, wahrscheinlich zwei Tonnen schwere Bombe fiel mitten in die Klinik. Mein Kellerzimmer liegt unter den Trümmern der fünf Etagen, die eingestürzt sind. Die Bombe hat den Mittelteil der Klinik und den Haupteingang getroffen. Der Hausmeister und seine Frau sind tot. Vier Krankenschwestern liegen unter den Trümmern.

Das Ganze sah folgendermaßen aus: Die Klinik bestand aus einem mehr als einhundert Meter langen Zentralteil, von dem aus Querflügel abgingen. Im Mittelteil verlief im Keller wie auch auf allen Stockwerken ein langer Korridor. Dieser gesamte Mittelteil, in dem sich auch der Haupteingang befand, war eingestürzt. Im Keller, wenn wir den Flur entlangliefen, den wir von einem seiner Enden betraten, stand man plötzlich vor einer Mauer aus Steinen und Trümmern.

Fieberhaft begann man mit den die Aufräumarbeiten, um alles so schnell wie möglich zu beseitigen. Wir konnten nicht in das Zimmer der Krankenschwestern vordringen. Vom Flur aus musste die Wand durchbohrt werden. Eine der Schwestern antwortete mit schwacher Stimme... Kein Licht. Was für eine entsetzliche Arbeit mit bloßen Händen!

Vier Männer gruben einen Tunnel durch Sand und Staub. Dann wurde mit einer Pike ein Loch in die Wand geschlagen. Die ganze Nacht über arbeiteten die Männer im Schein von Kerzen oder Taschenlampen, draußen war ein Höllenlärm von den Kämpfen. Um acht Uhr morgens schließlich, das Artilleriefeuer hatte nicht eine Sekunde aufgehört, zogen wir aus einem schrecklich engen Loch einen menschlichen Körper heraus, es war Oberschwester Charlotte, sie war tot, dann Schwester Lea mit multiplen Quetschungen. Die anderen Krankenschwestern, die wahrscheinlich tot waren, wurden zurückgelassen: Sie lagen zu weit oder zu tief unter den Trümmern.

27. April 1945. Mein Zimmer im Keller ist verwüstet und unzugänglich. Das im dritten Stock existiert nicht mehr. Ich habe alles verloren, bis auf das, was ich in einem kleinen Koffer im Bunker habe und zusammen mit meinen Papieren ständig bei mir trage. Trotz des Artilleriefeuers wage ich mich für kurze Zeit nach draußen, um zu sehen, ob ich an das kleine Luftloch gelangen kann, wo ich einige Vorräte, insbesondere etwas Butter, gelagert hatte. Es gelingt mir nicht.

Der Mann, der in der Küche nach Brot sucht, wurde gerade von einem Granatsplitter getötet. Einer der Maschinenmeister der Klinik starb, als er am Kellerfenster des Maschinenraums stand. Wir erfahren, dass die SS neben der Frauenklinik ein Geschütz auffährt.

Montag, 29. April 1945. Gestern, Sonntag, den ganzen Tag lang: Artilleriefeuer. Zwei große Granaten fielen auf die Klinik, auf die Trümmer. Heute Nacht um fünf Uhr rissen große Artilleriegranaten eine Ecke aus dem Bunker. Es war ein schrecklicher Lärm.

Ich gehe gerade aus der Tür, um etwas frische Luft zu schnappen. In der Ferne geht eine Granate herunter und ein Splitter trifft auf die Steinkante, direkt neben mir.

Wir müssen Wasser sparen, dürfen uns nicht mehr rasieren. Die Bomben und Granaten machen einen solchen Lärm, dass ich mich hinter der Wand am Bunkerausgang verstecke, um zu schreiben. Wir hören das Grollen der Flugzeuge.

Bereits vor drei Wochen wurden auf dem Gelände der Charité Brunnen gegraben, für den Fall, dass die Wasserleitungen kein Wasser mehr führen würden, was jetzt eingetreten ist. Weder im Keller noch im Bunker fließt auch nur noch ein Tropfen Wasser durch die Leitungen. Für uns gab es einen Brunnen vor dem Bunker, etwa fünfzehn Meter vom Eingang entfernt, auf einem kleinen viereckig angelegten Platz mit Rasen und einigen Bänken. Leider führen diese Brunnen, die ihr Wasser aus dem Grundwasser ziehen, nur noch sehr wenig, und das ist auch noch schlammig. Lässt man es einige Stunden im Behälter, so setzt sich eine bräunliche Sand- und Schlammschicht ab. Selbstverständlich wird dieses Wasser nur zum Kochen oder für die Zubereitung von Tee oder heißem Kaffee verwendet. Viele Mitarbeiter und Patienten leiden bereits an Enteritis.

Seit gestern Abend fließt das Ab- und Schmutzwasser nicht mehr ab und steigt in den Abflusslöchern hoch. Eine ein bis zwei Zentimeter hohe Abwasserlache bedeckt den Bunkerboden. Ein entsetzlicher Gestank. Aber ich muss noch ein paar Worte darüber verlieren, wie das Wasser aus dem Schutzraum abgeleitet werden soll. Da sich der Bunker unterhalb des Grundwasserspiegels und auch unterhalb des Spreeniveaus befindet, wurde vor Baubeginn des eigentlichen Bunkers ein großes Becken darunter gebaut, das je nach Bedarf mittels einer elektrischen Pumpe geleert werden sollte. Da es nun aber keinen Strom mehr gab, mussten die Pumpen von Hand betrieben werden. Doch leider versagten sie den Dienst. So versuchen die Krankenpfleger und -schwestern heute, dieser Flut mit Schaufel, Lappen und Eimer Herr zu werden.

Der Bunker wird nur noch durch Akkumulatoren und einen Dieselmotor mit Strom versorgt. Außerdem gibt es zwei Motoren, von denen einer mit Diesel und der andere mit Benzin betrieben wird. Sie funktionieren nacheinander ein bis zwei Stunden am Tag. Die Beleuchtung im Schutzraum ist halbwegs gut. Gleichzeitig werden die Akkumulatoren aufgeladen, die dann für die restlichen Stunden Licht über kleine Notlampen liefern, die gerade einmal ausreichen, um nicht in völliger Dunkelheit zu sitzen.

Diesel und Benzin sind rationiert. Gestern wurden am Eingang der Charité Mitarbeiter durch Artilleriefeuer getötet, die Nachschub holen wollten.

Gerade hören wir, dass die Krankenschwester aus dem Nebengebäude der Klinik durch eine Granate getötet wurde, als sie versuchte, die gegenüberliegende Straßenseite zu erreichen. Nahrung wird nur noch einmal pro Tag geliefert, denn sie kommt um den Preis wahrer Gefahren, die einige besonders mutige Küchenjungen auf sich nehmen. Seit den letzten Tagen gab es durchgehend Erbsensuppe! Es kommen etwas weniger Verletzte heute, weil es zu viel Artilleriefeuer gibt. Es ist fast unmöglich, die Verwundeten einzusammeln, und noch weniger möglich, sie hierher zu transportieren.

Wir erfahren sogar von den Verwundeten, dass die meisten von ihnen zunächst rasch in Keller oder Unterstände in der Nähe des Ortes geworfen werden, an dem sie getroffen wurden. Dort schreien und röcheln sie in einer Ecke zwei, drei oder vier Tage ohne Licht, Nahrung und Hilfe.

Wir hören unaufhörlich den Krach der Panzerfäuste. Russische Kampfpanzer sind ganz in der Nähe. Gerade erzählt uns ein Verletzter, dass sich die Russen am Lehrter Bahnhof, das heißt weniger als fünfhundert Meter von der Charité entfernt, in Richtung Nordwesten befinden. Im Norden sind sie an der Militärakademie, die ungefähr 200 Meter von hier liegt. Jeder packt seinen Rucksack mit Proviant und einigen unentbehrlichen Gegenständen.

Im Schutzraum halten sich derzeit permanent rund 150 Personen auf: Ärzte, Krankenpfleger und -schwestern, Laienschwestern, verletzte Zivilisten und Soldaten. Im Halbdunkel des Schutzraumes gibt es weder Tag noch Nacht. Wir leben zusammengepfercht so gut, wie wir können. Diejenigen, die gerade nicht arbeiten, lassen sich auf einen Stuhl oder eine Liege sinken und schlafen ein paar Stunden.

Keiner der Mitarbeiter hat ein Bett, außer Sauerbruch, der auf einem Klappbett im Vorbereitungsraum schläft. Da Hunderte Verletzte im Schutzraum, in den Kellergängen und sogar im ersten Stock ohne Laken und Decken auf Matratzen oder auf dem Boden liegen, darf auch das Pflegepersonal die Betten nicht benutzen. Die Luft ist unerträglich. Es gab eine elektrische Belüftungsanlage, die heute aufgrund der Stromsperre ausfällt. Es gibt daher keinen Luftaustausch. Die Krankenschwestern, die in Momenten relativer Ruhe gewöhnlich zu den Brunnen eilten, um Wasser zu pumpen, wollen nicht mehr hinausgehen, da täglich einige von ihnen durch Granatsplitter verletzt zurückkommen. Außerdem dauert es inzwischen gute fünf Minuten, um einen Eimer Wasser zu pumpen.

In unserem Schutzraum befindet sich eine 15-jährige Patientin, die an einem Mittelfelltumor operiert wurde und seit mehr als sechs Monaten in Behandlung ist. Nach der Operation erkrankte sie an einer eitrigen Pleuritis. Ihr Zustand war zeitweise sehr ernst, inzwischen geht es ihr langsam besser. Ihre Mutter weicht nicht von ihrer Seite. Aufgrund des Vorstoßes der Engländer konnte sie ihrem Mann nicht nach Hamburg folgen. Sie zog es im Übrigen vor, bei ihrer Tochter zu bleiben. Die kleine Patientin war eine der wenigen Menschen, die unter all den Schwerverletzten, den Sterbenden und dem Personal ein Bett behielt. Ihre Mutter verbrachte die Nacht auf einem Sessel neben ihrem Bett. Trotz der Bomben und Granaten, unter Lebensgefahr, ging die Mutter der kleinen Patientin jeden Morgen auf die Suche nach Wasser. Wie durch ein Wunder entkam sie jedem Granatenfeuer. Von ihr erhielt ich ab und an als Anerkennung dessen, was ich für ihre Tochter getan hatte, ein wenig Wasser.

Ich hätte nie gedacht, dass meine Arbeit eines Tages auf diese Weise belohnt werden würde.

Seit acht Tagen habe ich meine Kleidung nicht gewechselt. Ich bin nicht der Einzige, alle sind in der gleichen Situation.

Wir haben kein Morphium mehr. Es ist schrecklich, den Verwundeten kein wirksames Beruhigungsmittel mehr geben zu können. Es gibt nur noch zwölf Liter Kochsalzlösung (9%ige NaCl) und acht Ampullen zu 500 cm^3 Tutofusin. Es ist unmöglich, Patienten unter Schockzustand aufzunehmen, da wir seit über zwei Wochen keine Transfusionen mehr durchführen können. Seit der Schlacht um Berlin vor zehn Tagen bis heute habe ich dreihundert Schwerverletzte und zahllose Leichtverletzte operiert.

All unsere Verwundeten werden im Bunker operiert und dann entweder in den angrenzenden Keller bzw. in die angrenzende Röntgenabteilung oder auch in den ersten Stock transportiert, wo ein Operationssaal wie durch ein Wunder benutzbar blieb, obwohl er weder Fenster noch Fensterrahmen hat und die Türen dort nicht mehr schließen. In einem Raum, der normalerweise für die Aufnahme von dreißig Patienten vorgesehen ist, liegen heute dicht gedrängt einhundertzwanzig Verwundete, zumeist auf Tragbahren auf dem Boden.

Sie sind vor dem Artilleriefeuer nicht geschützt und liegen dort inmitten eines Höllenlärms. Wer kümmert sich um sie? Das Personal bleibt nicht gern oben. Es gibt eine freiwillige Krankenschwester, die bei ihnen lebt. Eben diese Krankenschwester, die ich 1942 bei meiner Ankunft in Berlin bei der Arbeit sah, hatte mich eines Tages sehr überrascht.

Ein junger deutscher Assistent, ein überzeugter Nazi, der von der Front zurückgekehrt war, hatte uns nämlich erzählt, dass er sich als Arzt an serienmäßigen Hinrichtungen von Polen beteiligt hatte. Er musste wohl mehrmals der Erhängung von fünfzig bis sechzig Männern beigewohnt haben. Da die Arbeit schlecht ausgeführt war, zappelten die Männer oft noch lange Zeit. «Wir mussten uns an die Füße der Hingerichteten hängen, um ihren Todeskampf zu verkürzen.»

Ich zeigte mein Entsetzen und erhob Einspruch gegen derlei Verfahren. «Oh, auf lange Sicht», sagte er mir, «konnte ich das nicht mehr durchhalten, ich bin mehr als einmal fast ohnmächtig geworden.»

Die betreffende Krankenschwester, die bei dem Gespräch zugegen war, schien keineswegs empört darüber zu sein. «Wenn es notwendig ist, so vorzugehen, um den Krieg zu beenden und zu gewinnen, dann muss es eben getan werden. Es sind schließlich unsere Feinde», sagte sie. Das rächte sich. Ihr Bruder, überrascht vom Vorstoß der Russen, wurde in seinem ostpreußischen Dorf erschossen. Ein anderer Bruder ist gefallen. Ihre Mutter gestorben. Sie ist nun die einzige Freiwillige, die die Verwundeten versorgt und dabei jede Minute dem Tod ausgesetzt ist.

Bislang wissen wir nicht, was aus den Verwundeten geworden ist, die in den letzten Tagen in die medizinische oder neurologische Klinik eingeliefert wurden. Wir wissen nur, dass sie sich in völliger Dunkelheit befinden, dass es kein Verbandsmaterial und kaum Nahrung für sie gibt.

30. April 1945. Der Verantwortliche für die Zentralheizung der Klinik wird auf einer Trage gebracht. Er hat einen Granatsplitter in der Lunge. Er spuckt Blut, ist blass und spricht unaufhörlich über seine fünf Kinder.

Draußen regnet es Granaten. Seit zehn Tagen kam fast nichts mehr aus der Küche.

Wir bekommen gerade ein paar Fässer Butter und Käse, die in den Schutzraum geworfen werden. Das kommt aus den Lagern einer nur wenige hundert Meter von hier entfernten Molkerei, die bestimmt in einigen Stunden von den Russen eingenommen werden wird.

Am Abend heißt es, dass die Militärakademie, die sich im Umkreis der Charité befindet, erneut in den Händen der Deutschen sein soll. Wir wussten aber nicht wirklich, was sich draußen abspielte. Wir wussten auch nicht, dass die Reichskanzlei von den Russen eingenommen worden war und dass Hitler Selbstmord begangen hatte. Soll die Charité nun noch weiter verteidigt werden? Gibt es Soldaten auf dem Gelände? Wir fürchten russische Vergeltungsmaßnahmen. Kein Wasser. Das kann nicht mehr so weitergehen.

Die Russen in Berlin

1. Mai 1945. Es war wieder ein harter Tag. Unaufhörliches Artilleriefeuer. Endloser Krach. Granaten allen Kalibers explodierten nah und fern. Im Bunker hörten wir nur den Krach der großen Granaten, vor allem solcher, die direkt auf das Dach fielen. Ein hartes, trockenes, ganz nahes Dröhnen durchfuhr uns bis in die Zehenspitzen. Wir konnten uns nicht daran gewöhnen, weil wir jeden Augenblick Angst hatten, dass die Russen große Mörser benutzen würden, die das Dach und die Wände des Bunkers ohne Schwierigkeiten durchdringen würden. Aber die Russen drangen Stück für Stück unaufhörlich vor und der Einsatz von schwerem Kampfgerät war nutzlos.

Die Luft im Bunker war unerträglich: Vor Sauerbruchs Zimmertür lagen zwei Tote.

Noch am selben Abend, um einundzwanzig Uhr, betraten die ersten Russen den Schutzraum. Seit einigen Stunden lief nun schon der Dieselmotor mit einem Rest Treibstoff, weil wir wussten, dass die Russen auf dem Charité-Gelände waren. Seit sechs Uhr abends fielen keine Granaten mehr auf die Charité. Es herrschte absolute Ruhe, ein unheilvolles Vorzeichen. Die Deutschen schauten düster drein. Blass, mitgenommen, nervös, einige von ihnen regelrecht gelb im Gesicht, erwarteten sie angsterfüllt die Ankunft der Russen.

Ich war gerade dabei, die Resektion eines Ellenbogens zu machen; ich hatte die Operation beendet und schickte mich gerade an, mit Gohrbandt und Plagemann einen Gips anzulegen.

Da ertönt im Bunker ein Schuss, dann ein zweiter.

Ein Krankenpfleger und eine Krankenschwester sinken in sich zusammen. Ein junger blonder Russe, klein, kräftig, mit durchdringenden blauen Augen, kommt herein, fuchtelt mit einem großen Revolver und gibt einen Schwall von Wörtern von sich, die niemand versteht, dann kommt ein zweiter, der mit drei Granaten in jeder Hand spielt. Beide schreien, gehen in jede Ecke des Bunkers: Sie suchen Soldaten und Waffen. Sauerbruch zeigt ihnen die Ecken und Nischen und überzeugt sie davon, dass es hier nur medizinisches Personal und Gerät gibt.

Plötzlich tritt ein hochgewachsener Leutnant mit schwarzen Haaren ein. Er lächelt. Alle lächeln. Er schaut jeden an und nähert sich einer Trage, auf der ein Zivilist liegt, der gerade operiert wurde und noch immer unter der Wirkung der Narkose ist. Er trug an seinem Handgelenk eine goldene Uhr mit einem Lederarmband. Der Leutnant betrachtet die Uhr. Er löst sie langsam, hält sie ans Ohr, zufrieden zieht er sie aus dem Futteral und steckt sie in seine Hosentasche. Das Futteral legt er wieder um das Handgelenk des Patienten. Dann lächelt er alle an, alle lächeln zurück. Geradlinig, erhobenen Hauptes geht er hinaus, wobei ich aber den Eindruck hatte, dass es ihm peinlich war.

Am Bunkerausgang stand Frau Margot Sauerbruch, die zweite Frau des Professors, selbst Ärztin. Jung, schön, trotz der schwierigen Zeiten, die sie gerade durchlebte, nicht ohne Eleganz gekleidet. Sie stand reglos.

Sie hatte die Nazis immer gehasst; sie konnte sie nie ausstehen und aus dem gesamten Umfeld von Sauerbruch war sie es, die den besten und wirksamsten Einfluss auf ihn hatte. Sauerbruch war ihr dritter Mann. Einer der ersten beiden war deutscher Diplomat und Botschafter in Mittelamerika. Auch beherrschte sie neben Deutsch, ihrer Muttersprache, Französisch, Spanisch, Englisch und Russisch, das sie zielstrebig lernte und aufgrund einiger familiärer Bindungen bereits mit ein paar Brocken meisterte.

«Dem ersten Russen, dem ich begegne, gebe ich einen Kuss!», sagte sie seit einigen Tagen vor allen rundheraus, von denen sie wusste, dass sie Nazigegner waren. Der eine oder andere versuchte, ihre Begeisterung zu zähmen, aber sie wollte nichts hören.

Nun stand sie da und beurteilte mit einem erstaunten, ja überlegenen Blick die ganze Szene am Bett. Dort lagen zusammengebrochen der Krankenpfleger und die Krankenschwester, von den Kugeln der beiden russischen Soldaten nur wenige Augenblicke zuvor getroffen. Weiter weg standen Betten, in denen die operierten Patienten noch schliefen. Unweit der Bunkertür und im Flur neben dem Keller stöhnten an die hundert Verletzte, eingehüllt in zerrissene Uniformen voller Blut und Schlamm.

Sie schaute um sich, ihre Hände klammerten sich an die Taschen ihres weißen Kittels. In der rechten Hand hielt sie eine goldene Uhr, die sie ihrem ersten russischen Soldaten bereit war zu schenken. Plötzlich wurde sie in die Realität zurückgerufen.

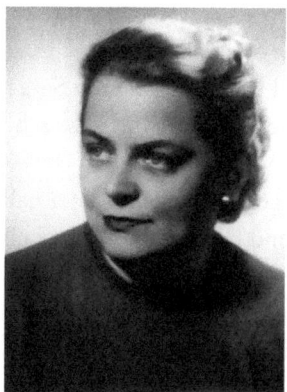

Abb. 27: Margot Sauerbruch in den 1940er Jahren.
Quelle: Privatbesitz Familie Jung.

Die beiden russischen Soldaten schickten sich gerade an, schreiend und gestikulierend den Bunker zu verlassen. Einer von ihnen blieb, als er sie sah, unvermittelt stehen. Er schaute sie belustigt an. In seinen Augen schimmerte ein Anflug von Lüsternheit und er machte mit seinem Kinn eine Bewegung in ihre Richtung. Sie zitterte leicht. Sie erkannte wohl plötzlich die Gefahr, der sie ausgesetzt war. Sie war allein dem Feind ausgeliefert und niemand in der Welt hätte diesen kleinen, jungen, stämmigen, wilden und vielleicht leicht angetrunkenen Russen daran hindern können, sich über das Opfer herzumachen, das der Sieg ihm da in den Weg gestellt hatte. Sie war kreidebleich. Die Szene dauerte nicht enden wollende Sekunden.

Ein paar Meter weiter sammelte der andere russische Soldat einige leicht verletzte Soldaten und andere Soldaten ein, die sich noch rasch weiße Kittel übergezogen hatten (um für Krankenpfleger gehalten zu werden), deren Uniformen darunter aber noch zu erkennen waren. Ein Siebzehnjähriger, Sohn eines Krankenpflegers aus dem Operationssaal und erst kürzlich eingezogen, war zu seinem Vater geflüchtet. Er wurde von dem russischen Soldaten in die Gruppe der Gefangenen geschubst, die er dabei war zusammenzustellen.

Frau Sauerbruch und der Russe standen sich noch immer gegenüber. Niemand bewegte sich. Alle Augen waren auf diese unheimliche Szene gerichtet!

Der russische Soldat bewegte sich als erster. Plötzlich schwenkte er seinen Revolver von der rechten in die linke Hand, steckte seine Rechte in seine Tasche und zog eine Handvoll Uhren hervor. Er hatte wohl ein Dutzend aller Art, große oder kleine, goldene oder silberne.

Er wählte eine aus und schenkte sie Frau Sauerbruch mit einem leichten Klaps auf die Schulter. «Hier», sagte er auf Russisch zu ihr, «nimm die und hab keine Angst.»

Alle atmeten auf. Wenige Augenblicke später nahmen der Leutnant und die beiden Soldaten ein Dutzend Gefangene mit und gingen von dannen; sie überließen uns einen verwundeten Russen, der von einem Krankenträger gebracht wurde. In der Zwischenzeit hatte ich meine Ellbogenoperation beendet. Mit Unterstützung der Assistenten legte ich rasch, weil sich jeder vor den Russen diensteifrig zeigen wollte, den Arm in einer Gipsschiene still.

Ich wollte den nächsten Verwundeten auf den Tisch legen lassen. Da fiel mein Blick auf den Russen. Meine Entscheidung war getroffen. Jetzt war er an der Reihe. Ich ließ ihn auf den Tisch legen und untersuchte dann seine Wunden. Es waren drei weniger schwere Wunden der Weichteile. Ich hatte gut daran getan, ihn als Nächsten auszuwählen, denn als ich mich um ihn kümmerte, trat bereits eine neue Gruppe russischer Soldaten mit der Waffe in der Hand ein, um den Schutzraum zu durchsuchen. Es war Nacht. Wahrscheinlich wussten sie nicht, dass bereits eine erste Gruppe russischer Soldaten vorbeigekommen war.

Als sie sich mir näherten, sprach ich den russischen Soldaten auf Russisch mit «Freund» an. Sehr zufrieden und mit einem freundlichen Lächeln und versöhnlichen Gesten zogen sie sich zurück. Eine Gruppe kam nach der anderen, sie gingen wieder, als sie sahen, dass ihre eigenen Soldaten versorgt wurden.

Gegen Mitternacht war ich fertig. Ich legte mich wie jeden Abend seit ungefähr zehn Tagen nur kurz auf die Liege, ohne mich auszuziehen. Ich schlief mit einem Gefühl ein, befreit, aber auch noch weiter nach Osten versetzt worden zu sein.

2. Mai 1945. Noch immer waren der Schutzraum und der Kellerflur voller Verwundeter. Wir operierten ohne Unterlass. Am Morgen trat ein russischer Offizier ein, gefolgt von mehreren Männern, sah sich um und zog wieder ab.

3. Mai 1945. Neun Uhr morgens; unser ganzes Leben, unser Leben als Arzt, Assistent oder Krankenpfleger spielt sich immer noch vollständig im Bunker ab. Im Vorbereitungsraum waschen und rasieren wir uns. In dem kleinen

Schwesternzimmer frühstücken wir, immer das Gleiche, Tee und Käse, fast kein Brot und sehr wenig Butter.

Ein Patient wird morgens in die Klinik gebracht. Es ist ein junger fünfunddreißigjähriger Mann, sportlich, gut genährt und stark, in einem grünen Sportdress. Er hat eine große, etwas gekrümmte Nase, etwas volle Lippen. Er stellt sich selbst als halbjüdischer Abstammung vor. Er trägt seinen Arm in einem Schal und bittet darum, von Sauerbruch gesehen zu werden. Dieser näht ihm den Arm, der eine tiefe, eiternde, durchgescheuerte und infizierte Wunde der Muskelmasse aufweist. Er erzählt in sehr gutem Deutsch, dass er mit der russischen Polizei gekommen ist und bei der Verfolgung durch die SS im Zentrum Berlins verwundet wurde. Sauerbruch lässt ihm einen feuchten Verband anlegen. Der Verletzte bittet um die Aufnahme in die Klinik, was ihm gewährt wird, und Sauerbruch lässt ihm eiligst einen noch intakten Raum in der Röntgenabteilung im Erdgeschoss herrichten.

Während er noch bei uns bleibt und mit Sauerbruch diskutiert, entweicht ihm ein Wort auf Englisch. Ich schnappe es auf und spreche mit ihm Englisch, dann Französisch. Ich frage ihn erstaunt, wer er ist. Er verweigert die Antwort.

Plötzlich betreten ein russischer Kommandant und eine russische Frau in Zivilkleidung den Raum.

«Wo ist der Chef?», fragt der Offizier.

«Wenn Sie Sauerbruch suchen, dann bin ich es!», sagt Sauerbruch, der in der Nähe stand.

«Kommen Sie mit», sagt der Kommandant.

«Aber ich habe noch nicht zu Mittag gegessen.»

«Nicht nötig, Sie werden in unserer Gegenwart ausgezeichnet speisen.»

«Aber ich trage meine weiße Arztkleidung. Erlauben Sie mir, mich umzuziehen.»

Die Frau mischt sich ein. «Sie haben sofort zu kommen!», und mit einer ungeduldigen Bewegung fügt sie hinzu: «Kommen Sie schon, es reicht, kommen Sie, wie Sie sind.»

Sauerbruch verbirgt ein leichtes Zittern der Hände und schaut uns besorgt an. Dann lacht unser Patient von der GPU laut, metallisch und ein bisschen verrückt auf. «Aber wovor haben Sie denn Angst, das ist nichts. Gehen Sie ruhig mit.»

«Margot», sagt Sauerbruch zu seiner Frau, die in diesem Moment den Raum betritt, «ich werde abgeführt!»

«Ich begleite dich», antwortet sie. Sie stellt sich neben ihn und bewegt sich nicht, so wie sie ist, mit einem weißen Kittel und einer leichten Wolljacke darüber. «Nun gut, umso besser», sagt die russische Frau, «dann nehmen wir die Kleine auch mit!» Und sie verlassen den Bunker; die russische Frau, dann Sauerbruch, ganz in weiß, ohne Mantel und Hut, und schließlich Margot Sauerbruch, die gehorsam folgt. Alle Umstehenden sind ein wenig blass und schauen sich bestürzt an. Der Mann von der GPU setzt sich und kichert: «Warum machen Sie alle so ein Gesicht? Alle kommen dran!» Ich frage mich, was als Nächstes geschehen wird.

Gegen Mittag kehrt Frau Sauerbruch zurück. Sie weiß von nichts. Sie hatte ein ausgezeichnetes russisches Mittagessen. Sie stellten ihr ein paar bedeutungslose Fragen und schickten sie dann zurück. Am Nachmittag um vier Uhr, um fünf Uhr ist Sauerbruch noch immer nicht zurück. Ich gehe zu dem Mann von der GPU, der in seinem Zimmer ruht.

«In der Klinik machen sich Ärzte und Krankenschwestern Sorgen darüber, dass Sauerbruch noch nicht zurückgekehrt ist», sage ich ihm, «und Frau Sauerbruch läuft mit verzweifelter Miene durch die Klinikflure.»

«Ich beginne mir selbst Gedanken zu machen», sagt er, «er sollte eigentlich schon zurück sein, das ist in der Tat beunruhigend!»

«Ich werde Sie in den Operationssaal bringen, um den Verband zu wechseln.» «Ja, gleich, aber lassen Sie uns noch eine Zigarette zusammen rauchen!»

Er öffnet seinen Nachttisch und ich sehe in der Schublade ein Durcheinander an unzähligen verpackten und losen Zigarren und Zigaretten.

«All das bekomme ich von Hauptmann X geliefert, dem Arzt, dem letzten Assistenten von Sauerbruch, einem Ordonnanzoffizier, der ihm von der Reichskanzlei kurz vor der Ankunft der Russen an den Toren von Berlin geschickt wurde.»

Ich zeige ihm mein Erstaunen. «Wie kommt es eigentlich, dass Ihnen dieser Ultra-Nazi Zigaretten schenkt?»

«Oh, ich habe ihn kommen lassen und wir haben etwas geplaudert. Verstehen Sie, ich habe zu viel gelitten, als dass ich sie schonen könnte. Deshalb habe ich mit ihm über die Justiz der Sowjets im Schnellverfahren gesprochen, die Uralbergwerke und dann noch: So, und jetzt brauche ich Zigaretten, holen Sie mir welche. Kaum fünfzehn Minuten später kam er mit zwei vollen Schachteln zurück.»

In der Zwischenzeit hatte er sich angezogen und wir gingen in Richtung Operationssaal. «Wollen wir nicht lieber Französisch oder Englisch sprechen? All diese Leute müssen uns nicht verstehen.»

«Ja, ich habe schrecklich gelitten», sagte er mir. «Sehen Sie, ich bin fünfunddreißig. Als der Krieg begann, sollte ich einberufen werden. Aber ich bin nicht gegangen. Ich wurde verhaftet und ins Torfmoor geschickt. Dort habe ich anderthalb Jahre lang gearbeitet. Wir arbeiteten barfuß, kniend in den Gräben, um den Torf zu stechen. Die Luft war schlecht. Wir litten alle unter Kopfschmerzen. Wir arbeiteten ununterbrochen zehn Stunden pro Tag. Nach anderthalb Jahren wog ich weniger als fünfzig Kilo. Ich wurde krank und in der Krankenstation behandelt. Eines Tages dann gelang mir dank der Hilfe verschiedener Personen die Flucht und vor sechs Monaten konnte ich schließlich die Front erreichen. So stellte ich mich der GPU zur Verfügung. Da ich mehrere Sprachen spreche, wurde ich unverzüglich eingestellt. Ich bin mit meiner Abteilung hierher nach Berlin gekommen. Von mir wird erwartet, dass ich bei der Erkennung von Nazis helfe.»

«Haben Sie Familie?»

«Ich bin verheiratet. Meine Frau ist in einer kleinen Stadt an der Oder. Sie erwartet mich. Vielleicht schaffe ich es ja, sie hierher zu bringen?»

«Wird es schwierig für Sie sein?»

«Ja, es wird nicht gern gesehen, dass jemand unnötige Reisen macht.»

«Sie scheinen die Nazis zu hassen?»

«Oh ja. Mit aller Kraft. Ich hätte nie gedacht, dass ich eines Tages aus dem Lager zurückkommen würde. Es war die Hölle für uns. Ich kann Ihnen nicht alles erzählen. Wir wurden von brutalen Wachen verprügelt. Um eine magere Tagesration zu bekommen, morgens Kaffee und Brot, mittags eine Suppe, abends Kaffee oder Gemüse, mussten wir von morgens bis abends mit wunden und schmerzenden Händen Unkraut jäten, die Erde umgraben, Torf stechen. Heute fehlt mir jegliches Mitleid. Für alle Nazis, die Bergwerke im Ural oder in Sibirien. Erkennen Sie sie an ihrem Blick? Alle SS-Mitglieder haben einen besonderen, einen stechenden, durchdringenden, fast brennenden, ein wenig besorgten Blick, der weniger aufrichtig ist, als sie es sich wünschten. Ich erkenne sie sofort.»

Ich muss sagen, dass er einigen Grund hatte, so zu sprechen. Ich selbst hatte, wie viele andere auch, die gleichen Gedanken. Die SS-Männer haben engstehende Augen und einen fanatischen Blick mit einem unsicheren Flackern.

«Erzählen Sie mir von Sauerbruch. Das interessiert mich», sagte er plötzlich.
«In welcher Hinsicht?»
«In politischer.»
«Ich glaube, dass er die Nazis erduldete und von Anfang an fürchtete, dass jegliche Revolte scheitern und zu einem der katastrophalsten Kriege führen würde. Er verurteilte den Nationalsozialismus nicht aus Gründen der Gerechtigkeit oder aus moralischen oder einfach demokratischen Gründen, weil er im Grunde genommen ziemlich ‹imperialistisch› war, sondern er lehnte ihn ab, weil er dachte, dass es dieser Partei nicht gelingen würde, Deutschland wieder auf die Beine zu bringen!»

Wir führten unser Gespräch auf Englisch und Französisch. Schließlich kamen wir im Operationssaal an und ich legte ihm seinen Verband an.

Es war gegen sechs Uhr abends, als uns mitgeteilt wurde, dass Sauerbruch gerade in die Klinik zurückgekehrt war. Das stimmte, aber in welchem Zustand! Ein russisches Auto hatte ihn in der Klinik abgesetzt. Gohrbandt war von einem jungen Arzt informiert worden und begab sich sofort zu ihm. Der alte Chef stieg taumelnd und stotternd aus dem Auto. Er hielt sich nur mit Mühe auf den Beinen. Gohrbandt stützte ihn von der einen Seite, der Chauffeur des Wagens von der anderen. Er war betrunken, nahezu sturzbetrunken.

«Wie geht es den Patienten?», fragte er und wiederholte es unablässig. «Wir machen jetzt die Visite, nicht wahr? Gohrbandt, mein Freund, lassen Sie uns mit der Visite beginnen.» Gohrbandt tat, was er konnte, um ihn davon abzuhalten. Aber vergeblich. Und Sauerbruch ging in Begleitung einiger Assistenten von Bett zu Bett und sprach ein paar unverständliche Worte.

Als er aus dem Bunker in seinen Kellerraum ging, sagte er: «Wir haben viel getrunken, es war unmöglich dem zu entgehen. Aber ich habe ihnen meine Ansicht erklärt. Macht euch keine Sorgen. Morgen sprechen wir ausführlicher darüber!» Wir brachten ihn auf sein Zimmer und ins Bett. Am nächsten Tag sprach er nicht mehr über sein Abenteuer. «Oh», sagte er, «sie wollten wissen, ob ich der Arzt von Hitler war. Und dann musste ich ihnen noch viel mehr erzählen. Aber ich kann nicht mehr darüber reden!»

Sauerbruch hatte, als Militärarzt vom Rang eines Generals, einen Ordonnanzoffizier. Im zivilen Leben war er Friseur, ein rechtschaffener Mann, keineswegs Nazi, einfach und nicht boshaft. Sauerbruch hatte ihm die Bewachung seiner Villa in Grunewald anvertraut. Im Haus lebte noch ein junges Paar, er arbeitete als Fahrer, sie als Dienstmädchen. Wie ich bereits gesagt hatte, wohnten Sauerbruch und seine Frau seit dem Einmarsch der Russen in Berlin in der Klinik. Der Ordonnanzoffizier befand sich also mit den beiden Bediensteten allein in der Villa. Die Russen traten ein. Das Haus wurde von oben bis unten durchsucht. Der Ordonnanzoffizier, der Zivil trug, war die ganze Zeit über zugegen. Natürlich wurden verschiedene Gegenstände, Kleidungsstücke und Pelze von der Truppe beschlagnahmt. Plötzlich blieben die Russen bei der Durchsuchung eines der Schränke von Sauerbruch vor einer prächtigen purpur- und goldfarbenen Uniform eines Militärarztes vom Rang eines Generals stehen. Daraus folgerten sie, dass der arme, etwas zitternde Zivilist, der sie begleitete und sich im Haus auszukennen schien, der Besitzer der prächtigen Uniform und auch der General sein müsste.

Seine Proteste waren vergeblich. Er musste sich sofort entkleiden und die Uniform seines Chefs anlegen. Sie passte ihm recht gut, da er ungefähr dieselbe Größe hatte; er bekam oft dessen gebrauchte Kleidung. Da stand er nun schlotternd in Generaluniform vor einem Dutzend belustigter junger Russen! Mit vorgehaltener Waffe musste er sagen, dass er ein General war. Für niemanden gab es noch einen Zweifel. Sie drohten, ihn zu erschießen. Doch zum Glück kam ein Offizier vorbei, der wahrscheinlich die Wahrheit verstand. Sauerbruchs Ordonnanzoffizier durfte seine Zivilkleidung wieder anlegen und wurde aus dem Haus geworfen.

Und da begann sein wahrer Leidensweg. Barhäuptig, ohne Mantel und hungrig machte er sich auf den Weg in seine Wohnung in einem der nördlichen Stadtteile. Dort hatte er seinen Friseurladen, der natürlich seit Beginn des Krieges geschlossen war, seine Frau und sein achtjähriges Kind. Natürlich fuhr nichts, weder Eisenbahn noch Straßenbahn oder U-Bahn. Er musste zu Fuß gehen.

Von Sauerbruchs Villa bis zu seinem Haus waren es gut zwanzig Kilometer. Die Straßen waren voller russischer Soldaten. An jeder Kreuzung, an jedem wichtigen Übergang, an jeder Brücke gab es Barrikaden. Sobald aber die Russen eintrafen, verlangten sie von der Bevölkerung, die Barrikaden zu entfernen.

Die Bewohner der umliegenden Häuser mussten abwechselnd mehrere Stunden am Tag arbeiten. Um die Zahl der Arbeiter zu erhöhen, hielten die Russen willkürlich Passanten an, Männer wie Frauen, und zwangen sie, mit der Stoppuhr in der Hand, zwei Stunden lang zu arbeiten. Nach zwei Stunden durften sie wieder gehen, um bei der nächsten Barrikade erneut angehalten zu werden und dort den gleichen Frondienst zu leisten. So ging dieser arme Friseur, der zuerst für einen General gehalten wurde, von Barrikade zu Barrikade; fast verhungert und todmüde kam er endlich nach achtundvierzig Stunden zu Hause an.

Seine Frau und sein Sohn erwarteten ihn. Zitternd vor Angst. Sie wohnten im Erdgeschoss in zwei dunklen hinteren, halb kaputten Ladenräumen, ohne jegliche Ressourcen. Der Mann hatte kaum Zeit, seine junge Frau nach ihrem Befinden zu fragen, als die Russen in ihre Wohnung kamen. Plötzlich krachte die Tür auf und zwei junge Russen traten ein. Sie zogen die junge Frau unvermittelt zu sich. Den Ehemann mit seinem Sohn forderten sie barsch auf, sich zu ergeben. Um zu verhindern, dass sein Sohn die Schreie und Wehklagen seiner Mutter hörte, sprach er unablässig auf ihn ein. Nach einer Viertelstunde, die dem Mann wie eine Ewigkeit erschien, öffnete sich die Tür, und er wurde durch eine Handbewegung aufgefordert, sich um seine zusammengesunkene, stöhnende Frau zu kümmern. Die Russen gingen fort.

Aber unser Friseur, ein disziplinierter Deutscher, konnte nicht anders, als seiner Pflicht nachzukommen. Er kam am nächsten Tag zu Fuß in die Klinik, um Sauerbruch, seinem Chef, das Geschehene zu schildern. Er wurde reichlich ausgeschimpft, weil er die Villa ohne Befehl verlassen hatte, um sich zu seiner Familie zu begeben. Die Vergewaltigung wurde mit einer kurzen Geste des Bedauerns abgetan.

Ein russischer Journalist kam in den Bunker, um mit Sauerbruch zu sprechen. Ein russischer Arzt vom Rang eines Obersts, der vor dem Krieg Sauerbruchs Schüler gewesen war, kam ihn besuchen. Er war ein großer, starker, imposant aussehender Mann. Sauerbruch und er schüttelten sich, ohne eine Miene zu verziehen, die Hand. Ich stand in ihrer Nähe. Sauerbruch machte nach einigen Momenten den Versuch einer Aussöhnung und sprach von einer notwendigen Zusammenarbeit und gegenseitigem Verstehen.

«Wir müssen uns gegenseitig viel vergeben», sagt er.

«Und wir haben eine Menge zu vergessen», antwortete der Oberst. «Sehen Sie, diese Truppen, die in Berlin einmarschiert sind, sind dieselben, die in Stalingrad widerstanden und gesiegt haben. Sie sind von Stalingrad bis nach Berlin gekommen. Auf dem Weg haben sie Ruinen über Ruinen gesehen, ihre zerstörten Dörfer, ihr geschlachtetes Vieh. Und Leichen, nichts als Leichen. Vergewaltigte und getötete Frauen, an den Bäumen entlang der Straßen gehängte Männer.»

Sauerbruch machte mit den Händen eine Geste wie zum Gebet, ohne ein Wort zu sagen. Was hätte er auch sagen sollen?

«Unsere Truppen vergewaltigen und werden weiterhin vergewaltigen», fügte der Oberst hinzu. «Aber unsere Soldaten töten nicht, werfen keine geschändeten Frauen in Brunnen und töten nicht aus Spaß am Töten... Und dennoch müssen wir miteinander auskommen und werden es auch irgendwann tun.»

4. Mai 1945. Das Kommen und Gehen der russischen Offiziere, Ärzte und Soldaten in der Klinik ging weiter. Ab halb neun kamen Soldaten einzeln oder gruppenweise in den Bunker und besichtigten den Ort. Wortlos betraten sie den Schutzraum, wo noch immer die meisten Patienten lagen, denn auf den Etagen war es unmöglich, aufgrund fehlender Heizung und Fenster die Schwerverletzten und Operierten unterzubringen. Sie gingen mit einem neugierigen Blick von Bett zu Bett. Wenn sie einen Russen fanden, befragten sie ihn und legten ihm manchmal ein paar Kekse oder Süßigkeiten auf seinen Nachttisch.

An diesem Tag im Mai hatte ich die Gelegenheit, einen russischen Arzt vom Rang eines Leutnants zu treffen, der ein paar Worte Deutsch sprach. Die meisten Russen, sowohl Offiziere wie auch Soldaten, beherrschten nämlich außer ihrer Muttersprache keine anderen Sprachen.

Ich sagte ihm, was ich bereits den anderen gesagt hatte: dass ich Franzose sei und so schnell wie möglich nach Hause zurückkehren wollte. Er stimmte mir bei: Ich musste so schnell wie möglich nach Hause gehen. Aber wann? Ich fragte ihn, wann es möglich sei. Wann könnte ich von den russischen Behörden einen Passierschein bekommen? Mit einer ausweichenden Geste zuckte er die Schultern. Er war dennoch sehr freundlich und versicherte mir, dass er Frankreich sehr liebte, aber leider nicht kannte. Er lud mich sofort zu sich nach Hause ein. Der Leutnant war in Wirklichkeit der «Kommandant» des gesamten Charité-Geländes. Er lebte in einer Kellerwohnung in der Luisenstraße, die parallel zur gesamten Charité verlief.

Er servierte mir sofort kaltes Fleisch, kalten Fisch und einen ausgezeichneten Champagner, den ich mit großem Vergnügen trank. Wir beide waren etwas angeheitert. Dennoch vergaß ich nicht den Zweck meines Besuchs: endlich zu erfahren, wo sich die «Kommandantur» von Berlin befand. Denn, so eigenartig es auch scheinen mag, niemand konnte mir bislang eine Auskunft darüber geben. Der Leutnant sagte mir: «Gehen Sie zur Müllerstraße Nr. X.»

Ich ging noch am gleichen Nachmittag hin. Sie befand sich nördlich von der Charité, eine gute halbe Stunde Fußweg. Und was für ein Weg. Die Straßen rundherum waren von Ruinen und verbrannten, zerstörten Häusern gesäumt. Hier und da ließen Mauerreste den Himmel durch Fensteraussparungen erkennen, die weder Rahmen noch Scheiben hatten. Überall Metallreste, Ziegel und Steine. Es war kühl, aber ein sanftes Sonnenlicht tauchte die Stadt in eine blendende Klarheit. Ich verließ die Charité durch das Haupttor. Der Eingang war durch einen riesigen kaputten deutschen Panzer versperrt. Eine Stahlmasse, ein umgekippter Koloss mitten auf der Kreuzung. Hie und da ertönten noch Schüsse. Auf den Dächern der Häuser befanden sich noch vereinzelte SS-Gruppen, die auf russische Soldaten feuerten, die durch die Straßen liefen. Das ging noch einige Tage so weiter.

Panzer und Kanonen hatten auf dem Boden tiefe Spuren hinterlassen; es gab ein Granatenloch neben dem anderen. Vor der Klinik mehrere Trichter. Ein toter Hund im ersten. Überall nichts als Ruinen. Die Kliniken, die nicht vollständig zerstört waren, waren nur noch durch einige Mauerreste erkennbar. Eine Gruppe von Soldaten kampierte in der Charité, ihre Pferde standen nebeneinander. Rechts neben dem Krankenhaus lagen drei oder vier Leichen, unweit davon weitere. Es waren deutsche Soldaten, die auf dem Bauch lagen, ihre Gesichter im Schmutz. Niemand scherte sich um sie.

Ich ging bis zum Lehrter Bahnhof. Hie und da lagen halb verbrannte Leichen auf dem Boden. Ich drehte mich um und suchte, was wohl diesen entsetzlichen Gestank auslösen könnte. Direkt an der Straße lag ein totes Pferd auf der Seite mit einem enorm geschwollenen Bauch. Menschen beugten sich über die Extremitäten des Tieres und schnitten Fleischfetzen heraus!

Die staubigen und steinigen Straßen waren mit Leichen übersät. Links wie rechts lagen an den Straßenrändern verbrannte, tote Soldaten erstarrt in angsterfüllter Haltung, Arme und Hände drückten Erschrecken aus. Ich zählte an die hundert auf dieser kurzen Strecke. Niemand achtete auf sie. Eine ziemlich dichte Menge russischer Soldaten oder Zivilisten zirkulierte auf den Straßen; Menschen verschiedener Nationalitäten, die alle an ihrem bunten Abzeichen zu erkennen waren, das sie im Knopfloch trugen.

Es gab keine Deutschen. Die wurden nämlich sofort von der russischen Truppe angehalten und in die Nähe eines dieser Steinhaufen geführt, die die Straßen blockierten und den Verkehr behinderten. Sie mussten dort zwei Stunden arbeiten, bevor sie ihren Weg fortsetzen durften.

Plötzlich hielt ich an, wie in Schockstarre. Mitten auf der Straße lag umgeben von einer Blutlache die Leiche eines völlig plattgedrückten, graufarbenen

Soldaten; Autos oder Pferdekutschen fuhren rücksichtslos darüber hinweg. Selbst Fußgänger schenkten ihm keine Aufmerksamkeit, und ich sah einige, die schamlos über ihn hinwegliefen.

An einer Kreuzung, unter einer Brücke der *Stadtbahn*, sah ich eine sich auflösende Menschenmenge aus einem großen, fast intakten Gebäude herausströmen. Jeder trug ein riesiges Paket unter dem Arm. Ich ging auf sie zu und fragte, was es dort gäbe. «Ein Käselager», wurde mir gesagt. Jeder konnte hineingehen und sich nehmen, was er wollte. Neben mir gingen zwei französische Kriegsgefangene vorbei. Auch sie kamen mit großen Käsestücken unter dem Arm heraus. An der Eingangstür zum Gebäude stand ein russischer Wachposten. Mit gleichgültiger Miene überwachte er das Kommen und Gehen. Plünderungen waren erlaubt.

Schließlich befand ich mich vor der *Kommandantur*. An der Eingangstür standen wohl an die fünfhundert Personen Schlange, die darauf warteten, an der Reihe zu sein. Fast alle waren ausländische Arbeiter, die eine Auskunft suchten. Ich hatte unter meinem Mantel meine Arztkleidung gelassen. Die Wartenden erlaubten mir, einzutreten und baten mich, mich für sie einzusetzen.

Im Büro selbst befanden sich ein Offizier und eine Dolmetscherin.

Was war zu tun? Was sollten französische Zivilisten oder Soldaten tun? Ihre Lage war in der Tat schwierig. Sie erhielten keine Vorräte mehr. Die Fabriken, in denen sie bis zum letzten Moment arbeiten mussten, waren geschlossen. Die Russen ließen alle Ausländer frei, aber sie kümmerten sich nicht um ihre Versorgung, zumindest vorerst nicht. Sie hatten ihnen jedoch die Zuteilung von Lebensmittelkarten für die nächsten Tage versprochen. Realistisch gesehen, konnten sie, in der kurzen Zeit, nicht mehr tun.

Die Antwort, die ich im Büro erhielt, war schwer zu verstehen. Die Antragsteller wurden in den Ostteil von Berlin geschickt. «Gehen Sie nach Osten, von dort aus werden Sie zugeteilt», sagten sie. Es ist ein seltsamer Weg, zunächst nach Osten, um dann nach Frankreich zu gehen! Die meisten Franzosen weigerten sich allerdings, diesen Weg einzuschlagen. Einige von ihnen fanden sich jedoch damit ab. Sie wurden zum Teil von Odessa aus repatriiert, wenn meine Informationen stimmen.

Ich ging in die Charité zurück. Auf der Straße wurden gerade Plakate an die Wände geklebt, die sich an alle seit dem Einmarsch der Russen befreiten Militärangehörigen oder Zivilisten richteten. Darin hieß es, dass die Ausländer vorerst wie in der Vergangenheit in Lagern, Kasernen oder Fabriken gruppiert bleiben sollten, bis die Rückführung von den Alliierten beschlossen und organisiert werde. Jede individuelle Abreise war untersagt. Ziemlich traurig und besorgt ging ich in die Klinik zurück.

Noch am selben Abend herrschte eine große Aufregung. Die Russen hatten nämlich einige Brotvorräte ins Krankenhaus gebracht. Dann gingen sie in die Hauptküche und nahmen die Reste von Mehl- und Nudelvorräten weg, die die Deutschen dort noch hatten.

5. Mai 1945. Ich setzte meine Suche in der Stadt fort. Ich wollte vor allem die Franzosen aufspüren, die ich im Krankenhaus behandelt hatte. Diesmal nahm ich ein Fahrrad, das mir von einem Assistenten der Klinik geliehen wurde.

Ich verließ die Charité durch das alte nordwestliche Tor, gegenüber vom Lehrter Bahnhof, auf der anderen Seite des Kanals. Es gab kein Tor mehr an diesem Ort. Die Mauer, die an der Charité entlanglief, war vollständig zerstört. Die Kliniken, die sich dort befanden, Frauenklinik, Neurologie und das Institut für Pathologische Anatomie, waren zerstört und von beiden Seiten standen nur noch wenige Mauern. Verrammelte Straßen voller Wagenreste, Räder, umgestürzter Fahrzeuge, Fahrräder, Steine, gefällter Bäume, all das versperrte die Straßen. Ich schlug eine dieser Straßen ein. Die Kanalbrücke war bereits von den russischen Soldaten instandgesetzt und man konnte sie mit dem Fahrrad überqueren; ich kam am Lehrter Bahnhof an, von dem nur noch die senkrechten Wände standen. Im Innern war nichts mehr übrig.

Als ich den Bahnhofsvorplatz überquerte, wurde ich von einem deutschen Zivilisten und einem russischen Soldaten angehalten: «Hola! Stopp, haben Sie das Recht, mit dem Fahrrad zu fahren?» Meine einzige Antwort war, zu beschleunigen. Wahrscheinlich brauchte er selbst ein Fahrrad. Ich muss zugeben, dass ich fürchtete, Kugeln um den Kopf pfeifen zu hören, aber nichts dergleichen geschah.

Hundert Meter weiter musste ich anhalten. Um zum Tiergartenviertel zu gelangen, galt es erneut, eine Brücke zu überqueren. Sie war glücklicherweise nicht zerstört und ich gelangte im Schritttempo auf die andere Seite. Hinter mir sah ich meine beiden Typen, die mich beobachteten und schauten, ob ich ihnen entkommen könnte.

Man kann sich diese Fahrradtour zum Kurfürstendamm gar nicht vorstellen. Deformierte Straßen voller Steine, Mauerreste mit Löchern; überall Staub. Und dann hie und da Leichen, tote Pferde und Hunde.

Es ist nicht übertrieben zu sagen, dass es von einem Ende Berlins zum anderen kein Haus gab, das nicht getroffen war. Alle Häuser waren beschädigt, demoliert, entweder vollständig oder durch ein Feuer und Bomben im Innern zerstört. Übrig blieben nur noch die Keller, wo die Überlebenden hausten.

Ich fragte nach dem Kurfürstendamm von der Kirche aus, von der aus der Boulevard abgeht, und die selbst fast vollständig zerstört war. Ich sah überall Menschen bei der Arbeit. Die Bewohner der umliegenden Häuser bildeten Ketten, um die Steine zu entfernen, die die Straßen und Gehwege versperrten, seit die Deutschen vor dem Einmarsch der Russen *Panzersperren* errichtet hatten.

Etwas weiter sah ich dann eine Schlange von mehr als hundert Menschen vor einer Fontäne oder einem Brunnen: Das hatte ich völlig vergessen! In den meisten Stadtteilen gab es noch immer kein fließendes Wasser. Die Leute brauchten sicherlich mehr als eine Stunde, um einen oder zwei Eimer Wasser zu bekommen!

Ich wollte zum Kurfürstendamm in eines der Cafés oder Geschäfte, von denen ich wusste, dass sich vor der Befreiung dort Franzosen getroffen hatten. Aber ich konnte nichts finden. Die Cafés und Geschäfte waren entweder zerstört oder geschlossen.

Ich fuhr weiter und gelangte schließlich zur Nummer 96. Dort sah ich eine große französische Flagge im dritten Stock eines der wenigen intakten Gebäude. Unten sah ich ein Plakat mit der Aufschrift «Aktionskomitee für den Unterhalt und die Rückführung der französischen Gefangenen und Arbeiter in Deutschland». Ich gehe nach oben. Ich registriere mich. Ich kam zunächst in einen großen Saal, in dem an vier Tischen Sekretärinnen Namen, Adresse und Stellung der vorsprechenden Franzosen notierten. Nachdem ich meine Angaben gemacht hatte, kam ein kleiner junger Mann und bat mich in den Raum des Vorsitzenden der Gruppe hinein, Doktor Louis, mit dem ich ein langes Gespräch führte. Der sehr freundliche Jurist hatte sich an die Spitze der Bewegung gestellt, die mithilfe ehemaliger Juristen oder deportierter Ärzte einen ersten Bericht über Zwangsarbeiter anfertigte, von dem ich eine Kopie erhielt. Er erzählte mir, dass es 70 000 Franzosen in Berlin gab: 20 000 Kriegsgefangene und 50 000 deportierte Arbeiter. Er hatte noch keine Vorstellung davon, wie die Rückführung durchgeführt werden sollte. Sie hatten bislang gerade einmal Kontakt zu den russischen Behörden aufnehmen können.

Ich lerne einen jüdischen Anwalt aus Paris kennen, der aufgrund von Rassendiskriminierung von Paris nach Berlin überführt wurde und ohne Prozess und ohne zu wissen, was aus ihm werden würde, ins Gefängnis kam. Er hatte tragische Zeiten durchlebt und wusste noch nicht, was er mit seiner neuen Freiheit anfangen sollte.

Keiner der Franzosen in Berlin hatte bislang von den russischen Behörden Lebensmittelkarten erhalten. Auf der *Kommandantur* wurde ihnen gesagt, dass sie sich das Essen dort besorgen sollten, wo es welches gab! So blieben die Arbeiter dort, wo sie bisher gelebt hatten: in Fabriken, Labors oder bei Privatpersonen. Bei Letzteren gab es keine Probleme. Die Berliner waren froh, einen Fremden in ihrem Haus zu haben. Sie dachten damals, dass sie das vor organisierten oder spontanen Plünderungen durch die Russen schützen würde. Schwieriger war es für die Arbeiter, die als ehemalige Gefangene in Lager gepfercht waren. Sie hatten echte Schwierigkeiten, sich ein Minimum an Nahrung zu beschaffen.

6. Mai 1945: Der Fall der kleinen Loewen. Ich hielt mich am Morgen im Operationssaal des Bunkers auf, weil bislang kein anderer Raum in einen Operationssaal umgewandelt werden konnte. Margot Sauerbruch trat ein, begleitet von einem russischen Kommandanten. Dann kam unser Patient von der GPU, dessen Verband entfernt werden musste. Wir standen alle vier in der Mitte des Raumes, als plötzlich Fräulein von Loewen eintrat, blass und zitternd. Ich möchte kurz ein paar Worte über sie verlieren.

Sie war die Diätassistentin von Professor Sauerbruch. Jeden Morgen besuchte sie die Privatpatienten nach der Visite, um sich über ihre Wünsche und ihren Ernährungsplan zu informieren. Sie setzte sich mit der Oberschwester in Verbindung, um die Mahlzeiten und Tagesrationen für jeden einzelnen Patienten festzulegen. Ihre Rolle war in Friedenszeiten sehr wichtig, da Sauerbruch seinen Tuberkulosepatienten vor dem Krieg eine salzlose kalorienarme Diät verordnete. Diese Diät hatte sich vor allem bei Lupusträgern bewährt. Unter den gegenwärtigen Umständen hatte Fräulein von Loewen aber die Aufgabe, die Kranken zu trösten. Überernährung und zu kalorienreiche Diätformen gab es überhaupt nicht! Sie war von mittlerer Größe, schlank, blond und nicht ohne Charme. Als sie zitternd und blass hastig auf uns zukam, hatten wir die Situation sofort begriffen: Ihr folgte ein junger russischer Soldat, ein kräftiger Kerl, rotwangig, mit schwarzen Augen und schwarzem Haar und ein wenig taumelnd. «Er läuft mir über den ganzen Hof des Krankenhauses hinterher», rief sie, «bitte beschützen Sie mich.» Sie hielt zwei Schritte vor Sauerbruch inne und schaute ihn flehentlich an. Sauerbruch schaute den russischen Offizier an, der dem russischen Soldaten einen strengen Blick zuwarf; dieser blieb am Eingang stehen und lehnte sich an den Türrahmen. Es kam zu einem kurzen Wortwechsel zwischen den beiden. Auf eine erste Bemerkung des Offiziers zeigte der Soldat keine Regung. Er zeigte auf die Frau und sagte: «Sie gehört mir, ich folge ihr seit dem Hof!» Der Offizier sagte ihm, dass er sich davonmachen solle. Der Soldat bewegte sich nicht, im Gegenteil, er ging einen Schritt nach vorn. Langsam bewegte der Offizier seine Hand an seinen Gürtel, um seinen Revolver unter seiner Jacke zu greifen; die Hand am Kolben, ging er auf den Soldaten zu und warf ihm ein paar barsche Befehle zu. Schließlich zog sich der Soldat zurück.

7. Mai 1945. Heute haben die Russen der Klinik Brot versprochen. In der Tat wurde eine Menge hervorragenden Brotes geliefert. Ein Trupp begab sich in die Zentralküche und beschlagnahmte die letzten Reserven, die die Deutschen gehortet hatten.

Heute kam die Zigarrendreherin vom Karlsplatz zu mir. Vor der Befreiung hatte ich sie mehrmals behandelt. Sie sah völlig fertig aus. Sie war 58 oder 59 Jahre alt, hatte mehrere bereits verheiratete Kinder, die ihr mehrere Enkelkinder geschenkt hatten. Sie war dick, fett, schlecht gekleidet, ihr graues Haar war unordentlich: Sie war alles andere als attraktiv.

«Ich werde mich umbringen», sagte sie zu mir.

«Was ist los?», fragte ich sie. «Sind es die Soldaten?»

«Ja!», sagte sie. «Jeden Tag!»

Ich glaubte meinen Ohren nicht. «Schwören Sie, mir die ganze Wahrheit zu sagen!»

«Ich schwöre Ihnen bei meinen Kindern, dass ich mich seit der Befreiung, sechs Tage lang, mehr als dreißig Mal am Tag den russischen Soldaten ergeben musste!»

8. Mai 1945. Ich ging noch einmal in die Stadt zur Straße Unter den Linden und zur Achse, die sie nach Westen hin verlängerte. Tausende Deutsche aller Schichten waren damit beschäftigt, mit improvisierten Besen die Straßen zu reinigen: Blätter und geschnittene Äste, die sie zu groben Haufen zusammen-

fegten. In wenigen Tagen sollte nämlich eine große Parade stattfinden. Dazu mussten die Straßen sauber sein!

Ich sah heute bei Sauerbruch einige ehemalige kommunistische Abgeordnete. Ich sprach mit Ulbricht[150] über die Zukunft der französischen Arbeiter. Er selbst war ja ein Arbeiter gewesen. Aber deren Schicksal interessierte ihn nicht weiter.

Rückkehr

Am Morgen des 19. Mai 1945 verließ ich mit dem Fahrrad Berlin, nachdem ich um sechs Uhr dreißig aufgestanden war. Hier nun meine Erlebnisse der letzten Tage.

Zwei Tage zuvor kündigte ein offizielles Plakat anscheinend russischen Ursprungs an, dass alle Ausländer innerhalb von 24 Stunden Berlin verlassen mussten; sie hatten sich in die Großenerstraße zu begeben, wo sich vermutlich die russischen Büros befanden.

Ich ging zum Rückführungskomitee am Kurfürstendamm, wo alle entsetzt waren. Sie wussten nicht, was sie sagen oder raten sollten. Das Komitee wurde aufgelöst. Jeder war frei, das zu tun, was er wollte. Einige schlugen vor, zu bleiben. Andere wollten in Richtung Westen ziehen, auf die Gefahr hin, in russischen Lagern interniert zu werden.

In Wirklichkeit war es schwer, Entscheidungen zu treffen. Denn es gab noch ein anderes offizielles Plakat an den Wänden der Stadt Berlin. Es war vom Interalliierten Oberkommando unterzeichnet und besagte im Wesentlichen Folgendes: «Alle Gruppen von alliierten Gefangenen, von Arbeitern oder Bauern müssen vor Ort bleiben und auf nachfolgende Befehle warten; jegliche individuelle Abreise ist verboten.»

Also mussten wir uns fügen und abwarten. Dennoch versuchten viele Gefangene und Arbeiter, allein oder in kleinen Gruppen, in die amerikanische oder englische Zone zu gelangen. Einen Rucksack geschultert, zu Fuß oder mit dem Fahrrad; andere hatten einen kleinen Handwagen, auf dem sie ihre Sachen verstaut hatten. An ihrem Revers, auf ihren Fahrrädern oder auf ihren Wagen hatten sie die Farben ihrer Nationalflagge. Alle gingen oder fuhren gen Westen in Richtung Magdeburg, um die Elbe zu überqueren.

Aber nur wenige von ihnen schafften es, durchzukommen. Viele kamen wieder zurück. Durch sie erfuhren wir, dass die meisten von denen, die sich auf diese Weise in Richtung Westen begeben hatten, von den Russen aufgehalten und sogleich in eines der zahlreichen Lager zwischen Berlin und der Elbe eingesperrt wurden. Es war besser, nicht in ihre Nähe zu gelangen.

Die Lager waren in einem erbärmlichen Zustand. Kein Wasser, keine ausreichende Nahrung, keine Hygiene. Sie bestanden einfach nur aus einem von den Deutschen verlassenen Dorf oder einigen isolierten Bauernhöfen. Dort waren die unterschiedlichsten Menschen: Franzosen, Italiener, Holländer, Norweger, all jene, die es gewagt hatten, sich allein auf den Weg zu begeben. Dann gab es solche, die bis ans Elbufer gelangt waren. Ihnen wurde gesagt, dass sie nach Osten zurückkehren sollten, da jeder Übergang von der russischen in die amerikanische Zone verboten war.

Plötzlich jedoch erging ein Befehl an die Ausländer, Berlin zu verlassen. Sie sollten sofort aufbrechen. Früher oder später riskierten sie die russischen Lager. Beim Rückführungskomitee, wo wir über all dies diskutierten, festigte sich meine Entscheidung, die Stadt mit dem Fahrrad oder zu Fuß zu verlassen. Ich war so ziemlich der Einzige. Keiner der anwesenden Franzosen stimmte mir bei.

Einige von ihnen zögerten. Ein junger Mann, ein Arzt, versuchte, in bester Absicht alles Elend zu lindern, und verteilte an einige, die sich zum Gehen bereit zeigten, Talk für ihre Füße. Ich meinerseits war entschlossen. Ich teilte ihnen mit, dass ich am nächsten Morgen um acht Uhr aufbrechen, vor dem Gebäude am Kurfürstendamm stehen würde, und dass ich diejenigen, die gehen wollten, einlud, sich mir anzuschließen.

Meine Tasche war seit Langem gepackt. Ich durfte nichts vergessen und sie war schwer.

- Wäsche: 2 Hemden, 1 feines Wollhemd, 6 Paar Socken, 2 Unterhosen, 1 weiße Hose und 1 Wolljacke.
- Lebensmittel für einen Monat: 1 Pfund Speck, 2 geräucherte Würste, 6 Dosen Sardinen, 2 kg Brot, Butter, 1 kg Reis, 2 Dosen Kondensmilch.
- Toilettenartikel: Seife, Rasiermesser, Zahnbürste
- Erste-Hilfe-Artikel: Fäden, Nadeln, Schnüre, Taschenlampe, Kerzen.
- Reparaturartikel für mein Fahrrad: Flicken und Kleber.

Ich überprüfte alles ein letztes Mal. Dann suchte ich Sauerbruch auf, der mir um sechs Uhr abends einen Brief schrieb, den Dr. Petrans, der Dolmetscher der Klinik, ins Russische übersetzte und mir um zwei Uhr morgens brachte. In

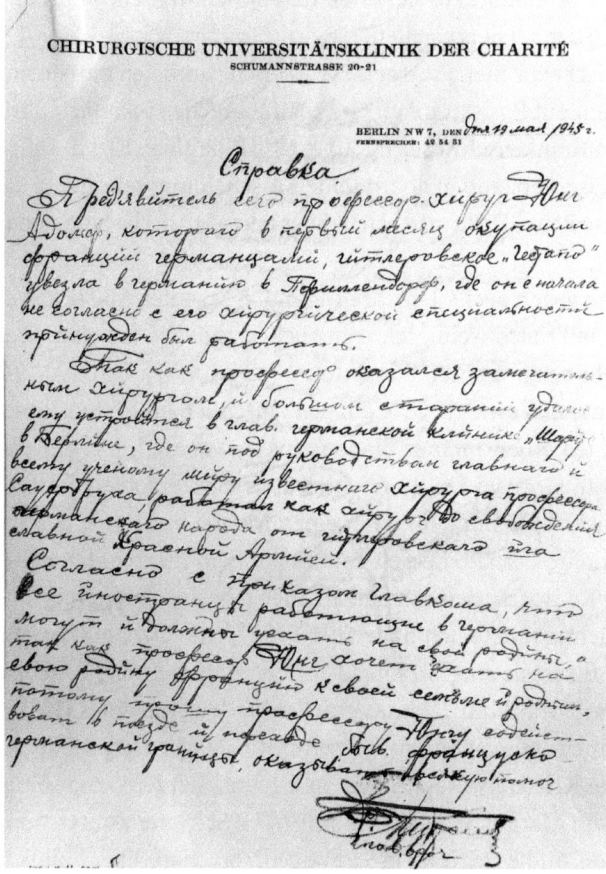

Abb. 28: Auf Russisch übersetztes Empfehlungsschreiben von Ferdinand Sauerbruch für Adolphe Jungs Heimreise, 19. Mai 1945.
Quelle: Privatbesitz Familie Jung.

diesem Schreiben hieß es ausdrücklich, dass ich zur Zwangsarbeit verpflichtet und gegen meinen Willen von der SS in Berlin festgehalten worden war.

Dr. Petrans, ein russischer Arzt und ehemaliger Assistent der Charité, wurde zum Direktor des Krankenhauses ernannt. Er verstand die Situation sehr gut und war sehr wohlwollend. Nachdem er den Briefentwurf von Sauerbruch übersetzt und eine Art Passierschein hinzugefügt hatte, machte er sich daran, das Dokument mit einem Stempel zu versehen. Leider war er nicht im Besitz des offiziellen Siegels, das nur bei der Militärkommandantur lag. Er nahm einfach eine Kopeke und benutzte sie, um einen annehmbaren, wenn auch wirklich unlesbaren Stempel herzustellen.

In der Nacht vor meiner Abreise schlafe ich kaum. Ich musste notgedrungen ein Glas Wein mit Professor Paul Gohrbandt und der Sekretärin Fritsch trinken und mit den Krankenschwestern Käthe und Hilde einen Kirsch. Alle bedauerten meine Abreise, verstanden aber meine Entscheidung sehr gut und wünschten mir eine gute Reise. Die ganze Nacht über liefen russische Soldaten im Korridor hin und her.

Ich stehe gegen sechs Uhr dreißig auf. Schwester Martina sitzt in ihrem Bett, Fräulein Fritsch weint. Ich frühstücke ausgiebig. Ich lasse den Rest übrig, und auf geht es zu meiner Pfingsttour! Ich hatte ein Fahrrad. Wessel, einer der Assistenten, der meine Größe hatte, tauschte nämlich am Vortag sein altes Fahrrad gegen einen meiner blauen Anzüge, den ich nicht mehr benötigte. Das Rad war, Gott sei Dank, noch in einem akzeptablen Zustand. Es hatte einen Gepäckträger, auf dem ich meinen Mantel befestigte; der *Rucksack* war zu schwer dafür, deshalb behielt ich ihn auf dem Rücken. Ich hatte eine Karte und einen Kompass, den ich seit meiner Abreise nach Deutschland besaß und eifersüchtig hütete. Ich hatte auch eine kleine Dynamo-Taschenlampe in Form einer Birne; sie ging an, sobald ein kleiner Hebel von Hand betätigt wurde. Sie wurde mir von Frau Thomas geschenkt, der Frau eines Offiziers, der seit mehr als einem Jahr in einem Konzentrationslager festgehalten wurde, weil er eine vage Kritik am Regime verfasst hatte. Seitdem trug diese Frau, eine Freundin von Margot Sauerbruch, nur noch Schwarz als Zeichen der Trauer. Sie war schön, hüllte sich aber in Schweigen, sprach nie über Politik und äußerte weder Beschwerde noch Kritik. Sie hoffte! Ich weiß nicht, ob sie ihren Mann je wiedergefunden hat.

Ich habe auch eine Deutschlandkarte. In den letzten Monaten hatte ich in den Buchhandlungen nach detaillierten Karten gesucht. Es war unmöglich, welche zu finden! Schließlich hatte ich aus einem alten Eisenbahnfahrplan eine schematische Übersicht über die geografische Lage der Städte herausgerissen. Für eine Reise mit dem Fahrrad war das eindeutig zu ungenau. Sie wies mich aber in die richtige Richtung.

Erste Etappe: Zehlendorf. Westliche Vorstadt von Berlin und ein Residenzviertel. Um von der Innenstadt dorthin zu gelangen, hatte ich einige Schwierigkeiten, mich zurechtzufinden. Vielerorts blieben nur Trümmer, Schutt und Reste von eingestürzten Wänden. Der Straßenverlauf war nur schwer zu erkennen. Passanten waren eher selten. Hie und da zirkulierten viele russische Soldaten. Niemand beachtete mich. Ich folgte meinen Weg.

Am westlichen Stadtrand von Berlin fand ich etwas Orientierung, und nach zwei Stunden auf dem Fahrrad oder zu Fuß und schiebend kam ich schließlich in Zehlendorf an. In Zelenodolsk (russischer Name) lebte Fräulein Hoemke, eine junge Krankenschwester und Technikerin der radiologischen Abteilung der Charité, in einem kleinen Reihenhaus. Sie war eine hübsche blonde, gewöhnlich freundliche und höfliche junge Frau. Ich hoffte sie zu Hause anzutreffen, um von ihr einige Auskünfte über den weiteren Weg zu erhalten.

Ihr Häuschen hatte nur drei oder vier Zimmer, einen kleinen Vorgarten und einen Garten hinter dem Haus mit einem kleinen Nebengebäude, einer Art Schuppen oder Bretterbude von einigen Quadratmetern. In diesem vom Stadtzentrum weit entfernten Viertel waren einige Straßen und Häuser, einschließlich des ihrigen, von den Luftangriffen verschont geblieben; die Schäden waren schnell behoben und ihr Haus bewohnbar. Fräulein Hoemke war in der Tat zu Hause. Aber wie sah sie nur aus?

Das Gesicht rußgeschwärzt, das Haar durcheinander, durch den Staub sah es aschgrau und schmutzig aus, gekleidet war sie in Lumpen. Ich war entsetzt. Ich habe sie kaum wiedererkannt. Ich dachte, sie sei krank oder verrückt. Doch sie erklärte mir sogleich, dass sie sich Tag und Nacht durch russische Überfälle bedroht fühlte. Sie durfte das Haus nicht abschließen. Alle Häuser mussten nämlich auf Befehl der russischen Kommandantur zugänglich und unverschlossen bleiben. Sie hielt sich daran, verkleidete sich aber und sah abstoßend aus, ihre Nächte verbrachte sie hinter dem Haus in einem kleinen Schuppen, fast einer Hundehütte gleich. Zum Glück für sie kamen die Truppen nur selten und nie in Massen, dennoch suchten sie diesen Ort auf!

Als sie meiner Gewahr wurde, wusch sie sofort ein wenig ihr Gesicht und lächelte mich traurig an. Sogleich schickte sie sich an, mir ein Frühstück zuzubereiten. Aber ihre Vorräte waren dürftig, da sie sich seit der Befreiung kaum hinauswagte. Allein, schutzlos, ohne Eltern, lebte sie in ständiger Angst. Sie hatte nur wenige Nachbarn. Fast alle Häuser in ihrer Umgebung waren verlassen. Sie wollte mich zurückhalten. Ich gab nicht nach.

Ich bestieg mein Fahrrad, ausgestattet mit nützlichen Hinweisen, um aus diesem Viertel herauszukommen; ich ließ sie hinter mir zurück, traurig an der Türschwelle stehend, mit hängenden Armen. Immer seltener wurden Häuser und Ruinen. Ich traf keinen Menschen. Ab und an kreuzte ich einige russische Soldaten oder Arbeiter.

Gegen Mittag hielt ich in einem verlassenen Dorf neben einem Brunnen an. Er war beschädigt und schmutzig. Ich wagte es nicht, daraus zu trinken. Ich knabberte ein Stück Brot aus meinen Vorräten und nach einer kurzen Pause ging es weiter in Richtung Westen.

Um sieben Uhr abends kam ich in Treuenbrietzen an. Diese Stadt war von einer großen russischen Truppeneinheit besetzt. Außer ein paar Franzosen gab es keine Zivilisten. Es waren Arbeiter, die in Deutschland zur Zwangsarbeit rekrutiert worden waren, und einige Gefangene. Auf meine Bitte hin sagten sie mir, wo sich das Krankenhaus befand. Dort fand ich einige Krankenschwestern, die mich willkommen hießen. Als Nachtlager wurde mir ein Tisch aus der Röntgenabteilung angeboten. Er war ein bisschen hart, aber ich habe dort gut geschlafen.

Bevor ich mich schlafen legte, ging ich zur Russischen Kommandantur, um einen Passierschein nach Westen, in Richtung Elbe zu erlangen. Ich wollte unbedingt eines dieser russischen Lager vermeiden, von denen berichtet wurde, dass es welche entlang der Straßen gab. Im Büro der Kommandantur wurde ich misstrauisch empfangen. Das Schreiben von Dr. Petrans wurde sorgfältig gelesen und dann zum Kommandanten gebracht, zu dem ich schließlich geführt wurde. Er lebte in einem Haus in einer kleinen angrenzenden Gasse. Um hineinzugelangen, gingen wir an einem dunklen Eingang vorbei, der in einen Keller führte, aus dem ich laute Geräusche und barsche Stimmen hörte. Ich verspürte ein wenig Angst und ich bekam Herzklopfen. Sollte ich in den Keller geworfen werden?

Keineswegs. Der Dolmetscher führt mich in die erste Etage; dort stehe ich dem Kommandanten gegenüber, einem jungen, ungefähr dreißigjährigen Hauptmann mit finsterem Blick und ruckartigen Gesten. Man sah ihm den Hang zum Alkohol an. Er befragt mich ausführlich. Dann übergibt er einem Dolmetscher meinen Pass. Dieser stößt auf den Eintrag Straßburg als Geburtsort und Adresse.

Plötzlich sagt er mir einige Worte auf Elsässisch und verrät mir, dass er auch aus Straßburg, aber Straßburg bei Odessa stammte, wohin seine Familie im Jahre 1808 gegangen war! Und dort spricht man immer noch Elsässisch! Das Eis war gebrochen. Der Hauptmann schreibt ein paar Worte auf einen kleinen

Zettel und befiehlt, dass ich mit den Offizieren essen solle. In einem kleinen Restaurant, in dem sie alle saßen, bekomme ich noch um zehn Uhr abends ein ausgezeichnetes Mahl. Anschließend ging ich ins Krankenhaus zurück, wo ich auf meinem Krankengymnastikbett schlief.

Am nächsten Morgen soll ich mich zum Mittagessen im Hauptquartier einfinden, um, dem Befehl des Kommandanten zufolge, mit dem Auto nach Görlitz gefahren zu werden. Ich nehme mein Fahrrad. Die Luftpumpe, die sich am Vortag noch an dem alten Gestell befand, ist verschwunden. Der Kommandant bemerkt meine Enttäuschung. Er kann nicht die Ehre seiner Truppe in den Schmutz gezogen wissen, deshalb ruft er einige Soldaten herbei, schreit und wettert. Kaum fünf Minuten später bringt mir ein junger Soldat mein Gerät zurück und entschuldigt sich.

Ich warte auf das Auto. Ich erfahre, dass es erst gegen Mittag kommen würde; dann wird mir mitgeteilt, dass es noch ein paar Stunden dauern würde. Wird es jemals kommen? Und tatsächlich ist es nie gekommen, zumindest nicht an diesem Pfingstsonntag! Aber das Wetter war schön und ich dachte den ganzen Tag an Thannenkirch, an Marlyse, meine Frau, an die Kinder, die Eltern, an meinen Bruder Robert.

Ich sitze auf einem kleinen Platz vor dem Restaurant. Ein kleines Orchester spielt Zigeunermusik. Die russischen Offiziere sitzen vor ihrem Hauptquartier. Es war halb zehn abends. Wir werden wahrscheinlich gegen 22 Uhr essen, wie gestern.

In einem der Nachbarhäuser befand sich die *Bürgerwehr*, bestehend aus Zivilisten mit roten Armbändern. Es waren deutsche Arbeiter, die unter russischer Aufsicht damit beauftragt wurden, für Ordnung in der Stadt zu sorgen. Am Nachmittag unterhalte ich mich mit einem der Musiker. Er hat beide Beine verloren. Er dient den anderen als Dolmetscher. Alle verhielten sich sehr anständig und besonders freundlich mit ihm.

Da sie wussten, dass ich Arzt war, bringen sie mich zu drei kranken russischen Offizieren. Einer leidet an einer akuten Enteritis, ein anderer an chronischer Cholezystitis, ein dritter hat eine Alkoholvergiftung. Er hatte einen halben Liter hochprozentigen Alkohol getrunken und litt seit drei Tagen unter starken Kopfschmerzen. Ich habe ihn auf Diät gesetzt. Unser Gespräch verlief wohlgemerkt auf Jiddisch mit deutschen Einflechtungen, aber durchaus verständlich.

21. Mai 1945: Abfahrt nach Rosslau. Um 18.30 Uhr wartet das Auto auf mich. Es ist ein offener Lastwagen. Gleich nach unserer Ankunft wurde ich in die Offiziersmesse gebracht (die sich in einem ziemlich großen Haus mit vielen Zimmern befand), wo wir zu Abend essen. Der Wein fließt reichlich. Der Kommandant spricht ein wenig Französisch (er erzählte hauptsächlich über die jungen Französinnen!) und ist in Begleitung von zwei Hauptleuten, zwei Leutnants und einem jungen Arzt vom Rang eines Unteroffiziers. Es sind sechs bis acht Frauen zugegen, alles ehemalige Angestellte. Sie sind Russinnen, bis auf eine Deutsche, die im persönlichen Dienst des Kommandanten steht. Die Soldaten singen und tanzen bis Mitternacht. Ich stehe als Zuschauer in einer Ecke des Raumes. Für die Nacht überlässt mir der Kommandant seine Kammer, die er mit einem Hauptmann teilte. Sie teilten sich sogar ein Bett. Die anderen verteilten sich auf mehrere Räume.

Am nächsten Morgen um neun Uhr fuhren wir mit zwei Kranken los, von denen einer ein gebrochenes Schlüsselbein und der andere eine Läsion des Brustbeins hatte. Es regnet. Die Reise im offenen Lastkraftwagen ist unbequem.

Als wir in Rosslau ankommen, scheint eine blasse Sonne. Es war Mittag.

In der Nähe eines Wäldchens befindet sich das Haus des dortigen Kommandanten. Wir halten hier an. Ich setzte mich in die Sonne, auf eine Bank vor dem Haus. Nach einer Dreiviertelstunde Wartezeit sagt mir ein russischer Offizier, dass ich mich ins Hauptquartier in der Stadt begeben soll. Ich nehme meinen Rucksack und mache mich auf den Weg.

Ich stand vor einer ganzen Reihe von Sekretärinnen, die alle hinter einem Schalter saßen. Ich erläuterte meinen Fall, den Pass in der Hand, doch es wurde kein Passierschein in Richtung Westen für die Überquerung der Elbe ausgestellt.

«Versuchen Sie es auf eigene Faust!», wird mir mit einem strengen Blick gesagt, und eine andere Sekretärin erklärt mir kurz, dass die Rückführung offiziell nur nach Osten möglich sei. Das missfällt mir sehr. Ich zögere nicht lange, nehme meinen Rucksack, schiebe mein Fahrrad und laufe in Richtung Elbbrücke, die von einem russischen Soldaten bewacht wird.

Wir sind von einigen hundert russischen Soldaten umgeben, von französischen Soldaten, die aus der Gefangenschaft entlassen wurden und nicht wissen, was sie tun sollen, sowie von französischen Arbeitern, die in Deutschland Zwangsarbeit geleistet hatten. Die Brücke selbst befindet sich in einem erbärmlichen Zustand. Sie besteht aus fünf Pfeilern, die durch vier Platten miteinander verbunden sind. Die drei Pfeiler in der Mitte sind relativ intakt.

Die Platten zwischen dem ersten und dem zweiten sowie zwischen dem vierten und dem fünften Pfeiler dagegen sind eingestürzt. Die Pfeiler sind durch Balken und Schienen verbunden, die in alle Richtungen verbogen sind. Alle stehen da und wissen nicht, was sie tun sollen, wagen es aber auch nicht, mit dem russischen Soldaten zu verhandeln, der den Zugang zur Brücke bewacht.

Ich beschließe, mich darüber hinwegzusetzen. Ich zeige das Papier, das mir der russische Kommandant der Charité in Berlin ausgestellt hatte. Der Soldat schaut es an, untersucht es eingehend: Ich bin ehrlich gesagt nicht sicher, ob er wirklich irgendetwas verstanden hat. Schließlich erlaubt er mir, in Richtung Ufer zu gehen. Dort untersucht ein anderer Soldat erneut das Papier. Er berät sich mit dem ersten, der sich genähert hatte, und schließlich lassen sie mich auf die Brücke. Ich lasse das Fahrrad in den Händen eines ehemaligen gefangenen französischen Soldaten.

Mit meinem Rucksack klettere ich die Schienen entlang, um auf die erste und dann auf zweite Säule zu steigen. Eine schreckliche und gefährliche Klettertour. Auf der zweiten Säule angelangt, lege ich meinen Rucksack ab. Ich war nicht sicher, ob ich mein Fahrrad zurücklassen sollte. Schließlich entschließe ich mich, es zu holen. Ich befehle einem jungen französischen Soldaten, einem ehemaligen Gefangenen, mir zu helfen. Er ist froh, sich mir anzuschließen, während alle anderen um ihn herum reglos unter der Aufsicht der russischen Soldaten stehen. Sofort schließen sich mir drei weitere an. Der russische Soldat lässt es nun zu.

Wir klettern auf die Brücke, überqueren langsam und vorsichtig eine Platte nach der anderen, um nach dem vierten und fünften Pfeiler an Land zu gehen.

Mit meinem Begleiter, der sich anbot, meine Tasche zu tragen und mein Fahrrad weiter zu schieben, mache ich mich auf den Weg in Richtung Westen, immer an den Schienen entlang, in dem Glauben, dass wir die Schlacht gewonnen haben.

Doch keineswegs! Nach einhundert Metern zu Fuß stoßen wir erneut auf eine eingestürzte Brücke. Es ist nur ein kleiner Nebenfluss der Elbe, etwa zwölf Meter breit. Auf der anderen Seite sehen wir amerikanische Soldaten, die uns durch Zeichen zu verstehen geben, dass wir zurückweichen und umkehren sollen. Sie feuern ein paar Schüsse in die Luft, um uns zu vertreiben.

Meine vier französischen Begleiter tragen Uniform, ich selbst Zivil. Nun beginne ich, auf Englisch zu verhandeln, und rufe so laut wie möglich, dass ich Chirurg am amerikanischen Krankenhaus von Paris sei! Der Offizier, der bei einer kleinen Gruppe amerikanischer Soldaten steht, lässt sich schließlich überzeugen und schickt zwei Soldaten mit einem Boot, um mich zu holen. Es ist ein kleines Ruderboot. Sie wollen mich mitnehmen, aber nicht die vier ehemaligen Gefangenen, die mich begleiten. Diese drängen mich zur Überfahrt, damit ich mich für sie einsetze. So geschah es. Der Chef ist ein Unteroffizier aus Chicago, jener Stadt, in der ich bei Professor Phemister[151] am Billings Memorial Hospital ein Praktikum absolviert hatte und wo mein Freund Brunschwig[152], ein hoch angesehener Chirurg, arbeitete.

Es hatte geklappt. Der Unteroffizier lässt sich überreden und erlaubt meinen vier Gefährten die Überfahrt. Dann gehen wir zu Fuß in Richtung Westen, nach Dessau, weiter. Dort stelle ich mich dem amerikanischen Kommandanten vor, der uns glücklicherweise nicht zurückschickt.

Am Stadtrand wurde ein Barackenlager eingerichtet.

23. Mai 1945. Wir verbringen die Nacht im Lager. Wir sind mehrere hundert französische Zivilisten oder Soldaten.

24. Mai 1945. Wir verbringen einen Tag im Lager, um uns auszuruhen.

Die amerikanischen Krankenschwestern unterziehen uns eilfertig einer Desinfizierungsaktion der Achseln und Leisten mittels eines Zerstäubers. *Entlausung.*

Anschließend wird pro Person ein Liter Gerstensuppe verteilt. Ich probiere sie. Sie ist durchaus genießbar!

Am Abend ein Ball!

Es wurde angekündigt, dass alle Franzosen am nächsten Morgen um sechs Uhr abreisen würden.

25. Mai 1945. Um sechs Uhr morgens werden wir am Bahnhof versammelt. Zwei Züge sind schon eingefahren, einer davon ist für uns bestimmt. Die Züge kommen aus dem Westen und sind mit Russen beladen, die aber nicht aussteigen wollen. Die Waggons sind in einem desolaten Zustand, entsetzlich schmutzig, und die Insassen sehen trostlos und verlaust aus.

Ein russischer Offizier entspannte die Lage. Die Russen verließen die Waggons aber erst vier Stunden später. Dann erfolgte eine kurze Reinigung der Waggons. Nun begannen wir einzusteigen. Es gab viele Vieh- und Güterwaggons. In einem Waggon mit Abteilen saßen etwa sechs amerikanische Offiziere und Soldaten. Ich setze mich in ihre Nähe. Mir wird die Hygieneaufsicht übertragen. Insgesamt lässt man sechshundert Personen einsteigen. Wir kommen um 10.40 Uhr in Fulda an.

Es gab eine lebhafte Diskussion über die Italiener, denn niemand wusste, was mit ihnen geschehen sollte. Die Amerikaner servierten uns ein Fleischgericht und einen sehr willkommenen Kaffee. Besichtigung des Lagers.

Der Zug hat mitten auf dem Land angehalten. Ein paar Reisende steigen aus und schauen sich einige isoliert stehende Fabriken und Häuser an, um sich ein paar «Andenken» mitzunehmen!

Eine Französin mit einem Baby sucht mich auf. Das Kind leidet seit Tagen an einem schweren Durchfall. Die Mutter ist verzweifelt. Zum Glück habe ich in meiner Proviantasche eine Packung Reis. Wir zünden ein Feuer am Ufer an und bereiten eine Reissuppe für das Baby zu. Sein Zustand verbessert sich merklich. Die Mutter ist glücklich.

Am Abend kamen wir in Hanau an. Es geht nicht weiter. Wann geht es weiter nach Frankfurt? Erneute Abfahrt nach Mainz. Unter dem Gesang der Marseillaise überqueren wir die Holzbrücke, die nun den Namen Franklin Delano Roosevelt trägt. Die nächste Etappe führt uns nach Hargarten. Auf dem Bahnhofsplatz entspann sich eine lebhafte Diskussion mit einigen französischen Soldaten. Man vermutet die Präsenz unerwünschter Personen. Wir kamen in Bouilly[153] an. Wir wurden herzlich aufgenommen. Ich hatte immer noch mein Fahrrad in einem der Güterwagen.

Am nächsten Tag nehme ich den Zug nach Straßburg.

Anhang 1: Zwischen den Fronten

Im März 1942 wurde ich auf Befehl der Gestapo nach Deutschland deportiert. Ich galt als unerwünscht im Elsass. Oh! Ich war nicht der einzige! Seitdem die Deutschen im Juni 1940 in unsere Provinz kamen und sie annektierten, arbeiteten sie mit Methode und Ordnung daran, das Elsass von allen Elementen zu reinigen, die nicht Gehorsam und Unterwürfigkeit an den Tag legten. Die Tatsachen sind bekannt. Und das ausgegebene Motto, das dem Gauleiter Wagner zugeschrieben wurde, spiegelte den Geisteszustand des Besatzers wider: «Das Elsass wird erst schön sein, wenn kein Elsässer sich mehr im Elsass befinden wird.»[154]

Ich bin gebürtiger Elsässer, Franzose im Herzen. Ich habe immer im Elsass gelebt und stamme, wie auch meine Frau, aus einer Familie, die seit mehr als fünfhundert Jahren im Elsass lebt.

So wurde ich schonungslos nach Deutschland deportiert.

Die Gründe dafür? Sie wurden mir von dem Angestellten der Gestapo, den ich aufsuchen musste, dargelegt:

«Sie haben sich geweigert und weigern sich immer noch an der deutschen Universität zu arbeiten.

Sie haben sich geweigert und weigern sich immer noch eine wichtige Stelle an der bedeutendsten Klinik im Reich anzunehmen.

Sie pflegen weiterhin Kontakt zu französischen Autoritäten.

Sie haben sich geweigert und weigern sich immer noch, trotz unserer Aufforderungen sich den verschiedenen NS-Parteiformationen anzuschließen.»

So wurde meine Zwangsversetzung beschlossen. Sie wurde mir von einem Gestapo-Beamten auf einem Briefbogen des Polizeipräsidenten der Stadt Straßburg zugestellt.

Widerstand leisten? Sich weigern zu gehen? Das kann jemand sagen, der nie mit den Nazis zu tun hatte. Ein Mann leistet ohne Schwierigkeiten Widerstand, wenn nur sein eigenes Leben auf dem Spiel steht. Wenn er seine Frau und seine Kinder in den Klauen der Gestapo spürt, so weiß er, dass er einen zweifachen Kampf führen muss. Dazu muss man leben und Leid ertragen, immer in der Erwartung des Tages, an dem man den Feind schlagen kann.

Also verließ ich das Elsass und ließ meine Frau und meine Kinder in einem entlegenen Dorf in den Vogesen zurück.

Ich arbeitete zuerst in Pfullendorf, einem kleinen Dorf im Herzogtum Baden, und nach sechs Monaten im Herzen Deutschlands, in Berlin, im größten und bekanntesten Krankenhaus Deutschlands im Zentrum von Berlin, nur fünf Minuten von der Reichskanzlei entfernt. Durch meine Funktion und das Milieu, in das ich versetzt wurde, kam ich in Kontakt mit den bekanntesten Nazigegnern, und ich hatte insbesondere Gelegenheit, Fritz Kolbe zu begegnen, einem erbitterten Regimegegner und Sekretär im Außenministerium. Zusammen haben wir einen einzigartigen Nachrichtendienst aufgebaut.

Ich möchte nicht weiter auf die Schwierigkeiten eingehen, die sich mir stellten, um Bekanntschaften zu schließen. Als ich in der Hauptstadt ankam, allein in feindlichem Land, woher sollte ich wissen, mit wem ich es zu tun hatte? Wenn jemand Worte und Drohungen gegen die nationalsozialistischen Behörden von sich gab, woher sollte ich dann wissen, ob er es ernst meinte oder nur ein Provokateur der Gestapo war, der damit die Feinde des Regimes aufdecken wollte?

Kolbe war derjenige von uns beiden, der in der besseren Position war. Er wusste, dass ich von der Gestapo verfolgt und nach Deutschland deportiert worden war, dass das Elsass im Prinzip ein einziger Herd des Widerstandes gegen den Nationalsozialismus war und dass es unwahrscheinlich war, dass er von mir etwas zu befürchten hätte. Dagegen wusste ich nichts über ihn. Er war Deutscher und hatte eine sehr angesehene Position im Auswärtigen Amt. Er sagte mir, dass er kein Mitglied der Nazipartei sei. Dennoch, so sagte ich mir, behielt er seine Stelle. Hätte ich da nicht doppelt misstrauisch sein sollen? Ich beobachtete ihn bei seinen Besuchen bei einer Klinikangestellten, mit der er anscheinend verlobt war. Er erzählte mir, dass er lange im Ausland gelebt und die Engländer, Amerikaner und Franzosen schätzen gelernt hatte. Er hasste Uniformen und den Militarismus. Er war klug, vorsichtig und besonnen, aber voller Ideen und Energie. Wir kamen uns immer näher. Ganz allmählich, nach ein paar Monaten waren wir beide sicher. Wir mussten uns gegenseitig helfen. Wir mussten zusammenarbeiten. Er brauchte jemanden, dem er voll und ganz vertrauen konnte, mit dem er die vom Ministerium erhaltenen Unterlagen durchgehen, aufmerksam lesen und einordnen, dem er Dokumente übergehen konnte, um sie zu verstecken und um sie dann unseren amerikanischen Freunden und den Alliierten zukommen zu lassen. Er brauchte auch medizinische Beratung, um sich Dienstreisen und Einsatzbefehlen zu entziehen.

Meinerseits war mir wichtig, nicht nur den Alliierten, sondern auch meiner eigenen Regierung, der Regierung der Résistance und de Gaulles, Informationen zu übermitteln. Dank der mutigen Hilfe meines Bruders Robert Jung und einiger zuverlässiger Freunde, G. R. Clément[155] und Doktor Bur[156], konnte ich diese Aufgabe erfüllen.

Fritz Kolbe kam in mein Zimmer im dritten Stock der Klinik. Dazu musste er durch die Flure des Hauses laufen, Treppen steigen, an den Patientenzimmern vorbeilaufen, den Krankenschwestern, Assistenten und Sekretärinnen begegnen. Kolbe kam als Patient zu Konsultationen zu mir in die Klinik oder auch, um seine Verlobte zu treffen, die Chefsekretärin von Sauerbruch war. Wenn er kam, klopfte er kurz und schob sich dann schnell in mein Zimmer. Normalerweise bemerkte niemand seine Besuche.

Es gab eine Zeit, da wir uns täglich sahen, morgens und abends, und doch wusste niemand etwas über unsere Beziehung; nach außen hatten wir lediglich eine Patienten-Arzt-Beziehung. Vor den anderen sprachen wir nur über Medizin, Medikamente und Diät. Im Schutzraum, wo wir uns während der alliierten Luftangriffe einfanden, begegneten wir uns wortlos. Wir blieben möglichst in verschiedenen Abteilungen.

Aber welche Freude empfanden wir, wenn die blassen Gesichter der Nazis um uns herum bei jedem Erfolg der Alliierten immer länger wurden! Kolbe spannte alle Muskeln seines Gesichts an und schlug mit seiner rechten Faust in seine linke offene Hand, während er immer wieder sagte:

«Was machen die, worauf warten die noch? Sollen sie doch Berlin pausenlos bombardieren. Auch wenn wir hier sterben werden, was soll's! Mögen sie nur kommen!»

Kolbe und ich waren uns einig. Sie müssen kommen. Aber kann mir jemand vorwerfen, dass es mir kalt über den Rücken läuft, wenn ich nur daran denke?

Fräulein Fritsch sagte zu ihrem Verlobten: «Halt doch den Mund, sei still! Bist du verrückt?» Und sich an mich wendend: «Er ist verrückt, nicht wahr? Er weiß nicht, was er sagt! Er lacht dümmlich vor sich hin, wenn die Sirenen heulen und uns 1000 britische oder amerikanische Bomber ankündigen. Wohin führt das alles?»

Kolbe war nicht verrückt, sondern sehr intelligent. Er war vor allen Gefahren gewarnt. Vielleicht war er manchmal etwas überspannt, aber das war sein Temperament. Er hatte eine lebendige Vorstellungskraft, die ihn blitzartig die richtige Lösung oder Antworten auf die schwierigsten Situationen finden ließ. Sein Hass auf die Nazis war echt. Für die Deutschen hatte er nur Herablassung übrig. «Die sollen abkratzen», sagte er, «die bekommen nur, was sie verdienen!»

Eines Abends schlüpfte Kolbe eilig in mein Zimmer. «Lesen Sie das hier», sagte er mir ganz außer Atem und warf ein Paket «vertraulicher Notizen» auf mein Bett. Es waren so an die dreißig. Ich begann zu lesen. Es ging um Transaktionen von Rohstoffen mit Spanien und Portugal sowie um Gespräche mit der Türkei. «Lesen Sie weiter», sagte er mir.

Ich stieß auf ein Blatt, auf dem «streng vertraulich, unter Verschluss zu halten» stand, und las: «Gestern Abend fand in London im ………-Palast eine geheime und nicht öffentliche Konferenz statt, an der nur Mitglieder des Kabinetts sowie die Herren Churchill und Eden teilnahmen. In der Diskussion ging es um das «round the clock bombing» Deutschlands, also um pausenlose, 24 Stunden-Bombardierungen.

Ich erschauderte und erschrak zugleich. «Wie», rief ich aus, «eine geheime Sitzung? Mit sechs Mitgliedern des englischen Kabinetts, und Ribbentrop wurde in weniger als zwei Tagen darüber informiert?»

«Genau das irritiert mich!», antwortete Kolbe.

«Woher stammt diese Meldung?»

«Aus Stockholm, von unserem dortigen Informanten, der sie aus London weitergeleitet hat.» Mir wurde schwindlig! Es gab also irgendwo ein Leck. Ein Spion im direkten Umfeld des britischen Premierministers! Wie konnte er in so kurzer Zeit an derartige Nachrichten gelangen! «Das Wichtigste ist jetzt, die Information so schnell wie möglich nach London zu schicken. Ich reise in zwei Tagen nach Straßburg. Dann nehme ich das Dokument mit», sagte ich.

Zwei Tage später, ich hatte gerade einige Tage Urlaub, fuhr ich nach Straßburg. Dort traf ich G. R. Clément, einen französischen Beamten, der sich einige Tage später nach Paris begeben sollte. Ich überbrachte ihm die Nachricht. «Sie wird morgen in Paris und in Kürze in London sein.» Ich war erleichtert. Am Abend gingen wir in Straßburg zusammen aus. Es war kalt. Wir sprachen leise

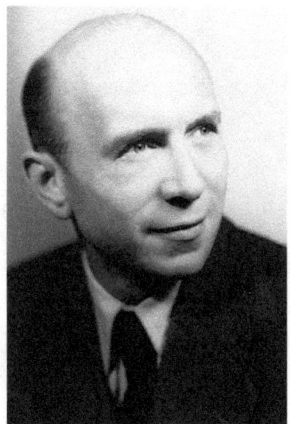

Abb. 29: Fritz Kolbe, ca. 1940.
Quelle: Privatbesitz Peter Kolbe.

auf Französisch. Die schweren Schritte zweier deutscher Soldaten hallten in der sternenklaren Nacht.

«Seien sie vorsichtig», sagte er zu mir, «ich werde vielleicht beobachtet!» Ich war jedoch so glücklich, dass ich die Gefahr geringschätzte. Wir liefen beide zum Place Broglie. Er war für mich mehr als ein Freund, mehr als ein einfacher Beamter, den ich von vor dem Krieg vom Hörensagen kannte; er war ein wahrer Botschafter, der Frankreich, unser Vaterland, bei uns im Elsass repräsentierte. Er trug das Billet über die Berlin-Affäre bei sich, das ich ihm soeben überreicht hatte, und sagte in aller Ruhe: «Ich werde wahrscheinlich beschattet.»

Und in der Tat, kurz darauf wurde dieser große Patriot von den Deutschen ins Gefängnis geworfen und der Spionage bezichtigt. Doch er blieb standhaft und weder war etwas aus ihm herauszubringen, noch konnte ihm etwas nachgewiesen werden. Sechs Wochen später wurde er freigelassen, bestimmt widerwillig.

Ich erzählte ihm von dem entsetzlichen Leben, das ich in Berlin führte. «Und Ihre Familie, Ihre Frau und Ihre Kinder? Wissen Sie überhaupt, dass das äußerst gefährlich ist, was Sie da tun?»

«Ja, das weiß ich, aber wir müssen unsere Pflicht erfüllen, ohne Schwäche zu zeigen.» Gegen elf Uhr abends verabschiedeten wir uns in der Nähe des Pont du Théâtre, wünschten uns einander viel Glück und flüsterten uns noch die folgenden Worte ins Ohr:

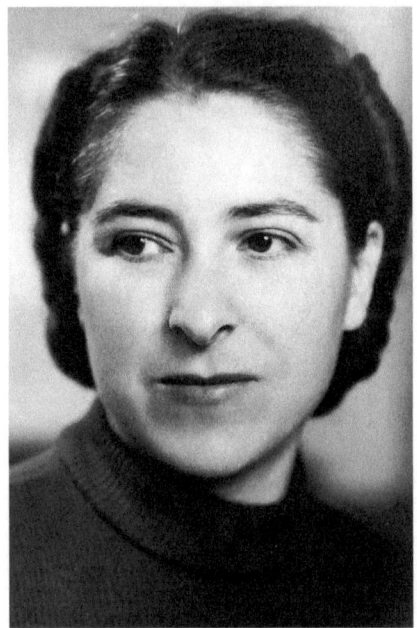

Abb. 30: Maria Fritsch, Privatsekretärin von Ferdinand Sauerbruch in den 1940er Jahren.
Quelle: Privatbesitz Familie Fritsch Kolbe.

«Es lebe Frankreich, es lebe das Elsass, es leben die Alliierten.» Zufrieden nahm ich am nächsten Tag den Zug nach Berlin.

Eines Tages kam Kolbe zu mir und sagte: «Ich muss fünfzig Akten abfotografieren, darf ich das bei Ihnen zu Hause machen? Das Tageslicht bei mir ist ebenso schlecht wie meine Lampen.» Ich antwortete: «Aber natürlich, seien Sie gewiss. Wann immer Sie wollen.»

Kolbe, als Hauptsekretär im Auswärtigen Amt, hatte Einblick in alle wichtigen Dokumente, alle Informationen der Nachrichtendienste Frankreichs, Spaniens, Irlands, Japans und anderer Länder. Er war über sämtliche wirtschaftlichen Transaktionen Deutschlands mit Portugal, Spanien, der Türkei und schließlich über alle politischen und diplomatischen Bewegungen weltweit informiert, die in Hitlers unmittelbare Umgebung gelangten. So hatte er tagtäglich fünfzig, hundert geheime und vertrauliche Dokumente aus allen Himmelsrichtungen zu prüfen, allesamt nummerierte Dokumente, die es nur in begrenzter Anzahl von Exemplaren gab und deren Deponenten namentlich

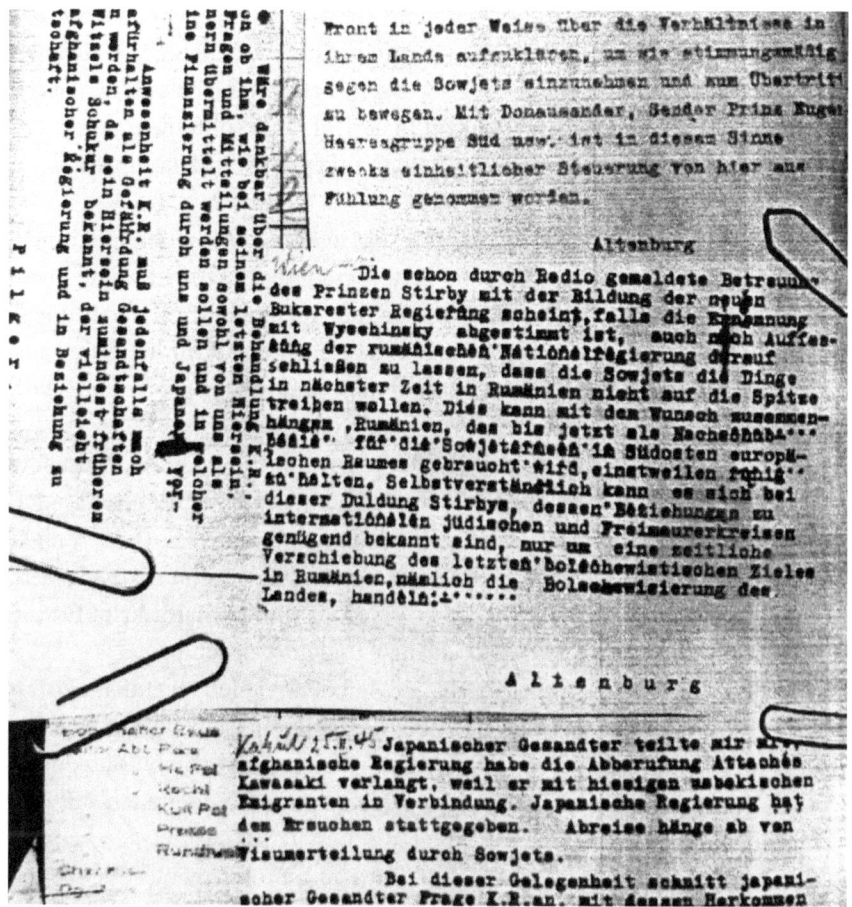

Abb. 31: Geheimnachrichten Fritz Kolbes, ca. 1940er Jahre.
Quelle: Privatbesitz Familie Jung.

bekannt waren. Alle trugen in großen Lettern den Vermerk «streng vertraulich», und andere «unter Verschluss zu halten».

Am Abend musste Kolbe all diese Dokumente im Tresor des Ministeriums einschließen. Aufgrund der großen Fülle an Material und des Vertrauens, das er genoss, durfte er allein außerhalb der normalen Bürozeiten arbeiten. Beim Verlassen des Büros nahm er die wichtigsten Dokumente an sich.

Man kann sich leicht das enorme Risiko vorstellen, das er dabei stets einging. In den dunklen Straßen Berlins hätte es zu einem Unfall kommen können.

Von einer Minute auf die andere hätte ihn ein Alarm dazu zwingen können, mit seiner Aktentasche voller Dokumente in einem x-beliebigen Keller der Stadt Schutz zu suchen. Wäre er verwundet, hätte man seine Aktentasche geöffnet und seine Taschen durchsucht! In der Tat sah ich ihn mehr als einmal schweißgebadet, außer Atem in den Betonbunker der Klinik kommen, denn dort fühlte er sich stets am sichersten.

In der Klinik selbst arbeiteten wir bis spät in die Nacht an den Dokumenten. Manchmal begann er sofort, sie zu fotografieren; dazu befestigte er sie mithilfe von Büroklammern oder Reißzwecken auf einem Karton, der durch Tageslicht bzw. mehrere elektrische Lampen beleuchtet war. Er hatte eine ausgezeichnete kleine Kamera, die zwei mal zwei Zentimeter große Fotos von außergewöhnlicher Schärfe machte.

Ich half ihm, so gut es ging. Wenn er gehen musste, überließ er mir die Dokumente, vor allem solche, die noch nicht abgelichtet worden waren. Ich war oft beunruhigt. In meinem Zimmer hatte ich nämlich nur einen alten Sekretär, der nicht richtig abzuschließen war. In der Regel nahm ich die Papiere und steckte sie in einen Umschlag, den ich schloss, mit «Manuskript für die medizinische Fachzeitschrift X» beschriftete und dort einschloss.

Nachts schreckte ich auf, wenn die Sirenen heulten. Ich zog mich eilig an und ging mit einem Köfferchen und einer Lederaktentasche hinunter, in die ich meine wichtigsten Papiere und auch die Dokumente stopfte. Manchmal war ich gezwungen, sie oben zu lassen. Oftmals war ich aber auch mit den Verwundeten und Kranken im Schutzraum beschäftigt, wenn plötzlich der Alarm losging und ich meine Arbeit in Todesangst fortsetzen musste, ohne mich um die Dokumente in der dritten Etage kümmern zu können. Ich stellte mir vor, wie eine Bombe auf die Klinik fällt und nicht das gesamte, sondern nur die Hälfte des Zimmers zerstört, und ich stellte mir vor, wie das Personal und die Feuerwehrleute meinen ganzen Raum leerräumten, um meine Bücher und Papiere zu retten, die sie alle auf einen Haufen warfen.

Was würde mit mir geschehen, wenn ich verletzt wäre? Was wäre, wenn man all die Dokumente, die in meinem Besitz waren, entdecken würde? Was wäre, wenn einer dieser Nazis eines Tages auf die Idee käme, mein Zimmer zu durchsuchen, während ich arbeite?

Nach den Luftangriffen der Royal Air Force oder der Amerikaner eilte ich oft auf die dritte Etage in mein Zimmer und war froh dem Ganzen wieder einmal entkommen zu sein. Manchmal lehnten wir uns mit Kolbe und seiner

Verlobten aus dem Fenster. In der Ferne wüteten die Feuer. Unser Gebäude war wieder einmal wie durch ein Wunder nicht getroffen worden. Wann ist es dran? Viel später erst wurde die Klinik in Mitleidenschaft gezogen, nachdem die Amerikaner den Rhein überquert und die Russen die Oder erreicht hatten.

Pfingsten 1944 hatten wir mit Kolbe eine ganze Reihe von Dokumenten des Ministeriums geprüft. Viele waren für die französische Regierung von Interesse, weil sie die Haltung und die Aktivität einiger Mitglieder der Vichy-Regierung und ihre Beziehung zu Deutschland unter die Lupe nahmen.

Es gab dort einige erbitterte Nazigegner, die die prodeutsche Zusammenarbeit so gut es ging vereitelten. Die Nazis waren sich jedoch der antideutschen Rolle, die einige Männer im Umfeld von Marschall Pétain spielten, bewusst. Diese Dokumente gingen genau darauf ein, wie einer von ihnen, ein gewisser Doktor M.[157], beseitigt werden sollte. Eines dieser Dokumente bezichtigte M. ausdrücklich, der Chef einer regelrechten «antideutschen» Gruppe in Vichy zu sein. Die Deutschen hatten einen grenzenlosen Hass auf ihn.

Diesen Informationen nach sollte M. folgendermaßen ausgeschaltet werden. Zuerst einmal sollte er seine Stelle an der Seite des Marschalls verlieren. Er sollte aus dem Dienst entlassen und aufgefordert werden, von jeglichen Besuchen abzusehen. Diese Einmischung der deutschen Regierung in die Angelegenheiten des unmittelbaren Umfeldes von Marschall Pétain würde sicherlich zu einigem Erstaunen und sogar zu dem einen oder anderen Protest führen. Aber die Öffentlichkeit in Vichy und der Geist der Kollaboration sollten dadurch besänftigt werden, dass – vorläufig – keine ernsthaften Maßnahmen gegen Herrn M. ergriffen werden würden.

Erst später, wenn sich die ersten Wellen der Verwunderung und des Protestes gelegt hätten, würde die deutsche Regierung den Wohnsitzwechsel von M. fordern, der Vichy verlassen und von den Deutschen unter Hausarrest gestellt werden würde. Alles in allem würde seine Versetzung in keinem Zusammenhang mit seiner früheren Tätigkeit stehen!

Die genannte Anweisung sah eine dritte einzuleitende Phase nach mehreren Monaten vor. M. sollte inhaftiert und nach Beschwichtigung und dem Vergessen in der Öffentlichkeit in ein Gefängnis oder Konzentrationslager gebracht werden.

Wie unglaublich ist doch diese Art des Vorgehens, um einen Mann endgültig auszuschalten, der in den Augen der Nazis suspekt war und den reibungslosen Ablauf der deutschen Angelegenheiten in Vichy behinderte! Schrittweises

Vorgehen, geplant und gezielt; zeigt dies nicht die unvorstellbare Heimtücke, zu der sie fähig waren?

Nach der Lektüre dieses Dokumentes über M., den ich persönlich nicht kannte, der mir aber gerade wegen des Hasses, den ihm die Nazis entgegenbrachten, das eine oder andere Vorgehen zu seinen Gunsten zu verdienen schien, beschloss ich, ihn so schnell wie möglich auf die Gefahr aufmerksam zu machen, die ihn erwartete, und warnte ihn, sich nicht von den ersten Maßnahmen der Gestapo täuschen zu lassen.

Kolbe überließ mir das Dokument. Ich nahm Kenntnis und durchforstete noch zahlreiche andere Dokumente. Ich wusste, dass ich zwei Tage später mit Sauerbruch nach Süddeutschland aufbrechen sollte. Von dort würde ich die Informationen bestimmt nach Paris weiterleiten können.

Am Abend in W. eingetroffen, wo ich einige Tage später die Erlaubnis erhalte, in Begleitung meiner Frau, die ebenfalls gekommen war, nach Straßburg zu fahren. Wir traten die Reise gemeinsam an.

…

Am nächsten Tag kam ich in Straßburg an und konnte meinem Bruder, der gerade aus Paris zurückgekehrt war, meine Notizen übergeben. Trotz der Risiken und der damit verbundenen großen Schwierigkeiten war es ihm gelungen, dort eine Verbindung mit der Résistance auf die Beine zu stellen. Er trat die Reise mit dem Auto an. Gewöhnlich fuhr er allein, so auch die Strecke Paris-Straßburg. Am selben Abend geriet er in eine Schusslinie, glücklicherweise wurde er nicht verletzt, nur das Auto bekam etwas ab! Dennoch war er wieder bereit, meine Notizen auf seiner nächsten Reise, die einige Tage später geplant war, mitzunehmen.

Im März 1945 kam Kolbe ein letztes Mal in die Klinik. Er hatte die Erlaubnis für eine Dienstreise in die Schweiz erhalten, um die deutsche Botschaft in Bern aufzusuchen. Ihn interessierte allerdings die Botschaft der Vereinigten Staaten, die er nicht mehr zu verlassen gedachte.

Die ganze Nacht über wurden Dokumente fotografiert. Alles, was für die amerikanische Botschaft wichtig war, wurde auf der vor der Kamera stehenden Staffelei befestigt. Er war nervös und unruhig. Er verließ uns in dem Wissen, dass Berlin von den alliierten Luftstreitkräften demnächst buchstäblich ausradiert werden sollte und dass wir wahrscheinlich den letzten Kampf der Nazis gegen die russische Armee miterleben müssten.

Seine Verlobte Fräulein Fritsch weinte. Ich selbst machte mir Sorgen. Würde ich eines Tages mein Land und die Meinigen wiedersehen? Kolbe versprach, uns so schnell wie möglich von unserem Freund D. mit dem Flugzeug holen zu lassen.

Der Sektor wurde am 1. Mai 1945 von den Russen befreit. Drei Wochen später verließ ich Berlin mit dem Fahrrad, um nach Frankreich zurückzukehren. Ende Juli wurde Fräulein Fritsch mit dem Flugzeug abgeholt und konnte endlich zu ihrem Verlobten.

Anhang 2: Verteidigungsschrift[158]

Clermont-Ferrand (Juni bis Oktober 1940)

Von 1939 bis 1940 wurde ich als Stabsarzt eingezogen und arbeitete als Chefarzt der mobilen chirurgischen Ambulanz 244. Auf Order des Gesundheitsdienstes der IV. Armee in Lunel erhielt ich meine Abberufung und anschließend in Clermont-Ferrand die Entlassung aus dem Kriegsdienst. Am 3. Juli 1940 erhielt ich das Kriegsverdienstkreuz mit ehrenvoller Erwähnung beim Armeekorps.

Ende 1940 ging ich nach Clermont-Ferrand, dem Ausweichort der Medizinischen Fakultät von Straßburg.

Die chirurgischen Kliniken sind in Clairvivre aufgebaut worden. Es gibt keinerlei Einsatzmöglichkeit für mich. Die Abteilungen werden von den Herren Stolz und Fontaine geleitet.

Von Juli 1940 bis Oktober 1940 stand ich mit Zustimmung des Dekans in Clermont-Ferrand der Fakultät zur Verfügung.

Ich arbeite nur in Ausnahmefällen als Gast am Krankenhaus der medizinischen Hochschule von Clermont.

Im Oktober 1940 spreche ich die Frage einer Reise in das von den Deutschen besetzte Elsass an, um meine Kinder zu holen. Denn meine Familie, vor allem meine noch sehr kleinen Kinder, ist in Straßburg. Ich möchte sie unter keinen Umständen auf unbestimmte Zeit allein lassen, zumal ja ein Waffenstillstandsabkommen geschlossen wurde und Reisemöglichkeiten bestehen.

Außerdem sind wir uns mit den meisten meiner Kollegen einig, und dies war auch stets meine Meinung, dass die deutsche Besatzung des Elsass nur eine vorrübergehende sein wird.

Folglich stimmen mehrere Mitglieder der Fakultät der von mir geplanten Reise ins Elsass zu.

Ich trete die Reise nach Straßburg mit der Erlaubnis des Dekans Forster der Medizinischen Fakultät Straßburg an.

Straßburg (Oktober 1940 bis März 1942)

Ich kam im Oktober 1940 in Straßburg an.

Sofort werde ich wieder von zahlreichen meiner elsässischen Patienten, die sich freuen, ihren Arzt wiederzusehen, in Anspruch genommen.

Ich spreche beim Direktor für Bildung (Fuchs?) des Ministeriums am Place de la République die Frage der Rückkehr meiner Familie nach Clermont-Ferrand an.

Antwort: «Nicht Sie entscheiden, ob und wann Sie nach Frankreich zurückkehren können, sondern wir; derzeit brauchen wir Sie und Sie werden hier Ihren Platz finden.»

Mir wurde jegliche Abreise verweigert.

Ende November 1940 begebe ich mich ins Bürgerspital, das in städtischer Hand lag, und von den Herren Oster[159] und Barthelmé[160] verwaltet wurde. Barthelmé und sein Kollege, der die Chirurgische Klinik A leitet, empfangen mich ziemlich frostig.

Ich werde als Franzose betrachtet und behandelt, der im Krankenhaus nichts zu suchen hat. Ich glaube, dass es meine Pflicht ist, hier zu arbeiten, solange keine deutsche Universitätsbehörde die Einrichtung übernommen hat.

Übrigens arbeiten zahlreiche elsässische Ärzte hier. Genannt seien hier nur die Herren Schaff, Stultz, Sackenreiter, Woringer P. und F. Reyss, Stahl, Froelich, Bilger.

Schließlich gibt Barthelmé nach, und ich konnte meine alten Krankensäle wieder übernehmen, die ich unter der Leitung von Professor Leriche betreut hatte. Das Krankenhaus, eigentlich aber die Stadt, stellt mich als Chirurg in der Chirurgischen Klinik A ein.

Bis Ende 1941 arbeite ich am Bürgerspital. Anfang November 1941 zieht dort die deutsche Universität ein und Zukschwerdt übernimmt die Klinik.

Ich teile zwei Kollegen meine Absicht mit, die Klinik zu verlassen, da ich als französischer Universitätsprofessor unmöglich an einer deutschen Universität arbeiten könne: Doktor Reyss, Neurologe, dem ich meinen Standpunkt über eine Stunde lang in seinem Büro der Neurologischen Klinik mitteile, sowie Doktor Stultz, Chirurg.

Ich informiere Zukschwerdt bei seiner Ankunft über meine Absicht, die Klinik zu verlassen. Er warnt mich mehrmals davor. Er sagt mir wortwörtlich, dass ich an der Klinik gebraucht werde und dass ich, sollte ich mich in Straßburg als praktizierender Chirurg niederlassen, gewiss viel zu tun hätte, aber dass er mir garantieren könne, dass ich nicht in Straßburg bleiben würde und dass mich Pychlau und Benmann mit Gewalt nach Deutschland schicken würden. Trotz dieser Ermahnungen verlasse ich die Klinik am Vorabend der Eröffnung der Universität. Zukschwerdt besteht jedoch darauf, mich in der Klinik zu halten, und überträgt mir einen Kurs für allgemeine Chirurgie (ohne praktische Arbeit).

Das akzeptiere ich, weil ich dadurch eine Möglichkeit sehe, in Straßburg zu bleiben und nicht nach Deutschland geschickt zu werden, und auch, weil ich dachte, dass ich dadurch mit den elsässischen Studenten in Kontakt bleiben und das Studium der französischen Medizin und Chirurgie fördern könnte.

Ende 1941 werden mir von den Deutschen zwei Angebote unterbreitet. Das erste kommt von Rektor Schmidt, der mir vorschlägt, die Leitung der Chirurgischen Klinik A zu übernehmen. Er verspricht mir meine eigenen Assistenten sowie die Möglichkeit, meine Privatpatienten in der Klinik zu behandeln. Ich würde Zukschwerdt lediglich bei der allgemeinen Ausrichtung des Studiums unterstehen. Ich habe auf dieses Angebot, über das ich Leriche informierte, nicht reagiert.

Das zweite kam von Dekan Stein und seinem Assessor Hangarter, die mir einen Posten in der Klinik von Sauerbruch in Berlin anboten. Ich lehnte kategorisch ab und sagte, dass ich in Straßburg bleiben wolle.

Zur gleichen Zeit beauftrage ich meinen Bruder, der eine Erlaubnis hatte, sich nach Clermont-Ferrand zu begeben, beim Rektor der dortigen Akademie vorstellig zu werden, und ihm mitzuteilen, dass ich nicht nach Clermont zurückkehren könne, dass ich aber keinerlei Engagement mit den Deutschen akzeptieren würde.

Da der Rektor während des Besuchs meines Bruders abwesend war, suchte er den Dekan Forster auf, um ihn darüber zu informieren.

Ich lege Wert darauf zu betonen, dass ich mich strikt an die Entscheidung gehalten habe, keine Verpflichtung unter den Deutschen einzugehen, und dass ich in der Tat keinen Posten an der deutschen Fakultät besetzt habe. Im Folgenden die Beweise:

In den Dokumenten 9 und 10 wird meine Ablehnung erwähnt.

Die deutschen Dokumente der Universität Straßburg erwähnen meinen Namen sowie die Namen vieler elsässischer Assistenten, weil die Klinik vor der Eröffnung der Universität unter der Verwaltung der Stadt Straßburg stand. Ich möchte insbesondere betonen, dass in der ersten Ausgabe des Wintersemesters 1941–1942 mein Name nicht auf der Liste der Fakultätsmitglieder steht. In den Dokumenten des Sommersemesters 1942 und des Wintersemesters 1942/43 steht mein Name ohne Grund und ohne mein Wissen auf der Liste der Assistenzprofessoren, allerdings fehlt das Datum der Ernennung, da es ja nie eine Ernennung gab! In dieser Zeit war ich nämlich bereits seit Langem ins deutsche Pfullendorf abgestellt worden.

Ich weigerte mich, die Fragebögen auszufüllen, die die Grundlage für meine Anstellung an ihrer Fakultät gewesen wären und die mir von Zukschwerdt zugeschickt worden waren (Sie sind noch immer in meinem Besitz!)

Ein weiterer wichtiger Beweis: Als ich in Berlin ankam, bat Herr Sauerbruch ohne mein Wissen den Straßburger Rektor Schmidt, ihn über meine Person zu informieren. In seiner Antwort erklärte Rektor Schmidt, dass mich die Deutschen nicht zum Professor in Straßburg ernannt hatten und dass ich noch nicht einmal zum Assistenzprofessor ernannt worden, sondern lediglich als einfacher Assistent registriert sei, da ich bis auf Weiteres nicht die erforderlichen Voraussetzungen erfüllt habe. (Kopie des Schreibens, Dokument 11)

Seit meiner Ankunft in Straßburg bis zu diesem Zeitpunkt wurde ich viermal energisch aufgefordert, mich dem Opferring oder einer der nationalsozialistischen Gruppierungen anzuschließen. Die Anträge kamen von Doktor Krenker, dann von der Gestapo, wo ich in der Rue Séllenick vorgeladen wurde, und schließlich von der Personalabteilung der Partei im Esca-Gebäude[161]. Ich habe mich entschieden geweigert, Teil dieser Gruppierungen zu werden, weil ich es für meine Pflicht hielt, meinen ausdrücklichen und vollständigen Widerstand gegen die deutschen Institutionen und den Geist ihrer Gesetze zu zeigen, und weil ich darüber hinaus bei den deutschen Behörden keinerlei Posten bekleiden wollte.

Daraufhin erhielt ich von der Gestapo den Befehl, mich unverzüglich nach Deutschland, nach Pfullendorf, zum obligatorischen Zivildienst zu begeben.

Es blieb mir kaum Zeit, weitere Schritte zu unternehmen. Ich konnte nur die folgenden zwei Besuche abstatten:

Bei Doktor Benmann, Vertreter der Ärztekammer in Straßburg. Er sagte mir, dass er nichts für mich tun könne und dass jeglicher Widerstand meinerseits zwecklos wäre.

Im NSDAP-Büro im Esca-Gebäude, wo ich von einem gewissen Kurtzenhausen sehr schlecht empfangen wurde. Auf mein Drängen hin wurden mir folgende Gründe genannt:
Ich habe mich geweigert, mit der Fakultät zusammenzuarbeiten.
Ich habe einen wichtigen Posten am Sauerbruch-Klinikum in Berlin abgelehnt.
Ich habe Kontakte zu den französischen Behörden aufrechterhalten, insbesondere zu Professor Leriche in Paris.
Ich habe mich trotz verschiedener Aufforderungen geweigert, einer der Parteiformationen beizutreten.

Pfullendorf und Berlin (März 1942 bis Mai 1945)

Ich komme am 10. März im badischen Pfullendorf an. Meine Tätigkeit besteht darin, im Ort selbst und in etwa zehn umliegenden Dörfern als praktizierender Arzt mit einem Gehalt von 330 Mark pro Monat zu arbeiten. Meine Versetzung wurde später in eine «*Notdienstverpflichtung*» in Überlingen geändert. Frau und Kinder lasse ich im Elsass zurück. Dann schreibe ich einen Brief an Professor Sauerbruch, Direktor der Chirurgischen Klinik der Charité in Berlin. Er ist bekannt für seine weitsichtigen und resolut antinazistischen politischen Ansichten.

Ich wollte ihn über die gegen mich gerichteten Repressalien informieren und ihn bitten, mich bei den örtlichen Behörden zu unterstützen, damit ich wieder so schnell wie möglich wieder nach Straßburg zurückkehren könne.

Herr Sauerbruch bat mich zu sich nach Berlin, um ihm von Angesicht zu Angesicht meine Schwierigkeiten darzulegen. Auch in seiner Gegenwart bestand ich darauf, in Straßburg zu arbeiten. Nach einigen Tagen des Nachdenkens und dem Versuch, etwas zu erreichen, antwortete er mir, dass meine Angelegenheit in den Händen der Gestapo läge und dass er in diesem Sinne nichts für mich tun könne, aber dass er mich vor Strafverfolgungen schützen könne, indem er mich zu sich hole. So war ich trotz meiner einstigen Weigerung im Jahre 1941, an die Charité zu gehen, vom 1. Oktober 1942 bis zur Befreiung der Stadt durch die Russen im Mai 1945 dort tätig.

In der Chirurgischen Klinik der Charité bin ich vor allem für die Privatstation von Doktor Sauerbruch zuständig. Ich vertrete dort auch die Stationsärzte.

Meine Geisteshaltung hat sich in den Jahren meines Zwangsexils nie geändert. Ich bin meinen Überzeugungen und unserem Land treu geblieben.

Hinzufügen möchte ich noch, dass ich in den zweieinhalb Jahren meines Aufenthalts in Berlin alle mir von den medizinischen Behörden und Herrn Sauerbruch unterbreiteten Angebote (insbesondere das eines Lehrstuhls für Chirurgie) ausgeschlagen habe. (Als Beweis gelten sein Schreiben vom 18. Mai 1945 sowie die Aussagen von Doktor Bur.)

Folgende Personen können von meiner Geisteshaltung in Berlin Zeugnis ablegen:

Professor Leriche, Professor am Collège de France.

Doktor Duhamel, Augenarzt in Colmar, der über meinen schwierigen Versuch Bescheid weiß, Doktor Pychlau aus dem Elsass zu entfernen.

Doktor Brenckmann, Chirurg in Colmar, den ich trotz der hohen Risiken erfolgreich aus dem Gefängnis bekam, in das er wegen Rettung französischer Gefangener eingekerkert wurde.

Doktor Bur, Stadtrat von Schlettstadt.

Doktor Badina d'Erstein und sein Sohn, Jean-Jacques.

Doktor F. Rigolage, wohnhaft 113, Rue d'Alésia im XIV. Arrondissement von Paris.

Herr Pierre Bonniot, Sohn von Doktor Bonniot, Chirurg in Grenoble, nach Berlin deportierter Arbeiter.

Fräulein J. Vaerenbergh, wohnhaft in 4 Rue Berlioz in Straßburg.

Frau Blavesciusas, wohnhaft in 140 Rue Peronnet in Neuilly-sur-Seine.

Frau Zucca Bratianu, wohnhaft 16 Calea Dorotantilor in Bukarest und Zarnesti, bei Brasow in Rumänien.

Herr Safet Arikan, türkischer Botschafter in Berlin, und Kemal Koc, Botschaftsrat.

Die Mitglieder des Internationalen Roten Kreuzes in Berlin, insbesondere Doktor Dutikum, 7 Chemin Grief in Genf.

Darüber hinaus konnte ich meinen Aufenthalt in Berlin und die Beziehungen zu Beamten nutzen, die dem Hitler-Regime feindlich gesinnt waren, um andere wichtige Dienste zu leisten. Trotz der Schwierigkeiten und der realen Gefahr für die Meinigen, die in den von Deutschland besetzten Gebieten lebten, zögerte ich nicht einen Moment lang das zu tun, was mir meine Pflicht vorschrieb.

Bezeugen können dies die folgenden Personen:

Herr Clément, Direktor der Banque de France in Straßburg.
Herr Daum, 129 Rue de la Convention in Paris.
Herr Aubry, 26 Avenue Marceau in Paris.
Herr Allen Dulles, Sonderassistent des Außenministers der Vereinigten Staaten in Bern, Schweiz.
Dr. Kocherthaler in Abelboden, Schweiz

Des Weiteren möchte ich erwähnen, dass ich nach meiner Rückkehr aus Berlin am 15. Juni 1945 zum Präsidenten des «Regionalkomitees der Deportierten Arbeiter des Unter-Elsass» gewählt wurde (laut Protokoll vom 20. Juni 1945).

Schlussfolgerungen

Durch die meinem Exposé beigefügten Dokumente möchte ich daran erinnern und beweisen, dass:
 ich mit einer gültigen Erlaubnis des Rektors Forster nach Straßburg zurückgekehrt bin, dass meine Rückkehr [nach Inner-Frankreich] jedoch von den Deutschen verhindert wurde,
 ich mich geweigert habe, mich den verschiedenen Parteiformationen anzuschließen,
 ich jegliche Stelle an der deutschen Universität abgelehnt habe,
 ich einen Posten an der Sauerbruch-Klinik in Berlin abgelehnt habe,
 ich ständig Kontakt mit meinen Kollegen und Mentoren in Frankreich gehalten habe,
 ich jeden Posten, jeden Lehrstuhl, der mir von den Deutschen angeboten wurde, abgelehnt habe,
 ich ganz im Gegenteil in Berlin stets und ständig einen Kampf geführt habe, der sowohl für mich als auch für die Meinigen, die auf von den Deutschen besetztem Territorium lebten, äußerst gefährlich war. Hinzufügen möchte ich, dass ich es der Umsicht meiner Kollegen verdanke, dass ich die mir selbst auferlegten Aufgaben erfüllen konnte. Dafür zolle ich ihnen meinen Dank.

Am 1. Juli 1946, wurden nach Prüfung seiner Akte und der Stellungnahme des Obersten Untersuchungsrates keinerlei Klagepunkte gegen Adolphe Jung bestätigt. Marcel Prelot, Rektor der Akademie, informiert darüber offiziell den Dekan.

Anmerkungen

1 Hoffet 1951 (1994), S. 30–31.
2 ADBR, 1558 W385, Nr. 6–8.
3 ADBR, 1558 W385, Nr. 125.
4 ADBR, 1558 W385, Nr. 9.
5 Héran 1997, S. 569–623.
6 ADBR, 1558 W385, Nr 123.
7 14 weitere Fakultätsmitglieder verließen Clermond/Clairvivre und gingen nach Kanada, in die USA, nach Portugal, Paris, Pau, Marseille, Algier und Teheran. Jüdische Fakultätsmitglieder wurden in Konzentrationslager deportiert. In Hérans Histoire de la médecine à Strasbourg werden die Namen des nach Straßburg zurückgekehrten außerordentlichen Professors Jung (und eines Privatdozenten) nicht genannt (Héran 1997, S. 577–579). Allerdings war auch die Anzahl der aus dem Elsass stammenden Fakultätsmitglieder sehr gering.
8 Archives Nationales (Pierrefitte), BB 30 1821, Aperçu de l'organisation administrative de l'Alsace sous le régime national-socialiste, 8 p.
9 Vonau 2005, S. 17–33.
10 ADBR, 1558 W385, Nr. 6–8.
11 Vonau 2005, S. 22.
12 Wechsler 1991; Héran 1997; Wróblewska 2003; Baechler/Igersheim/Racine 2005; Crawford/Olff-Nathan 2005; Bonah 2006; Toledano 2010.
13 Zur Vorgeschichte des Straßburger Bürgerspitals: Bonah/Filliquet 2016.
14 Zur Biografie Adolphe Jungs vgl. auch: Müller 2010.
15 ADBR, 1558 W385, Nr. 118.
16 Bonah 2000.
17 René Leriche (1879–1955); französischer Chirurg, Pionier der Gefäßchirurgie; galt als exzellenter Redner und Lehrer.
18 Hollender/During-Hollender 2000; Hollender/During-Hollender 2001, S. 736.
19 ADBR, 1558 W385, Nr. 18.
20 ADBR, 1558 W385, Nr. 20. Brief Adolphe Jungs an Dr. Classen, 17. Oktober 1940.
21 ADBR, 1558 W385, Nr. 21.
22 ADBR, 1558 W385, Nr. 22.
23 ADBR, 1558 W385, Nr. 25.
24 ADBR, 1558 W385, Nr. 29.
25 ADBR, 131 AL 426, Nr. 5.
26 ADBR, 1558 W385, Nr. 6–8.

27 ADBR, 1558 W385, Nr. 32.
28 ADBR, 1558 W385, Nr. 41.
29 ADBR, 1558 W385, Nr. 42.
30 Héran 1997, S. 618–19; vgl. auch: Maibaum 2011.
31 ADBR, 1558 W385, Nr. 55. Weitere elsässische Ärzte, die an derselben Schulung teilnahmen, waren: Dr. Jacoberger (Rosheim), Dr. Westphal (Diemeringen) und Dr. Gachot (Selz).
32 ADBR, 1558 W385, Nr. 55.
33 ADBR, 1558 W385, Nr. 54, 57.
34 ADBR, 1558 W385, Nr. 58.
35 ADBR, 1558 W385, Nr. 62.
36 Jung/Fell 1942.
37 Sauerbruch/Jung 1943.
38 Vgl. auch: Breitner1944.
39 ADBR, 1558 W385, Nr. 66.
40 ADBR, 1558 W385, Nr. 82.
41 ADBR, 1558 W385, Nr. 71.
42 ADBR, 1558 W385, Nr. 65.
43 ADBR, 1558 W385, Nr. 64.
44 ADBR, 1558 W385, Nr. 65.
45 ADBR, 1558 W385, Nr. 68.
46 ADBR, 1558 W385, Nr. 71.
47 ADBR, 1558 W385, Nr. 84.
48 ADBR, 1558 W385, Nr. 87.
49 HUB, PA Med 1: Adolf Jung.
50 HUB ZB/2, Akte 3 (Ka. 70), Bl. 7.
51 HUB ZB/2, Akte 3 (Ka. 70).
52 HUB ZB/2, Akte 3 (Ka. 70), Bl. 7.
53 Privatarchiv der Familie Jung, Bescheinigung Sauerbruchs vom 18. Mai 1945.
54 ADBR, 131 AL 426.
55 ADBR, 131 AL 426, Nr. 22.
56 ADBR, 1130W 1051 H_KI.
57 ADBR, 1558 W385, Nr. 10. Der Commission pour l'Académie de Strasbourg des CSE gehörten als Mitglieder an: Ponteil als Vize-Präsident sowie die Herren Bertrand, Kippelen, Klein, Englender, Gerner, Martin, Minster, Vert und Gadelle als Mitglieder.
58 ADBR, 1558 W385, Nr. 117.
59 ADBR, 1558 W385, Nr. 55.
60 Bonah/Schmaltz 2017.
61 Hier und im Folgenden werden Stellen und Begriffe, die im Originaltext Deutsch sind, kursiv geschrieben.
62 Die Geschichte der Trägerschaft und Verwaltung des Bürgerspitals Straßburg ist kompliziert. Neben dem seit dem 14. Jh. bestehenden städtischen entstand unter dem deutschen Kaiserreich und der Annexion Elsass-Lothringens ein universitäres Krankenhaus. Nach 1918 wurden beide Institutionen, wie in Frankreich üblich, langsam zu einer einzigen städtischen Institution verbunden. Zwischen 1940 und 1944 machte die deutsche Besatzungsverwaltung

das gesamte Krankenhaus wiederum zu einem Universitätskrankenhaus. Bonah/Schmaltz 2017; Héran 1997.
63 Pfullendorf wie auch Überlingen gehörten seit März 1941 zum neu gegründeten Gau Baden-Elsass.
64 RAR, Werner Pychlau, Jg. 1887, Chirurg, seit Sommer 1941 auch Direktor des «Krankenhauses der Stadt Kolmar».
65 RAR, Kurt Walther (Jg. 1887); Medizinalrat, Bezirksarzt für Mittelbaden und Leiter des Gesundheitsamtes Baden-Baden Medizinalrat.
66 RAR, Johannes Stein (Jg. 1896); Internist; zuvor Heidelberg.
67 Eine NS-Organisation, die zur Finanzierung der NSDAP und in den besetzten Gebieten zur Nazifizierung und Umschulung für die zu integrierenden Elsässer diente.
68 Die Gestapo (Geheime Staatspolizei) wurde am 26. April 1933 gegründet.
69 Johann Anton Freiherr von Mikulicz-Radecki (1850–1905); deutsch-österreichischer Chirurg polnischer Abstammung; Wegbereiter der Magen- und Darmchirurgie; Pionier der Gastroskopie.
70 Eugène Louis Doyen (1859–1916); französischer Chirurg; interessierte sich für die Anwendung des Kinematografen in seiner Disziplin, um seine Arbeitsweise zu analysieren, seine Professionalität zu steigern und die Anwendung seiner Instrumente weiterzuentwickeln.
71 Antoine Gosset (1872–1944), französischer Chirurg; Professor für klinische Chirurgie, Spezialist in Nephrologie, Initiator diverser chirurgischer Techniken, darunter der Gastrektomie und der Gastro-Enterostomie.
72 Théodore Tuffier (1827–1929); französischer Chirurg; Pionier der Lungen- und Herz-Kreislauf-Chirurgie und der Spinalanästhesie.
73 Ernst von Bergmann (1836–1907); deutscher Chirurg, Mitbegründer der Hirnchirurgie, folgte Bernhard von Langenbeck (1810–1887) in der Cirurgischen Universitätsklinik in Berlin nach; praktizierte im Laufe der russisch-türkischen Kampagne die erste antiseptische Anwendung.
74 William James „Will" Mayo (1861–-1939) und Charles Horace „Charlie" Mayo (1865–1939); US-amerikanische Chirurgen und Begründer der Mayo Clinic in Rochester, Minnesota.
75 Im Original: «la Guépéou». 1922 gegründete Geheimpolizei der Sowjetunion (Objedinjonnoje gossudarstwennoje polititscheskoje uprawlenije/Vereinigte staatliche politische Verwaltung); Nachfolgeorganisation der Tscheka, ging 1934 im Volkskommissariat für innere Angelegenheiten auf.
76 RAR, Margot Sauerbruch, geb. Grossmann (1903–1995).
77 Satz bricht im Original ab.
78 Ludwig Beck (1880–1944), deutscher Heeresoffizier (seit 1938 Generaloberst), der sich am versuchten Staatsstreich vom 20. Juli 1944 gegen Adolf Hitler beteiligte.
79 Heinrich von Treitschke (1834–1896); Historiker; seine antisemitischen Positionen und Schriften beeinflussten Hitlers Politik.
80 Ernst Moritz Arndt (1789–1860); Dichter und deutscher Historiker, seine Schriften verherrlichten den deutschen Patriotismus gegen Napoleon I.
81 Der «letzte Krieg» wäre der Erste Weltkrieg; gemeint ist aber wohl der damals gegenwärtige Zweite Weltkrieg.

82   Henri Mondor (1885–1962); französischer Chirurg; Direktor der Clinique Chirurgicale de la Salpétrière an der Universität Paris.

83   Königsweg der medizinischen und klinischen Ausbildung in Frankreich, eine Art Eliteschule der medizinischen Republik. Das Internat wurde 1802 in Paris als Modell für eine praktische klinische und chirurgische Ausbildung geschaffen. Es baute auf der praktischen Ausbildung der chirurgischen Gehilfen vor der französischen Revolution auf. Aus dem Verfahren des meritokratischen Concours (Wettbewerbs) begründete sich ein Titel (Interne des hôpitaux), ein praktisches Wissen und ein Netzwerk von Verbindungen der so entstehenden französischen medizinischen Berufselite (Bonah 2002).

84   Ferdinand Sauerbruch hatte um 1900 in Breslau eine Unterdruckkammer zur Vermeidung des gefährlichen Pneumothorax konstruiert. Dieses Verfahren setzte sich freilich nicht durch; es gilt inzwischen als einer der bestdokumentierten Irrwege der Chirurgie um die Jahrhundertwende. Fast zeitgleich hatte Ludolf Brauer (1865–1951) in Königsberg das Verfahren der Intubationsnarkose entwickelt, aus dem dann der Trachealtubus mit Dichtungs-Cuff zur Überdruckbeatmung des Patienten hervorging (der Druck wurde in „Meter Wassersäule" gemessen). Erst damit wurden Operationen am eröffneten Thorax problemlos möglich. So ist nicht die oft zitierte Unterdruckkammer Sauerbruchs eigentlicher Verdienst, jedoch trug er entscheidend zu der nachfolgenden konsequente Entwicklung der modernen Thoraxchirurgie unter Überdruckbeatmung bei.

85   Der von Sauerbruch entwickelte Kunstarm (*Sauerbrucharm*) war eine Prothese, bei der durch das Zusammenspiel von Kunstarm und Stumpfmuskulatur ein enger Zusammenhang von Muskel- und Applikatmechanik und damit eine funktionelle Verbindung zwischen Körper und Prothese erreicht wurde. Durch das Muskelfleisch des Armstumpfs wurde ein von Haut ausgekleideter Kanal gelegt, durch den ein Bolzen geführt wurde. So konnten Bewegungen der Stumpfmuskulatur auf die Prothesenteile übertragen werden. Nachteilig war, dass oft Entzündungen und Infektionen auftraten; zudem waren die Kosten für das Verfahren sehr hoch; durchgesetzt hat sich die Sauerbruch-Prothese wegen dieser Probleme nicht.

86   Hermann Krukenberg (1865–1935); deutscher Chirurg, gab u.a. dem Krukenberg-Arm seinen Namen (Bildung einer «lebenden Zange» nach Handamputation unter Längsspaltung des Unterarms in einen ulnaren und radialen Strahl).

87   Die später nach ihm benannte Methode der Umkipp-Plastik entwickelte Ferdinand Sauerbruch zur Behandlung von Kriegsversehrten. Es handelt sich um ein plastisches operatives Verfahren zur Schaffung eines tragfähigen Oberschenkelstumpfs bei Zerstörung des Oberschenkelknochens. Dabei wird der Oberschenkelknochen durch den nach oben umgekippten (also um 180 Grad gedrehten) Unterschenkelknochen ersetzt. So kann die Opferung des an sich gesunden Unterschenkels vermieden werden, um mit ihm einen funktionsfähigen Oberschenkelstumpf zu erhalten.

88   Martin Kirschner (1879–1942); deutscher Chirurg; Lehrstuhlinhaber in Königsberg, Tübingen und Heidelberg.

89   Paul Gohrbandt (1896–1975); deutscher Chirurg, zeitweiliger Stellvertreter Ferdinand Sauerbruchs an der Chirurgischen Universitätsklinik der Charité.

90   Evtl. handelt es sich um Karl von Lewinski (1873–1951); deutscher Jurist und Diplomat.

91   Albert Jentzer (1886–1964); Schweizer Chirurg.

92 Jean-Jacques Badina (1924–1987); Chirurg. Er absolvierte einige Jahre seines Medizinstudiums in Berlin.
93 Gemeint ist wohl „The Moon Is Down", der 1942 erschienene Roman des amerikanischen Schriftstellers und späteren Nobelpreisträgers John Steinbeck (1902–1968). Der Roman thematisiert die militärische Besetzung einer kleinen Stadt in Nordeuropa durch die Armee eines namentlich nicht genannten Staats; dabei dienten Steinbeck die Ereignisse um die Besetzung Norwegens durch die Wehrmacht 1940 als Vorlage.
94 Pierre Etienne Laval (1883–1945), französischer Politiker und mehrfacher Ministerpräsident; gilt gemeinsam mit Philippe Pétain (1856–1951) als Hauptverantwortlicher für die Kollaboration mit dem nationalsozialistischen Deutschland.
95 Hans Kehr (1862–1916), Begründer der deutschen Gallenwegschirurgie.
96 Karl Brandt (1904–1948), chirurgischer Begleitarzt Adolf Hitlers, «Generalkommissar für das Sanitäts- und Gesundheitswesen»; im Nürnberger Ärzteprozess wegen Kriegsverbrechen und Verbrechen gegen die Menschlichkeit zum Tode verurteilt und hingerichtet.
97 Siegfried Handloser (1885–1954), Generaloberstabsarzt und Chef des Wehrmacht-Sanitätswesens; im Nürnberger Ärzteprozess wegen Kriegsverbrechen und Verbrechen gegen die Menschlichkeit zu lebenslänglicher Haft verurteilt.
98 Karl Gebhardt (1897–1948), Chirurg, einer der führenden Ärzte innerhalb der SS und Leibarzt seines Jugendfreundes Heinrich Himmler (1900–1945); nahm medizinische Versuche an KZ-Häftlingen vor, speziell im KZ Ravensbrück; im Nürnberger Ärzteprozess wegen Kriegsverbrechen und Verbrechen gegen die Menschlichkeit zum Tode verurteilt und hingerichtet.
99 Erwin Gohrbandt (1890–1965); seit Kriegsbeginn Beratender Chirurg des Heeres und (ab 1940) beim Inspekteur des Sanitätswesens der Luftwaffe. Seit 1940 Chef der Chirurgischen Abteilung am Städt. Robert-Koch-Krankenhaus in Berlin (III. Chirurgische Universitätsklinik). Gohrbandt war u. a. Teilnehmer der Tagung über Ärztliche Fragen bei Seenot und Wintertod im Oktober 1942; ab 1944 Mitglied des Wissenschaftlichen Beirats beim Generalkommissar des Führers für das Sanitäts- und Gesundheitswesen, Karl Brandt.
100 Leonardo Conti (1900–1945), schweizerisch-deutscher Mediziner; während der NS-Zeit als «Reichsgesundheitsführer» Chef der Reichsärztekammer, Leiter des NS-Ärztebundes (NSDÄB) und als Hauptdienstleiter der NSDAP Leiter des Hauptamtes für Volksgesundheit; Suizid 1945.
101 Fluss im Nordkaukasus. Das Kubuntal ist eine reiche Agrarregion, es gehört zu den größten Getreide- und Reisspeichern.
102 Schutzstaffel (SS): NS-Organisation, die 1925 von Hitler als persönliche «Leib- und Prügelgarde» in München gegründet wurde. Ab 1934 erlangte sie die Kontrolle über das Polizeiwesen und übernahm durch den Aufbau der Waffen-SS eine militärische Funktion neben der Wehrmacht. Die SS war das wichtigste Terror- und Unterdrückungsorgan im Deutschen Reich und in den besetzten Gebieten.
103 Im Juli 1942 hatten Sulfonamid-Experimente an 57 Insassinnen des KZ Ravensbrück begonnen. Gebhardt leitete und beurteilte diese Versuche selbst. Es wurden Kriegsverletzungen simuliert, indem man den Opfern Wunden zufügte und diese bewusst verunreinigte. Die in der Folge auftretenden Entzündungen wurden nach bestimmten Kriterien mit Sulfonamiden behandelt. Bei den Versuchsreihen kam es zu zahlreichen Todesfällen.
104 Eiteransammlungen.

105 Karl Brandt war u.a. auch Honorarprofessor der Berliner Universität und damit an sich dem Dekan der Medizinischen Fakultät seit 1942, Paul Rostock (1892–1956), nachgeordnet. In seiner Eigenschaft als «Generalkommissar für das Sanitäts- und Gesundheitswesen» verfügte er jedoch über sehr viel umfangreichere Machtbefugnisse als Dekan Rostock.
106 Das vollständige Zitat ist Deutsch im Originaltext.
107 Eine Präsidentin des Deutschen Roten Kreuzes während des Zweiten Weltkriegs ist nicht bekannt.
108 Georg Schreiber (1882–1963), deutscher Politiker (Zentrum) und Kirchenhistoriker (Professor in Regensburg und Münster); bis 1933 Abgeordneter im Deutschen Reichstag. Dass er Minister im ersten oder zweiten Kabinett Stresemann war, ist offenbar ein Irrtum.
109 Gustav Stresemann (1878–1929), deutscher Politiker der Nationalliberalen Partei, 1923 Reichskanzler. Stresemann trug wesentlich zum Klima der Aussöhnung zwischen Deutschland und Frankreich bei. Als Außenminister von 1923 bis 1929 führte er diese Politik in der Hoffnung fort, eine Revision des Versailler Vertrages zu erlangen. Er begann eine Reihe von Verhandlungen, die von seinem französischen Amtskollegen Aristide Briand (1862–1932) unterstützt wurden. 1926 erhielten beide Staatsmänner den Friedensnobelpreis.
110 Robert Ernst (1897–1980), elsässischer Volkstumspolitiker, wurde 1941 nationalsozialistischer Oberbürgermeister von Straßburg.
111 Walter Frieboes (1880–1945); deutscher Dermatologe; ob er sich während der Schlacht um Berlin suizidierte oder als Angehöriger des Volkssturms bei Kampfhandlungen umkam, ist ungeklärt.
112 Marlyse Jung erinnert sich, dass sie sich mit ihrem Mann unter den Waggons versteckte. Sie erinnert sich auch, Hunger gelitten zu haben: lediglich eine Büchse Sardinen und eine Tafel Schokolade dienten als Wegzehrung. Schließlich ging sie in Begleitung ihres gemeinsamen Freundes Badina ins Elsass zurück.
113 Max Planck (1858–1947), Physiker und Begründer der Quantentheorie; 1918 Nobelpreis für Physik; 1930–36 Präsident der Kaiser-Wilhelm-Gesellschaft.
114 Erwin Planck (1893–1945), Politiker und Widerstandskämpfer gegen den NS. Planck wurde nach dem Attentat vom 20. Juli 1944 verhaftet und vom «Volksgerichtshof» am 23. Oktober 1944 zum Tode verurteilt. Sein Vater, Max Planck, bat Adolf Hitler vergebens um Gnade für seinen Sohn und um die Umwandlung der Todesstrafe in eine Freiheitsstrafe. Am 23. Januar 1945 wurde Erwin Planck in Berlin-Plötzensee erhängt.
115 Cornelie (Nelly) Planck, geb. Schöller (1903–1975), studierte Medizin an der Berliner Universität; 1943/44 war sie wahrscheinlich als Volontärärztin an der Dermatologischen Klinik der Charité tätig.
116 Fritz Kolbe (1900–19781), Beamter im Außenministerium, der während des Zweiten Weltkriegs als unbezahlter Agent für den amerikanischen Geheimdienst arbeitete. Kolbe und Jung trafen sich häufig in der Charité und unterstützten einander in ihren Aktivitäten im Widerstand gegen den NS.
117 Fritz Hartmann (1900–1946); österreichischer Chirurg und Hochschullehrer; 1926 Beginn der chirurgischen Ausbildung bei Sauerbruch in München; mit ihm Wechsel 1928 an die Charité. 1933 SS; 1938 NSDAP. 1936 Habilitation; 1941 a.o. Professor der Berliner Universität. Als Oberarzt v.a. für neurochirurgische Eingriffe zuständig. Ende 1944 für den chirurgischen Lehrstuhl der Reichsuniversität Posen bestimmt; gilt als verschollen.

118 Friedrich Holtz (1889–1967), deutscher Arzt und Pharmakologe. Das von ihm entdeckte Dihydrotachysterol (Markenname «A.T.10») dient der Behandlung des Hypoparathyreoidismus (Krankheit, verursacht durch eine Unterfunktion der Nebenschilddrüsen). Holtz hatte bis 1936 bei Sauerbruch an der Charité gearbeitet.

119 Hermann Popitz (1884–1945), deutscher Politiker und konservativer Widerstandskämpfer gegen den Nationalsozialismus. Nach dem Attentat auf Hitler vom 20. Juli 1944 wurde er am 3. Oktober 1944 zum Tode verurteilt und am 2. Februar 1945 in Plötzensee gehängt.

120 Wahrscheinlich Jakob Wilhelm Hauer (1881–1962); deutscher Indologe und Religionswissenschaftler.

121 Jens Jessen (1895–1944), Wirtschaftswissenschaftler, nach dem Attentat auf Hitler vom 20. Juli 1944 wurde er vom Volksgerichtshof zum Tode verurteilt und am 30. November 1944 in Plötzensee gehängt.

122 RAR, Ernest Brenckmann (Jg. 1899), vor dem Zweiten Weltkrieg niedergelassener Chirurg in Colmar/Elsass.

123 Das Sicherungslager Schirmeck-Vorbruck (fr. «Camp de Schirmeck»), war ein NS-Zwangslager, das in der Zeit der deutschen Besetzung des Elsass von August 1940 bis November 1944 betrieben wurde. Es diente den Polizeibehörden als «Erziehungslager» im Zuge der «Germanisierung» des Elsass sowie als «Sicherungslager», in dem Vorbeuge- und «Schutzhäftlinge» festgehalten wurden.

124 Eugène Duhamel, 1940 französischer Arzt; Leiter der Augenstation des Klinikums Louis Pasteur in Colmar, nach 1945 erhielt er die Rosette de la Médaille de la Résistance.

125 Dominique Jean Larrey, 1766–1842), französischer Militärarzt und Chirurg; Chef-Chirurg des napoleonischen Russlandfeldzugs 1812.

126 Zitat deutsch im Originaltext. Der Wortlaut wird hier unverändert wiedergegeben

127 Claus Schenk Graf von Stauffenberg (1907–1944), Offizier der Wehrmacht und zentrale Persönlichkeit des militärischen Widerstandes gegen den Nationalsozialismus. Stauffenberg war Hauptakteur bei dem misslungenen Attentat vom 20. Juli 1944 und entscheidend an der anschließenden «Operation Walküre» beteiligt, dem Versuch eines Staatsstreiches. Nach dessen Scheitern wurde er in der Nacht vom 20. auf den 21. Juli 1944 standrechtlich erschossen.

128 Friedrich Olbricht (1888–1944), General der Infanterie, beteiligt am Attentat vom 20. Juli 1944; wurde in der Nacht vom 20. auf den 21. Juli 1944 in Berlin standrechtlich erschossen.

129 Peter Sauerbruch (1913–2010) war im Zweiten Weltkrieg Offizier der Wehrmacht. Als Freund Stauffenbergs war er Mitwisser des Attentats vom 20. Juli 1944; er wurde nach dem Attentat zeitweilig interniert und mehrfach verhört, kam aber, weil sich seine Mitwisserschaft nicht beweisen ließ, wieder frei.

130 Max de Crinis (1889–1945), österreichisch-deutscher Psychiater und Neurologe; Ordinarius der Berliner Medizinischen Fakultät und Direktor der Psychiatrischen- und Nervenklinik der Charité in Berlin, SS-Standartenführer und Ministerialreferent für medizinische Fachfragen im Amt Wissenschaft des Reichsministeriums für Wissenschaft, Erziehung und Volksbildung; er war u. a. an der Vorbereitung und Durchführung der NS-Krankenmorde beteiligt; Suizid am 2. Mai 1945.

131 Gemeint ist wahrscheinlich der Professor für Innere Medizin und Direktor der I. Medizinischen Klinik der Charité, Friedrich Koch (1892–1948); Nachfolger Richard Siebecks (1883–1965), der 1941 nach Heidelberg gewechselt war. Koch, Parteimitglied seit 1933, hatte im Nationalsozialistischen Fliegerkorps (NSFK) den Rang eines Obersturmführers (Oberleutnants).
132 Gemeint ist wohl der Chirurg und Sportmediziner Karl Gebhardt.
133 Zitat vollständig Deutsch im Originaltext.
134 Jacques-Philippe Leclerc de Hauteclocque (1902–1947), französischer Generalmajor der Streitkräfte für ein freies Frankreich im Zweiten Weltkrieg.
135 Walter Stoeckel (1871–1961); Gynäkologe und Geburtshelfer; Mitglied des NS-Dozentenbundes und 1941 mit der Goethe-Medaille für Kunst und Wissenschaft ausgezeichnet; behandelnder Arzt von Magda Goebbels, 1944 in den wissenschaftlichen Beirat des Generalkommissars für das Sanitäts- und Gesundheitswesen, Karl Brandt, berufen.
136 «Strasbourg-sur-Oder» im Originaltext.
137 Kurt Apitz (1906–1945); außerordentlicher Professor für anatomische Pathologie der Berliner Universität.
138 Albert Speer (1905–1981); Architekt; seit 1942 Reichsminister für Bewaffnung und Munition.
139 Paul Rostock (1892–1956), Chirurg, Leiter der I. Chirurgischen Univerisätsklinik in der Berliner Ziegelstraße; Dekan der Medizinischen Fakultät seit 1942.
140 Lothar Kreuz (1888–1969); Orthopäde, 1939 bis 1942 Dekan der Medizinischen Fakultät und 1942–1945 Rektor der Berliner Universität; 1938 Beratender Chirurg des Heeres und beim wissenschaftlichen Stab des SS-Hauptamtes; 1942 Mitglied des Wissenschaftlichen Senats des Heeressanitätswesens; 1944 Beirat des Generalkommissars für das Sanitäts- und Gesundheitswesen, Karl Brandt.
141 Julius Heinrich Dorpmüller (1869–1945), seit 1926 Generaldirektor der Deutschen Reichsbahn, ab 1937 außerdem Reichsverkehrsminister.
142 Yrsa von Leistner (1917–2008); deutsche Bildhauerin und Malerin, bekannt vor allem durch ihre Bronzearbeiten; 1944/45 entstand eine Büste Ferdinand Sauerbruchs.
143 Zitat deutsch im Originaltext.
144 Hans-Ulrich Rudel (1916–1982); deutscher Kampfflieger und Offizier im Zweiten Weltkrieg; höchstdekorierter Soldat der Wehrmacht; am 9. Februar 1945 wurde Rudel im Raum Frankfurt (Oder) von einer sowjetischen Flak getroffen, wobei er am rechten Unterschenkel schwer verwundet wurde; der Unterschenkel musste amputiert werden.
145 Maria Fritsch, Sekretärin Sauerbruchs, befreundet, später verheiratet mit Fritz Kolbe.
146 Allen Dulles (1893–1969); amerikanischer Jurist und Diplomat, 1942 bis 1945 für das Office of Strategic Services (OSS), Vorläufer der Central Intelligence Agency (CIA) in Bern (Schweiz).
147 DCA steht für «défense contre avions»
148 Gemeint ist wohl von Mitternacht bis Mittag
149 RAR, Werner Plagemann (Jg. 1910); Chirurg.
150 Walter Ulbricht (1893–1973), 1919 Mitbegründer der Kommunistischen Partei Deutschlands, nach dem Krieg Mitinitiator der Fusion mit der Sozialdemokratischen Partei. Von 1960 bis 1973 Staatsratsvorsitzender der Deutschen Demokratischen Republik.
151 Dallas B. Phemister (1882–1951), amerikanischer Chirurg.

152 Alexander Brunschwig (1901–1969), amerikanischer Chirurg und Pathologe.
153 Im Originaltext mit Fragezeichen.
154 Zitat Deutsch im Originaltext.
155 Georges R. Clement, Direktor der Banque de France, seit Januar 1938 in Straßburg. Einziger Funktionär des Innenministeriums, dem es erlaubt war, im Elsass zu wohnen; schickte dem Gouverneur der Banque de France regelmäßig Berichte über die Lage vor Ort; im September 1943 von der Gestapo verhaftet und in Kehl eingesperrt, dann nach St.-Dié und Paris ausgewiesen. (Nouveau dictionnaire 1985).
156 Albert-Louis Bur, Chirurg und erster Generalrat des Niederrheins nach dem Krieg, kümmerte sich um die Kriegsgefangenen aus dem Elsass, um das Problem der Säuberung und des anschließenden Wiederaufbaus. (Nouveau dictionnaire 1984).
157 Es handelt sich wahrscheinlich um Bernard Ménétrel (1906–1947), seit 1936 Arzt und später politischer Berater Marschall Pétains in Vichy (Vergez-Chaignon 2001).
158 Die Verteidigungsschrift wurde im Oktober 1945 von Adolphe Jung im Rahmen seines Verfahrens vor der Commission d'Epuration der Spruchkammer des Nieder-Elsass verfasst.
159 Joseph Oster, Direktor der Zivilspitäler; leitete die Rückführung des Materials aus den in Clairvivre in der Dordogne evakuierten Krankenhäusern. Nach der Befreiung wurde er von der Säuberungskommission verurteilt.
160 Joseph Alphonse Barthelmé, Jurist, seit 1929 Leiter der Rechtsabteilung, später bis 1944 Generalsekretär der Zivilspitäler von Straßburg.
161 Seit 1936 Sitz der gleichnamigen Versicherungsgesellschaft in Straßburg.

Quellen und Literatur

Archive

Archives départementales du Bas-Rhin, Strasbourg (ADBR)
Archives Nationales, Pierrefitte-sur-Seine
Archiv der Humboldt-Universität zu Berlin (HUB)
Archiv des Instituts für Geschichte der Medizin und Ethik in der Medizin; Charité Universitätsmedizin Berlin (Reichsarztregister der Kassenärztlichen Vereinigung Deutschlands [RAR])
Privatarchiv der Familie Jung (Bœrsch/Alsace)

Verwendete Literatur

Baechler/Igersheim/Racine 2005
Baechler, Christian; Igersheim, François; Racine, Pierre (Hgg.): Les Reichsuniversitäten de Strasbourg et de Posznan et les résistances universitaires 1941–1944, Strasbourg 2005.

Bonah 2000
Bonah, Christian: Instruire, guérir, servir: formation, recherche et pratique médicales en France et en Allemagne pendant la deuxième moitié du XIXe siècle, Strasbourg 2000.

Bonah 2002
Bonah, Christian: Périphérie et centre. L'internat à Strasbourg et à Paris au XIXe et XXe siècle", in Nardin, Anne (Hg.), Ordre et désordre à l'hôpital. L'internat en médecine (1802–2002), Paris 2002, S. 145–157.

Bonah 2006
Bonah, Christian (Hg.): Nazisme, science et médicine, Société, histoire et médicine, Paris 2006.

Bonah/Filliquet 2016
Bonah, Christian; Filliquet, Pierre (Hgg.): Silence Hôpital. Regards sur la vie d'un centre hospitalo-universitaire au XXe siècle, Strasbourg 2016.

Bonah/Schmaltz 2017
Bonah, Christian; Schmaltz, Florian: From Witness to Indictee: Eugen Haagen and his Court Hearings from the Nuremberg Medical Trial (1946–47) to the Struthof Medical Trials (1952–54), in: Weindling, Paul (Hg.): From Clinic to Concentration Camp: Reassessing Nazi Medical and Racial Research, 1933–1945, London/New York 2017, S. 293–313.

Breitner 1944
Breitner, Burghard: Über Frostschäden, in: Deutsche Zeitschrift für Chirurgie 259 (1944), S. 273–295.
Crawford/Olff-Nathan 2005
Crawford, Elisabeth; Olff-Nathan, Josiane (Hgg.): Le sciences sous influence. L'université des Strasbourg enjeu des conflits franco-allemands 1872–1945, Strasbourg 2005.
Héran 1997
Héran, Jacques (sous la direction de): Histoire de la médecine à Strasbourg, Strasbourg 1997.
Hoffet 1951 (1994)
Hoffet, Frédéric: Psychanalyse de l'Alsace, Strasbourg 1951; zitiert nach der Neuauflage von 1994.
Hollender/During-Hollender 2000
Hollender, Louis F.; During-Hollender, Emannuelle: Chirurgiens et chirurgie à Strasbourg, Strasbourg 2000.
Hollender/During-Hollender 2001
Hollender, Louis F.; During-Hollender, Emannuelle: Anmerkungen zur Geschichte der Chirurgie in Straßburg (Teil 3), in: Zentralblatt für Chirurgie 126 (2001), S. 735–741.
Jung/Fell 1942
Jung, Adolf; Fell, Hermann: Arteriographie, Sympathicusinfiltration und Sympathektomie bei Erfrierungsschäden, in: Deutsche Zeitschrift für Chirurgie 255 (1942), S. 249–275.
Maibaum 2011
Maibaum, Thomas: Die Führerschule der deutschen Ärzteschaft Alt-Rehse, Münster 2011.
Müller 2010
Müller, Wolfgang: Le Professeur Adolphe Michel Jung (1902–1992): La vie mouvementée d´un chirurgien strasbourgeois, in: Annuaire de la Société des Amis du Vieux Strasbourg 35 (2010), S. 137–147.
Nouveau dictionnaire 1984 bzw. 1985
Nouveau dictionnaire de biographie alsacienne. Bd. 5 (Br–Bz), hrsg. von der Fédération des Sociétés d'Histoire et d'Archéologie d'Alsace, Strasbourg 1984; Bd. 6 (Ca–Cz), hrsg. von der Fédération des Sociétés d'Histoire et d'Archéologie d'Alsace, Strasbourg 1985
Sauerbruch/Jung 1943
Sauerbruch, Ferdinand, Jung, Adolf: Die Behandlung funktionell oder anatomisch bedingter Durchblutungsstörungen durch Umschneidung und Scarifiktion, in: Deutsche Zeitschrift für Chirurgie 258 (1943), S. 319–341.
Toledano 2010
Toledano, Raphael: Les expériences médicales du professeur Eugen Haagen de la Reichsuniversität Strassburg: Faits, contexte et procès d'un médecin national-socialiste, Univ. Diss. Strasbourg, 2010.
Vergez-Chaignon 2001
Vergez-Chaignon, Bénédicte: Le docteur Ménétrel, éminence grise et confident du Maréchal Pétain, Paris 2001.
Vonau 2005
Vonau, Jean-Laurent: L'épuration en Alsace. La face méconnue de la Libération 1944–1953, Strasbourg 2005.

Wechsler 1991
Wechsler, Patrick: La Faculté de médicine de la ‹Reichsuniversität Strassburg› (1941–1945). A l'heure nationale-socialiste", MD. Diss., Université Louis Pasteur, Strasbourg 1991.

Wróblewska 2003
Wróblewska, Teresa: Die Reichsuniversitäten Posen, Prag und Straßburg als Modell nationalsozialistischer Hochschulen in den von Deutschland besetzten Gebieten, Torún 2003.

Weiterführende Literatur

Beddies, Thomas: Traditionsbruch ohne Neuanfang. Die I. Chirurgische Klinik der Berliner Universität im „Dritten Reich" (Hefte zur Geschichte der Charité – Universitätsmedizin Berlin 1), Berlin 2017.

Bleker, Johanna; Hess, Volker (Hgg.): Die Charité. Geschichte(n) eines Krankenhauses, Berlin 2010.

Delattre; Lucas: Fritz Kolbe: Der wichtigste Spion des Zweiten Weltkriegs, München 2004.

Engehausen, Frank; Muschalek, Marie; Zimmermann, Wolfgang (Hgg.): Deutsch-französische Besatzungsbeziehungen im 20. Jahrhundert (Werkhefte der Staatlichen Archivverwaltung Baden-Württemberg Serie A, 27).

Eckart, Wolfgang U.: Ferdinand Sauerbruch – Meisterchirurg im politischen Sturm. Eine kompakte Biographie für Ärzte und Patienten, Wiesbaden 2016.

Krimm, Konrad (Hg.): NS-Kulturpolitik und Gesellschaft am Oberrhein 1940–1945, Ostfildern 2013.

Schleiermacher Sabine; Schagen, Udo (Hgg.): Die Charité im Dritten Reich. Zur Dienstbarkeit medizinischer Wissenschaft im Nationalsozialismus, Paderborn (u.a.) 2008.

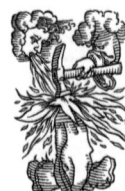

Das Signet des Schwabe Verlags
ist die Druckermarke der 1488 in
Basel gegründeten Offizin Petri,
des Ursprungs des heutigen Verlags-
hauses. Das Signet verweist auf
die Anfänge des Buchdrucks und
stammt aus dem Umkreis von
Hans Holbein. Es illustriert die
Bibelstelle Jeremia 23,29:
«Ist mein Wort nicht wie Feuer,
spricht der Herr, und wie ein
Hammer, der Felsen zerschmeisst?»